TOC
LIVRE-SE DO TRANSTORNO
OBSESSIVO-COMPULSIVO

Quatro passos para mudar a química do cérebro

O livro é a porta que se abre para a realização do homem.

Jair Lot Vieira

DR. JEFFREY M. SCHWARTZ
BEVERLY BEYETTE

TOC
LIVRE-SE DO TRANSTORNO
OBSESSIVO-COMPULSIVO

Quatro passos para mudar a química do cérebro

TRADUÇÃO
ELOISE DE VYLDER

PREFÁCIO E REVISÃO TÉCNICA
ARNALDO VICENTE
Psicólogo especialista em terapia cognitivo-comportamental, coordenador
e supervisor do Centro de Terapia Cognitivo-Comportamental de Bauru (SP),
foi presidente da Associação Brasileira de Psicoterapia Cognitiva (ABPC)

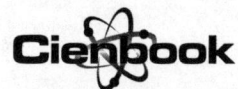

Copyright da tradução e desta edição © 2019 by Edipro Edições Profissionais Ltda.

Título original: *Brain Lock*.
Copyright © 1996, 2016 by Jeffrey M. Schwartz.
Edição publicada conforme acordo com a Harper Perennial, uma marca da HarperCollins Publishers.

Todos os direitos reservados. Nenhuma parte deste livro poderá ser reproduzida ou transmitida de qualquer forma ou por quaisquer meios, eletrônicos ou mecânicos, incluindo fotocópia, gravação ou qualquer sistema de armazenamento e recuperação de informações, sem permissão por escrito do editor.

Grafia conforme o novo Acordo Ortográfico da Língua Portuguesa.

1ª edição, 1ª reimpressão 2022.

Editores: Jair Lot Vieira e Maíra Lot Vieira Micales
Edição de texto: Marta Almeida de Sá
Produção editorial: Carla Bitelli
Assistente editorial: Thiago Santos
Capa: Studio Mandragora
Preparação: Frederico Hartje
Revisão técnica: Arnaldo Vicente
Revisão gramatical: Tatiana Yumi Tanaka Dohe e Marta Almeida de Sá
Editoração eletrônica: Estúdio Design do Livro

Dados Internacionais de Catalogação na Publicação (CIP)
(Câmara Brasileira do Livro, SP, Brasil)

Schwartz, Jeffrey M.

    TOC: Livre-se do transtorno obsessivo-compulsivo / Jeffrey M. Schwartz; tradução de Eloise De Vylder; prefácio de Arnaldo Vicente. – São Paulo: Cienbook, 2019.

    Título original: *Brain Lock*.

    ISBN 978-85-68224-04-5 (impresso)
    ISBN 978-85-68224-05-2 (e-pub)

    1. Comportamento compulsivo 2. Transtorno obsessivo-compulsivo I. Beyette, Beverly. II. Vicente, Arnaldo. III. Título.

18-21167	CDD-616.85227
	NLM WM 176

Índice para catálogo sistemático:
1. Transtorno obsessivo-compulsivo : Neuropsiquiatria : Medicina : 616.85227

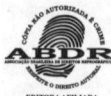

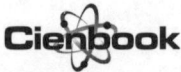

São Paulo: (11) 3107-7050 • Bauru: (14) 3234-4121
www.cienbook.com.br • edipro@edipro.com.br
 @editoraedipro   @editoraedipro

Este livro é dedicado à memória do meu avô
HARRY WEINSTEIN

e à memória do meu pai
ISRAEL VICTOR SCHWARTZ

e à memória do meu padrasto
GARY FLUMENBAUM

Três homens que sabiam profundamente, cada um à sua maneira, que nada faz sentido sem o pecado original.

Os nomes e algumas das circunstâncias externas dos pacientes deste livro foram modificados para proteger a confidencialidade deles. Todos os sintomas e esforços terapêuticos foram mantidos exatamente como ocorreram.

NOTA: a Parte III deste livro é um Manual de Autotratamento que contém um índice prático do Método de Quatro Passos. Ele pode ser lido separadamente e pode ser consultado sempre que necessário.

SUMÁRIO

AGRADECIMENTOS 9

PRÓLOGO 11

PREFÁCIO DA EDIÇÃO BRASILEIRA 13

PREFÁCIO DA EDIÇÃO DE VIGÉSIMO ANIVERSÁRIO 17

INTRODUÇÃO
Obsessões, compulsões e o método de autotratamento dos Quatro Passos 27

PARTE I - OS QUATRO PASSOS 49

1. PASSO 1: RENOMEAR
   "Não sou eu, é o TOC" 53

2. PASSO 2: REATRIBUIR
   Destravando nosso cérebro 81

3. PASSO 3: REDIRECIONAR A ATENÇÃO
   "Só desejar não adianta" 107

4. PASSO 4: REAVALIAR
   "Lições aprendidas com o TOC" 127

PARTE II - APLICANDO OS QUATRO PASSOS À VIDA 145

5. OS QUATRO PASSOS E A LIBERDADE PESSOAL 149

6. TOC COMO TRANSTORNO FAMILIAR 155

7. OS QUATRO PASSOS E OUTROS TRANSTORNOS
   *Comer e jogar compulsivamente, abuso de substâncias
   e comportamento sexual compulsivo*   *201*

8. OS QUATRO PASSOS E ABORDAGENS TRADICIONAIS
   DA TERAPIA COMPORTAMENTAL   *207*

9. TOC E MEDICAÇÃO   *213*

10. INVENTÁRIO DE AVALIAÇÃO DE OBSESSÕES E COMPULSÕES
    DA UNIVERSIDADE DE HAMBURGO   *217*

11. DIÁRIO DE AUTOTRATAMENTO COM OS QUATRO PASSOS
    DE UM PACIENTE COM TOC   *221*

PARTE III – MANUAL DE AUTOTRATAMENTO
PARA O MÉTODO DOS QUATRO PASSOS   *223*

   SOBRE O AUTOR   *239*

AGRADECIMENTOS

Este livro e tudo que aprendemos nos vinte anos seguintes sobre como aplicar os Quatro Passos se devem às pessoas que sofrem de TOC com as quais tive o privilégio de interagir em meu trabalho na Universidade da Califórnia em Los Angeles (UCLA) e fora dela. Gostaria de agradecer especialmente ao doutor Peter Whybrow, por seu apoio à minha nomeação na UCLA, e a Beverly Beyette, que fez um esforço imenso para que o livro fosse tão bom e útil para o maior número de pessoas possível.

PRÓLOGO

Howard Hughes estava jantando com a atriz Jane Greer no Ciro's, na Sunset Strip, em Los Angeles, numa noite de 1947. Em determinado momento do jantar, pediu licença para ir ao banheiro. Para a surpresa de Greer, ele só voltou depois de uma hora e meia. Quando finalmente reapareceu, ela ficou estupefata ao vê-lo totalmente molhado da cabeça aos pés.

– Que diabos aconteceu com você? – ela perguntou.

– Bom, derramei um pouco de *ketchup* na camisa e nas calças e tive de lavá-las na pia – respondeu Hughes.

Ele, então, as deixou secando por um tempo, penduradas num dos cubículos do banheiro. Depois de vestir as roupas, explicou:

– Não pude sair do banheiro porque não podia tocar na maçaneta da porta. Tive de esperar alguém entrar.

De acordo com Peter H. Brown, coautor com Pat Broeske de *Howard Hughes: The Untold Story* [a história não contada], os dois nunca mais saíram juntos.

Hughes era excêntrico, certamente, mas não louco. Ele sofria de transtorno obsessivo-compulsivo (TOC), um caso clássico e severo. No fim de sua vida, em 1976, estava dominado pela doença. Passou seus derradeiros dias em isolamento na suíte do último andar do Princess Hotel em Acapulco, onde se fechara numa atmosfera quase hospitalar, aterrorizado pelos germes. Cortinas escuras em todas as janelas mantinham a luz do sol lá fora – o sol, acreditava ele, podia transmitir os germes que tanto temia. Auxiliares usavam lenços de papel para cobrir as mãos e levar-lhe a comida, que tinha de ser medida e cortada com precisão.

Eram abundantes os rumores de que ele havia se isolado por causa de abuso de drogas, sífilis ou demência terminal. Na verdade, todos os seus comportamentos estranhos são fáceis de entender como sintomas de um caso grave de TOC.

Infelizmente, não havia tratamento para o TOC na época de Hughes. Levaria mais uma década até que a doença fosse identificada como um transtorno relacionado ao cérebro.

Cito frequentemente o caso de Hughes para ajudar meus pacientes a entender que essa doença, o TOC, é um monstro insaciável. Quanto mais cedemos, mais faminto ele se torna. Mesmo Hughes, com todos os seus milhões – e um séquito de funcionários para realizar os rituais bizarros que o TOC lhe pedia que fizesse –, não pôde pagar para se curar. Eventualmente, as mensagens falsas que vinham do seu cérebro acabaram dominando-o.

Se você é uma das muitas pessoas que sofrem de TOC, seja um caso leve, seja grave como o de Hughes, este livro vai mostrar como lutar contra a doença e derrotá-la. O TOC é um inimigo tenaz, mas uma pessoa motivada e com força de vontade pode superá-lo.

Ao longo do caminho, também aprenderá bastante sobre seu cérebro e sobre como pode controlá-lo melhor. Você lerá histórias de pessoas corajosas que, aplicando o método dos Quatro Passos, aprenderam a superar as sensações tão temíveis do "cérebro travado" causadas pelo TOC. Esse método, que a ciência demonstrou capacitar as pessoas para mudarem o funcionamento do próprio cérebro, será descrito de forma que você possa aplicá-lo sozinho.

Em *O aviador*, de 2004, Leonardo DiCaprio interpretou Hughes. O doutor Jeffrey M. Schwartz foi consultor do filme, orientando o ator sobre os padrões de pensamento e maneirismos do TOC. DiCaprio disse que também leu esta obra para "entender de verdade a ideia de câmbio enguiçado" no cérebro de Hughes.

PREFÁCIO DA EDIÇÃO BRASILEIRA

É com muita alegria que apresento ao público brasileiro a versão em português da principal referência para o tratamento do transtorno obsessivo-compulsivo, o livro do doutor Jeffrey M. Schwartz com a colaboração de Beverly Beyette: *TOC – Livre-se do transtorno obsessivo-compulsivo*. Neste livro, o doutor Schwartz compartilha conosco sua experiência de estudos realizados durante vinte anos em seu trabalho na UCLA (Universidade da Califórnia, Los Angeles, Estados Unidos) e fora dela sobre pessoas que sofrem de TOC.

No prefácio à edição de vigésimo aniversário de seu livro, o doutor Schwartz esclarece o conceito central de *cérebro travado* – de que as pessoas com TOC podem vencer a doença por meio do autotratamento em quatro passos, que combina a terapia cognitivo-comportamental com a terapia de atenção plena progressiva (*mindfulness*), que de fato mudam seus cérebros.

O conceito a que ele chama de "cérebro travado" é considerado uma descoberta clássica na história da neurociência porque, em termos científicos, impacta na neuroplasticidade, um processo que resulta em mudanças na estrutura, nos circuitos, na química ou nas funções do cérebro em resposta a alterações no meio ambiente.

A neuroplasticidade autodirigida por meio do programa dos Quatro Passos explicado neste livro ajudou milhares de pessoas com TOC a mudar seus próprios cérebros, como se comprovou em tomografias cerebrais desses pacientes depois de um período de autotratamento, sendo aceita hoje como tratamento-padrão para o TOC.

Os Quatro Passos da terapia autodirigida, ou Tratamento dos Quatro Rs, são compostos de quatro atitudes cujos termos se iniciam com a letra R: *Renomear, Reatribuir, Redirecionar a atenção* e *Reavaliar*.

- ✓ *Renomear* – chamar os pensamentos de obsessões e os impulsos perturbadores de compulsões; ou afirmar que eles são o TOC.
- ✓ *Reatribuir* – passar a entender que os pensamentos que incomodam permanecem porque são sintomas do mau funcionamento do cérebro.
- ✓ *Redirecionar a atenção* – reconhecer que não tem controle sobre a doença e que, portanto, não há motivo para continuar perdendo tempo com ela, permitindo se envolver em atividades mais prazerosas e revigorantes.
- ✓ *Reavaliar* – compreender que esses pensamentos são apenas distrações inúteis e que acertou ao escolher não ficar raciocinando sobre suas obsessões e deixar de obedecer às suas compulsões.

O doutor Jeffrey M. Schwartz demonstra a consistência de seu método citando, neste livro, as histórias de muitos pacientes antes e depois do Tratamento dos Quatro Rs. São histórias impressionantes de muita coragem e persistência por parte desses pacientes e de seus familiares, parceiros indispensáveis numa verdadeira batalha contra esse implacável e traiçoeiro inimigo chamado TOC, que é capaz de transtornar e desestruturar a vida de pessoas, prendendo-as em seu campo de ação por meio de ameaças, acusações, culpas e do perfeccionismo, até que elas consigam descobrir que o controle do TOC está justamente em abrir mão desse desejo de controlar o TOC. Isso é possível por meio da prática de várias técnicas criadas pelo doutor Jeffrey e, também, por seus pacientes.

A terapia cognitivo-comportamental padrão objetiva a reestruturação e a flexibilidade cognitiva de modo diferente de quando aplicada ao TOC, em que tem como maior propósito avaliar as mensagens do cérebro comprovando o quanto estas são rígidas, falsas e inúteis; por outro lado, a terapia baseada em *mindfulness* é uma atividade que permite aos pensamentos entrar com a mente aberta e os avalia e opta por tomadas de decisões conscientes e ponderadas, redirecionando sua atenção para as ações produtivas, revigorantes e construtivas. A integração entre as duas ressalta a importância de ter como meta o foco em mudanças na estrutura cerebral, se diferenciando dos métodos tradicionais de exposição e prevenção de resposta, em que o paciente confronta os diferentes conteúdos nas manifestações do TOC. A eficácia dessa integração se consolida na declaração de um dos pacientes do doutor Jeffrey: "Eu vim por causa do TOC. Fiquei por causa da atenção plena.".

Durante toda a aplicação do Método de Autotratamento dos Quatro Rs, o doutor Jeffrey enfatiza, aos terapeutas e autoterapeutas, a importância de concentrar sua atenção nas ações mentais e físicas que promoverão melhor qualidade de vida, destacando que este é o caminho para superar e destravar o "cérebro travado".

O bom resultado que TOC – *Livre-se do transtorno obsessivo-compulsivo* poderá trazer ao Brasil e os benefícios que poderá fazer aos brasileiros podem revolucionar o tratamento exercido por psiquiatras e psicólogos e o autotratamento pelos portadores de TOC num breve espaço de tempo; minha afirmação se baseia, primeiro, no grande número de adesões de psicólogos e psiquiatras se especializando em terapia cognitivo-comportamental; segundo, no recente crescimento do interesse, nos últimos anos, de terapeutas cognitivo-comportamentais, principalmente, em se especializar nas terapias baseadas em *mindfullness*; nesse caso, incluo a mim e a toda a minha equipe do Centro de Terapia Cognitivo-Comportamental de Bauru (CTCC-Bauru) em parceria com o Centro de Psicologia Positiva em *Mindfulness* do Paraná (CPPMP); e, terceiro, na minha experiência utilizando o Método dos Quatro Rs, por meio da qual pude constatar na prática clínica a eficácia desse método por meio das melhoras significativas promovidas em vários pacientes adolescentes e adultos aos quais atendi.

O doutor Jeffrey M. Schwartz atualmente continua pesquisando e trabalhando para beneficiar não só as pessoas que sofrem com problemas neuropsiquiátricos como o TOC, mas também melhorando a qualidade de vida das que não têm um problema com diagnóstico específico, utilizando várias técnicas e novos conceitos, como o "espectador imparcial" e o "protetor sábio", apresentados nesta obra.

Questionado a respeito de todos os sintomas do TOC desaparecerem totalmente ou não, o doutor Jeffrey M. Schwartz ressalta que este não é o principal objetivo do autotratamento, mas sim a busca pela liberdade de se desvencilhar do medo causado pelo tormento dos sintomas do TOC e por deixar de ter a direção de sua vida ditada pela tirania do TOC. Esse objetivo está ao alcance de basicamente todas as pessoas que sofrem ou não a miséria do TOC, segundo toda a sua vivência na construção e consolidação do Método dos Quatro Rs e na elaboração do inventário de avaliação de obsessões e compulsões da Universidade de Hamburgo.

Parabéns aos editores da Edipro, que colocaram ao nosso alcance o livro *TOC – Livre-se do transtorno obsessivo-compulsivo*, demonstrando sensibilidade e determinação em contribuir para a evolução de nossos profissionais, principalmente da medicina e da psicologia, que poderão aplicar e disseminar os ensinamentos do doutor Jeffrey M. Schwartz, beneficiando direta ou indiretamente milhares de brasileiros portadores ou não do transtorno obsessivo-compulsivo.

ARNALDO VICENTE

PREFÁCIO DA EDIÇÃO DE VIGÉSIMO ANIVERSÁRIO

O conceito central deste livro – de que as pessoas com TOC podem vencer a doença por meio da terapia cognitivo-comportamental autodirigida, que de fato muda seus cérebros – resistiu ao teste do tempo. Agora, vinte anos após a publicação deste livro, ele é aceito como uma descoberta clássica na história da neurociência.

Em termos científicos, isso é neuroplasticidade, um processo que resulta em mudanças na estrutura, nos circuitos, na química ou nas funções do cérebro em resposta a transformações no meio ambiente. A neuroplasticidade autodirigida, usando o programa dos Quatro Passos explicado neste livro, ajudou milhares de pessoas com TOC a mudar os próprios cérebros.

Tomografias mostraram claramente que o cérebro de portadores de TOC se acende com excesso de atividade, enviando mensagens falsas intrusivas e terrivelmente incômodas. Nas duas últimas décadas, estudos validaram a descoberta de que colocar essas sensações problemáticas no contexto adequado, chamá-las pelo que são – sintomas de uma doença –, permite que as pessoas respondam de forma diferente aos sintomas e, como resultado, regulem as estruturas do cérebro que desempenham papel-chave no processamento das sensações em reação aos estímulos que induzem a doença.

Esta edição-marco de *TOC – Livre-se do transtorno obsessivo-compulsivo* não é uma revisão. Acredito sinceramente que não haja necessidade de revisar o método de Quatro Passos. A abordagem de tratamento que combina terapia cognitiva e atenção plena (*mindfulness*) apresentada pela primeira vez neste livro é hoje aceita como tratamento-padrão para pacientes com TOC.

Agora, vinte anos depois, continuo pesquisando e trabalhando para ajudar pessoas que sofrem com o transtorno. Também me concentrei em desenvolver mais o método dos Quatro Passos para ajudá-las – não só aquelas com problemas neuropsiquiátricos como o TOC, mas também as que não têm um problema com diagnóstico específico – a funcionar num nível mais elevado e mais eficiente.

O método se mostrou muito valioso, por exemplo, elevando a capacidade das pessoas de desenvolver habilidades de liderança com o uso do conceito do "protetor sábio", que você conhecerá nestas páginas. Em resumo, aprendemos que os Quatro Passos podem ajudar qualquer um a estabelecer um contato mais íntimo com seu "verdadeiro eu".

Desde que TOC – Livre-se do transtorno obsessivo-compulsivo foi publicado, ministrei palestras em grandes metrópoles pelo mundo, falei na Organização das Nações Unidas (ONU) e apareci em programas de televisão de grande audiência, incluindo o *Today*, *Good Morning America* e *Oprah Winfrey Show*.

Este novo prefácio serve para refinar e esclarecer os Quatro Passos da terapia autodirigida: renomear, reatribuir, redirecionar a atenção e reavaliar. Quando os pacientes com TOC renomeiam, chamam pensamentos e impulsos perturbadores pelo nome que realmente têm: obsessões e compulsões. Quando reatribuem, reconhecem que os pensamentos incômodos não vão embora porque são sintomas de uma doença. Quando redirecionam a atenção, driblam os pensamentos intrusos e agem com um comportamento construtivo e prazeroso. Quando reavaliam, aprendem a ignorar esses pensamentos e os veem como distrações inúteis.

Pacientes que usaram esse método contaram histórias de coragem, embora comoventes, sobre suas vidas antes dos Quatro Passos. Felizmente, muitas tiveram finais inspiradores. Ao compartilhá-las, eles forneceram ideias importantes para todos os que sofrem de TOC.

Anna, que relatou sua história para este livro, já foi suicida. Durante anos, teve a obsessão de que o marido era infiel. Ela o perguntava incansavelmente, por exemplo, quando fora a última vez que vira a ex-namorada e se lia revistas eróticas.

Casada há 25 anos e mãe de duas filhas adultas, Anna não se considera curada – isso não é realista –, mas adquiriu a compreensão necessária para lidar com a doença. Além disso, tem um parceiro que a apoia.

– Se tenho um impulso, posso fazer uma pergunta, e meu marido me diz que sei que a fiz por causa do TOC. Fico ansiosa por uma resposta, mas ele costuma não responder porque sabe que não é saudável.

Ciente de que lidar com o problema durante a vida é uma questão de manutenção e por considerar que os Quatro Passos são uma ferramenta essencial, ela continua atenta.

Reed é um ator cujo transtorno causou um medo do palco tão paralisante que ele abandonou o teatro por quinze anos. Seu medo não era do tipo comum, e sim um que levava ao pânico, alimentado pela ideia de que tudo que fazia tinha de ser perfeito. Nos testes para papéis, ele tinha certeza de que as pessoas podiam notar que estava fingindo e que era imperfeito.

Praticar os Quatro Passos diminuiu seu medo do palco e permitiu que *reavaliasse* o modo como encara os testes:

– Eu costumava chegar disposto a conseguir o emprego. Precisava de aprovação e validação para combater a baixa autoestima. Agora, vou para dar o que tenho ao papel, sabendo que isso pode ou não funcionar. Não preciso fazer um show nem ser perfeito.

Ele é capaz de separar sua identidade da doença, ver a si mesmo como uma pessoa comum lidando com uma falha mecânica. Afirma que é como se dirigisse um carro que não usa todos os cilindros. Sem esse conhecimento, diz que tentar separar a doença da realidade era como procurar um urso-polar numa tempestade de neve.

Reed também aplicou os Quatro Passos com sucesso para parar de fumar. Assim como pessoas com TOC têm compulsões para evitar o sofrimento causado pelas obsessões, ele fumava para evitar o sofrimento de não fumar. Então, *renomeou* a vontade de fumar ("Não sou eu, e sim o hábito de usar nicotina, um vício químico), *reatribuiu* ("Isso está me incomodando porque é um hábito de longa data que eu antes associava a prazer"), *redirecionou a atenção* para ser saudável e, por fim, *reavaliou* ("Vou ficar bem sem um cigarro").

Jake e Carrie, um casal, são vítimas do TOC. Ela, que tinha medos infundados de ter cometido atos violentos, foi a primeira a buscar ajuda. O marido ficou em negação por anos, embora Carrie reconhecesse os sintomas dele como TOC. Sua obsessão era que a esposa não o amava mais por não demonstrar uma resposta a cada abraço ou beijo. Após ler *TOC – Livre-se do transtorno obsessivo-compulsivo*, ele reconheceu a si mesmo no livro e disse:

– Sempre achei que essas pessoas, com suas obsessões e compulsões, fossem malucas e que eu fosse normal.

A negação de Jake não é incomum. O TOC é insidioso, faz com que pensemos que obsessões e compulsões são reais, e não um problema químico no cérebro.

Quando o transtorno estava na pior fase, Jake testava Carrie quarenta ou cinquenta vezes por dia. Como mãe ocupada, que está sempre atarefada, ela às vezes o ignorava, pois tinha louça para lavar e crianças para levar à escola. Depois de mais de trinta anos de casamento, a esposa garantia ao marido que não precisava duvidar de seu amor. Para Jake, porém, isso não era suficiente. Ele lamentava que os dois não tinham mais futuro e que o amor havia acabado. Só se deu conta de que precisava de ajuda quando a esposa disse que não podia mais viver daquele jeito e que queria o divórcio.

Hoje o casamento está de volta aos trilhos. Se Carrie diz que está ocupada, ele aceita.

– Sinto os pensamentos chegando e os *renomeio*: "É o TOC, está tudo bem." Depois sigo em frente. É como se aquela pessoa estivesse mentindo para mim.

Engenheiro em tempo integral e professor em tempo parcial, Jake se mantém muito ocupado e acha que isso o ajuda a *redirecionar* a atenção.

– Quando estou interagindo com pessoas, os pensamentos de certa forma ficam bloqueados, o que me dá um alívio.

Isso é muito positivo, mas só ter um pensamento positivo é uma estratégia ruim para *redirecionar* a atenção. Por exemplo, alguém com medo de morrer pode *redirecionar* a atenção para o fato de estar saudável. Isso é ruim, pois é muito fácil esse pensamento se tornar somente uma forma de espantar a ideia sobre morte que está causando os sintomas do TOC. É uma tentativa de neutralizar um pensamento obsessivo, e isso é uma compulsão. Nosso protetor sábio dirá que o pensamento é obsessivo, então o aceitamos e nos concentramos num comportamento positivo.

Nos últimos anos, colocamos cada vez mais ênfase em ouvir o "espectador imparcial", termo que introduzimos em TOC – *Livre-se do transtorno obsessivo-compulsivo*. Esse espectador é a pessoa que está dentro de nós. Com a terapia autodirigida, os pacientes aprendem a sair de si mesmos e ler as próprias mentes. Como diz Anna, isso é se distanciar do próprio cérebro, algo que ela faz o tempo todo.

O espectador imparcial é a consciência da atenção plena. Como o termo *mindfulness* foi cooptado pela cultura popular e sua definição se tornou menos clara, nós o utilizamos menos ou o definimos como "atenção plena progressiva". Apenas estar no momento presente não é atenção plena verdadeira, assim como não é atenção plena não ter julgamentos. Embora esses sejam aspectos importantes da atenção plena, ao praticá-la a pessoa precisa avaliar e discernir.

A atenção plena é uma atividade, não só um estado da mente ou um jeito de ser. Não estamos somente observando nossos pensamentos, mas avaliando nossas escolhas e ações, deixando os pensamentos entrarem com a mente aberta, avaliando-os e decidindo o que fazer com eles.

Para Reed, encontrar o espectador imparcial foi a chave para se retirar da doença, recobrar sua identidade totalmente livre dela. Ele aprendeu que nada muda o que ou quem se é. O TOC não é a pessoa em si, mas alguém que ela pensa ser.

Sobre usar a terapia dos Quatro Passos, ele diz que aprendeu não só como o TOC engana, mas como nós próprios nos enganamos ao nos apegar a percepções falsas de nós mesmos. Ele afirma que iniciou a terapia por causa do TOC, mas que se manteve nela em busca da atenção plena.

Acreditando ser um fracasso total, desistiu de atuar por quinze anos. Com a terapia dos Quatro Passos, no entanto, ganhou autoconfiança para voltar a atuar.

Mesmo não estando totalmente livre dos sintomas, incluindo a acumulação compulsiva, diz:

– Não é mais o *meu* TOC. Isso significa tirá-lo da psique, lidar com ele como se fosse uma falha mecânica.

Começou-se a usar também o termo "protetor sábio", introduzido no meu livro *Você não é o seu cérebro*, de 2012, escrito em conjunto com a doutora Rebecca Gladding. O protetor sábio é outra forma de ver o espectador imparcial, mas com ele é possível falar, engajá-lo num diálogo interno. O protetor sábio é nosso guia interno e amoroso que se importa conosco e está do nosso lado.

Nosso protetor sábio vê o quadro maior, tem noção de que o problema é nosso cérebro, e não nossa mente. Ele sabe o que estamos pensando, sentindo, e nos faz lembrar de que essas mensagens enganosas do cérebro não somos nós, e sim o TOC. Ele nos orienta e apoia para que tomemos decisões racionais baseadas em nossos melhores interesses em longo prazo.

O protetor sábio amoroso é crucial para os Quatro Passos porque permite que enfrentemos situações difíceis e as vejamos como eventos passageiros da mente. Alterar os circuitos do cérebro possibilita sentir que os pensamentos ruins, as compulsões e as sensações são oriundos do TOC, bem como nos faz compreender o que está causando o sofrimento.

Com o protetor sábio e o espectador imparcial trabalhando juntos, ensinamos corpo e cérebro a trabalhar a nosso favor, e não contra nós. *Renomeamos* os pensamentos (passo um) e os *reatribuímos* (passo dois). Ao renomeá-los, respondemos à pergunta: "O que está me incomodando?". São apenas sintomas do TOC, aquelas mensagens enganosas do cérebro. Já o ato de *reatribuir* explica por que esses pensamentos não vão embora e nos lembra de que nossa ansiedade visceral se deve a uma condição médica causada pelo cérebro.

Com a ajuda do protetor sábio, somos capazes de *redirecionar a atenção* (passo três) para um comportamento saudável, em vez de ceder à compulsão. Com o tempo, quanto menos atenção dermos a sensações e ações desagradáveis, mais fracos ficarão os circuitos do cérebro associados a elas. Dessa maneira, mudamos a forma como nosso cérebro funciona. Essa é a verdadeira neuroplasticidade autodirigida.

Renomear, a princípio, requer um esforço consciente – dizer a nós mesmos que isso é apenas uma obsessão ou compulsão –, mas quanto mais o fazemos, mais o processo se torna automático. A prática regular dos três primeiros passos leva ao quarto – *reavaliar* –, reconhecer que seus pensamentos e suas compulsões do TOC não têm valor algum. Assim, teremos fortalecido nosso espectador imparcial e formado uma ligação mais próxima com o protetor sábio.

Recentemente, acrescentou-se uma subcategoria ao ato de redirecionar a atenção: a atenção plena progressiva. Isso significa confrontar a própria coisa que está causando os sintomas. Se a sujeira for nossa preocupação, podemos redirecionar a atenção para trabalhar no jardim. Fazer isso certamente nos deixará ansioso. Mas, ao fazê-lo, estaremos enfrentando a situação diretamente e nos concentrando numa atividade que desvie a atenção dela e crie novas conexões no cérebro.

A atenção plena progressiva é mais humana e menos passiva do que a clássica exposição e prevenção da resposta, em que o paciente é forçado a confrontar o que causa o TOC apenas tentando não ceder à compulsão resultante. Por outro lado, a atenção plena progressiva permite que os portadores de TOC entendam de fato o que está acontecendo consigo e saibam que não precisam reagir aos sintomas. Eles estão *redirecionando* a atenção com atenção plena progressiva.

Reed se refere a isso como "ir diretamente atrás da besta", enquanto Carrie o chama de "não dar munição ao inimigo".

Continuamos aprendendo como nossos pacientes adaptam os Quatro Passos às suas vidas e se tornam praticamente terapeutas leigos. Um tópico que não foi tratado originalmente em TOC – *Livre-se do transtorno obsessivo-compulsivo* foi como usar os Quatro Passos no ambiente de trabalho. O objetivo aqui é fazer o possível para não ficar preso no TOC. Em vez de ceder a ele e deixar de funcionar, podemos dizer a nós mesmos:

– Tudo bem, não consigo fazer essa planilha agora, mas posso me preparar para aquela reunião no fim da semana.

As atividades de trabalho se tornam parte do passo de redirecionar a atenção.

Matt, que tem compulsão por verificar as coisas, trabalhava numa empresa de entrega de suprimentos médicos. Seu trabalho era preparar a documentação dos clientes. Embora ele soubesse que estava fazendo tudo certo, enlouquecia com a ideia de que havia cometido um erro.

– Isso ficava martelando na minha cabeça – ele diz. – Será que fulano recebeu o oxigênio?

Hoje com 45 anos, Matt era adolescente na Inglaterra quando suas obsessões de verificar as coisas começaram, juntamente com o estresse dos exames de admissão na universidade. Mesmo depois que a doença fez com que largasse a faculdade, ele não contou a quase ninguém sobre o problema, esperando que passasse.

– Vinte e cinco anos atrás na Inglaterra, a saúde mental não era algo sobre o que falávamos.

Um terapeuta não diagnosticou o TOC.

Depois de se mudar para os Estados Unidos, ele se consultou com um terapeuta que recomendou TOC – *Livre-se do transtorno obsessivo-compulsivo*. Aprender os Quatro Passos foi, segundo ele, como respirar ar puro. Ele ainda tem pensamentos obsessivos e verifica mais de uma vez as fechaduras das portas e os interruptores de luz, mas descreve o TOC como sob controle.

Se os pensamentos obsessivos interferem no trabalho atual de Matt, na área de seguros de saúde, ele redireciona a atenção para a tarefa que tem em mãos. Agora, diz:

– Quando tenho esses pensamentos, eu os renomeio e redireciono a atenção para meu trabalho. O trabalho é nossa terapia. Com o tempo, isso se torna automático.

Alguns portadores de TOC também sofrem com o alcoolismo. Há similaridades entre os Quatro Passos e o programa de doze passos dos Alcoólicos Anônimos (AA). Nas duas doenças, as pessoas se sentem impotentes diante da compulsão. Um alcoólatra pode pensar que não quer tomar o primeiro copo porque sabe que não conseguirá parar.

É o mesmo para as pessoas que sofrem do transtorno. Elas sabem que estão presas quando cedem à obsessão e à compulsão. Como um paciente observou ironicamente, ninguém tem boas histórias de fim de semana com o TOC. Com a terapia, encorajamos as pessoas compulsivas a ver a si mesmas como genuinamente separadas da doença.

Roger, cineasta e alcoólatra em recuperação com TOC, vivenciou os ciclos viciosos criados por ambas as doenças.

– Com o TOC, preciso ceder às compulsões para evitar enlouquecer. Sentimos que vamos sair pulando da própria pele, é uma sensação similar à que as pessoas descrevem nas reuniões do AA.

Ceder às compulsões ou beber são válvulas de escape e comportamentos destrutivos. Assim como com a bebida, com o TOC, quanto mais compulsões se manifestam, pior fica, Roger sabe, e afirma não sentir nenhum prazer cedendo às compulsões, embora sentisse algum prazer com a bebida.

Suas obsessões e compulsões começaram na infância. Ele se lembra de andar ao longo do comprimento da mangueira no gramado certo de que alguma coisa terrível ia acontecer se caísse. Deitado na cama, contava padrões no papel da parede infinitamente.

Já adulto, desenvolveu uma série de obsessões quanto a agredir os outros. Uma delas era que havia atropelado alguém enquanto dirigia. Primeiro, ligava para as delegacias e perguntava se houvera algum acidente na área. Como isso carregava um estigma social, começou, em vez disso, a percorrer de novo suas rotas. Quando isso passou a tomar cerca de oito horas de seu dia, ele parou de dirigir por vários anos.

Seu momento de epifania no combate ao TOC aconteceu quando ele viu as tomografias. Roger diz que tudo que fazia era ativar o cérebro, até notar o que estava acontecendo: estava doente.

Ele ainda refaz seu caminho de carro, mas só em alguns dias e apenas por cinco minutos. Aprendeu a redirecionar a atenção, às vezes encostando no meio-fio e esperando o cérebro esfriar. Da mesma forma, aprendeu a reavaliar a sensação visceral de que algo está errado como um sintoma sedutor.

Roger percebeu que a obsessão por dirigir significava que não confiava nos próprios sentidos. Se ele tivesse passageiros, sentia-se compelido a pedir que as pessoas o tranquilizassem. Ver um carro de polícia pelo retrovisor também o tranquilizava, porque ele sabia que, se tivesse de fato atropelado alguém, a polícia o teria parado.

– A polícia estava me supervisionando. Percebi que ela era minha espectadora imparcial.

Desde então, ele já dirigiu mais de 240 mil quilômetros aplicando conscientemente os Quatro Passos e instalando o próprio espectador imparcial eletrônico: câmeras de vídeo na traseira e na dianteira do carro, o que lhe permite redirecionar a atenção sabendo que pode assistir à gravação depois. Não é uma solução perfeita, mas é como usar rodinhas na bicicleta, uma muleta que não é um medicamento. Seu objetivo é fortalecer o próprio espectador imparcial e eliminar as câmeras.

Redirecionar a atenção não é evitar. A diferença é imensa e importante. Quando alguém evita lugares, pessoas ou situações que causam os sintomas do TOC, a compulsão se torna muito pior. Evitar por si só é uma compulsão. Não há nada que se possa fazer para espantar as sensações do TOC, mas quando redirecionamos a atenção, conseguimos driblá-las. Adotamos um comportamento saudável, adaptativo, enquanto lembramos a nós mesmos que aquilo é apenas o transtorno. Dessa forma, usamos o espectador imparcial, ou defensor sábio, para dirigi-lo a um comportamento que é bom para nós. A chave é aceitar que o mau pensamento é somente um obstáculo a superar.

Ao tratarem transtornos do cérebro que incluem o TOC, profissionais tendem a pensar ser apenas química e cogitam o uso de medicamentos. A medicação – mais comumente os bloqueadores de recaptação de serotonina – pode facilitar a terapia autodirigida e reduzir a intensidade e a frequência das compulsões, mas consideramos uma abordagem passiva demais. É necessário acrescentar um componente ativo – a constatação de que é só o TOC – para poder, gradualmente, reduzir a dose dos remédios. Com o tempo, a maioria das pessoas passa a doses significativamente mais baixas, e pacientes que usam os Quatro Passos se sentem orgulhosos do papel ativo no tratamento.

As pessoas tendem a associar a obsessão com os sintomas mais familiares, como acumulação ou lavar as mãos compulsivamente, mas vemos pacientes com muitas outras manifestações da doença. Um deles não conseguia comprar frutas no supermercado porque imaginava que elas haviam sido envenenadas e suas digitais seriam encontradas nelas. Ele também desenvolveu um medo de que um pedaço de papel deixado perto de um fio de telefone pegasse fogo e dezenas de pessoas morressem no incêndio.

Pacientes com TOC contam que tentaram esconder os sintomas durante anos. Embora o acanhamento por agir de acordo com as compulsões seja muito real, não há mais vergonha por ter a doença. Vinte anos atrás, o transtorno era uma aflição mal compreendida e às vezes diagnosticado como esquizofrenia. Um diagnóstico de TOC – e o conhecimento de que ele é causado por um desequilíbrio no cérebro – representa um grande alívio para quem sofre.

Tanto a comunidade médica quanto a população em geral se tornaram muito mais conscientes do problema. Hollywood teve seu papel nisso – pensemos em Leonardo DiCaprio como Howard Hughes, em *O aviador*, arrumando a comida de determinado jeito no prato ou criando uma zona livre de germes em casa.

Muitos sintomas do TOC são hoje tão conhecidos que as pessoas que não têm a doença julgam tê-la. Mas, como um dos meus pacientes observou, quem imagina ter TOC provavelmente não tem. A dor e o sofrimento intensos não são algo que um paciente comentaria de forma casual ou natural. De fato, é esse sofrimento que levou alguns a encontrar o potencial para o crescimento espiritual na compulsão – depois de identificarem a doença e aprenderem estratégias para lidar com ela.

Matt diz que o TOC o transformou numa pessoa melhor, mais madura, pois tudo por que passou o fez apreciar as coisas boas.

Anna afirma que as lições que aprendeu ao lidar com o TOC a tornaram uma pessoa muito mais forte. Diz ter uma profunda compreensão do próprio processo de pensamento, algo que outras pessoas talvez não tenham. Isso a torna muito compassiva. Acrescenta que, se pudesse escolher, escolheria não ter a doença, mas reitera adquirir muita força mental ao ter de fazer esses exercícios, avaliar os pensamentos de forma consciente e imparcial – habilidades muito úteis para a vida em geral.

Pacientes me perguntam se o TOC vai deixá-los loucos. A resposta é *não*, desde que se use o defensor sábio para lembrar que a obsessão não faz sentido, que é só uma mensagem enganosa do cérebro. Isso não fará que as obsessões desapareçam por completo, mas é possível aprender a lidar com o problema.

Nosso defensor sábio estará lá para nos lembrar de que toda a nossa identidade não está amarrada a isso e que nosso cérebro está apenas brincando de um jeito cruel.

DOUTOR JEFFREY M. SCHWARTZ
(COM BEVERLY BEYETTE)
LOS ANGELES, CALIFÓRNIA – SETEMBRO DE 2016

INTRODUÇÃO
OBSESSÕES, COMPULSÕES E O MÉTODO DE AUTOTRATAMENTO DOS QUATRO PASSOS

Todos nós temos pequenas manias – hábitos e comportamentos – sem as quais sabemos que viveríamos melhor. Desejaríamos ter mais autocontrole. Mas, quando os pensamentos saem do controle, tornando-se tão intensos e invasivos que assumem o comando contra a nossa vontade, e os hábitos se transformam em rituais exaustivos realizados para nos livrarmos de sentimentos incapacitantes de medo e terror, algo mais sério está acontecendo.

ESSE É O TRANSTORNO OBSESSIVO-COMPULSIVO (TOC)

As vítimas do TOC têm comportamentos bizarros e autodestrutivos para evitar alguma catástrofe imaginada, mas não há uma relação realista entre os comportamentos e as tragédias que temem. Por exemplo, elas podem tomar banho quarenta vezes por dia para "garantir" que não haverá uma morte na família, ou fazer de tudo para evitar certos números de forma a "prevenir" um acidente aéreo fatal. Diferentemente dos compradores ou apostadores compulsivos, as pessoas com esse transtorno não têm prazer ao realizar esses rituais e os consideram extremamente dolorosos.

É certo que o TOC está relacionado a um desequilíbrio bioquímico no cérebro que, hoje sabemos, pode ser tratado de maneira muito eficiente sem medicamentos. Sabemos também que o método de autotratamento dos Quatro Passos que ensinaremos neste livro permite que as pessoas mudem a própria química cerebral. Além disso, tal método pode ser aplicado de modo eficiente para assumirmos o controle de uma ampla variedade de hábitos e comportamentos compulsivos menos sérios, mas igualmente inoportunos e incômodos.

Para quem acredita que possa ter TOC, o *Inventário de avaliação de obsessões e compulsões da Universidade de Hamburgo*, na página 217, pode ajudar a descobrir. Caso contrário, as técnicas que serão ensinadas neste livro podem contribuir para a superação de outros hábitos e ações desagradáveis.

Definindo de forma simples, o TOC é um transtorno vitalício identificado por dois grupos gerais de sintomas: obsessões e compulsões. Antes considerada uma doença curiosa e rara, a enfermidade afeta uma em cada quarenta pessoas na população em geral, ou mais de cinco milhões de norte-americanos. Transtorno que costuma se iniciar na adolescência ou no início da idade adulta, o TOC é mais comum do que a asma ou a diabetes. É uma doença devastadora que, com frequência, cria um caos na vida de suas vítimas e na daqueles que as amam. A preocupação com comportamentos repetitivos, como lavar, limpar, contar ou checar, causa problemas no emprego, discussões conjugais e dificuldades de interação social. Familiares podem ficar impacientes e irritados, ou estimular a realização de rituais tolos para comprar uma hora de paz, o que é uma péssima ideia.

O QUE SÃO OBSESSÕES?

São pensamentos e imagens mentais intrusivos, indesejados e aflitivos. *Obsessão* vem da palavra latina *obsessione*, que significa cerco, bloqueio, assédio. Um pensamento obsessivo é exatamente isto: uma ideia que nos cerca e nos deixa extremamente incomodados. Rezamos para que ela desapareça, mas isso não acontece, pelo menos não por muito tempo ou de forma controlada. Esses pensamentos sempre causam aflição e ansiedade. Diferentemente de outras ideias desagradáveis, essas não somem e continuam invadindo nossa mente contra nossa vontade. São repugnantes para nós.

Imagine uma bela mulher que você não consegue tirar da cabeça. Isso não é uma obsessão, e sim uma *ruminação*, algo que não é inapropriado; pelo contrário, é normal e até agradável. Se o departamento de marketing da Calvin Klein tivesse entendido o significado correto de *obsessão*, o perfume se chamaria Ruminação.

RECEBER A MENSAGEM (ERRADA)

Como as obsessões não vão embora, é extremamente difícil ignorá-las. Mas não impossível. Sabemos que o TOC está relacionado a um problema bioquímico no cérebro. Chamamos esse problema de *cérebro travado* porque quatro estruturas-chave do órgão central ficam travadas e ele começa a enviar mensagens que a pessoa não consegue reconhecer imediatamente como falsas. Um dos principais centros de processamento de sinais do cérebro, formado por duas estruturas chamadas *núcleo caudado* e *putâmen*, pode ser comparado ao câmbio de um carro. O núcleo caudado funciona como uma transmissão automática para a parte da frente do cérebro, a que pensa. Trabalhando junto ao putâmen, que é a transmissão automática para a parte do cérebro que controla os movimentos do corpo, o núcleo caudado permite a coordenação extremamente eficiente entre o pensamento e o movimento durante as atividades diárias. Numa pessoa com TOC, contudo, o núcleo caudado não muda as marchas apropriadamente, deixando presas as mensagens da parte dianteira do cérebro. Em outras palavras, a transmissão automática do cérebro tem uma falha. O encéfalo fica "travado numa marcha" e não consegue mudar para o próximo pensamento.

Quando o cérebro fica travado, ele pode nos dizer que precisamos lavar as mãos de novo e nos fazer lavá-las, embora não haja motivo para isso. Pode nos fazer crer que é melhor checar a fechadura mais uma vez e nos levar a checá-las uma ou duas vezes, tornando-nos incapazes de nos livrarmos da sensação de que a porta *pode* estar destrancada. Da mesma forma, uma necessidade irresistível de contar coisas ou reler palavras pode surgir sem razão aparente.

Ao aplicar técnicas de terapia autodirigida, podemos transformar as respostas a esses pensamentos e compulsões e **mudar fisicamente a forma como o cérebro trabalha**. O uso dessas técnicas na verdade faz com que a transmissão automática do cérebro funcione melhor, de forma que com o tempo as compulsões intrusivas diminuem. Uma paciente da Universidade da Califórnia em Los Angeles (UCLA), Dottie, ao ser informada de que seu problema era causado por um desequilíbrio bioquímico no cérebro, imediatamente se animou e cunhou a frase de efeito: **"Não sou eu, é o TOC."**. Para a maioria das pessoas, essa percepção já basta para trazer um grande alívio.

Lavar, checar e outros rituais consomem horas do tempo todos os dias e tornam problemática a vida das pessoas com TOC, que podem até acreditar que estão enlouquecendo, pois sabem que seu comportamento não é normal. De fato, o hábito pode ser estranho à personalidade ou à autoimagem. Mas, antes de aprenderem os Quatro Passos, elas são incapazes de evitar responder aos falsos alarmes do cérebro.

O QUE SÃO COMPULSÕES?

São os comportamentos que as pessoas com TOC realizam numa vã tentativa de exorcizar medos e ansiedades causados por suas obsessões. Embora uma pessoa com esse distúrbio normalmente reconheça que a compulsão por lavar, checar ou tocar coisas ou repetir números é ridícula e sem sentido, a sensação é tão forte que a *mente destreinada* se torna sobrecarregada, levando-a a realizar o comportamento compulsivo, que tende a desencadear um ciclo vicioso. Isso pode trazer um alívio momentâneo, mas quanto mais os comportamentos compulsivos são realizados, mais fortes, exigentes e recorrentes se tornam pensamentos e sensações obsessivos. A pessoa aflita termina com uma obsessão e frequentemente com um ritual compulsivo embaraçoso. Não surpreende que muitas pessoas com TOC passem a ver a si mesmas como condenadas e possam até ter pensamentos suicidas antes de procurar ajuda profissional. Além disso, anos de psicoterapia tradicional podem ter servido só para confundi-las mais.

LISTA DE SINTOMAS COMUNS DO TOC

OBSESSÕES
Obsessões sobre sujeira e contaminação
Medos infundados de contrair uma doença terrível.
Preocupação excessiva com sujeira, germes (incluindo o medo de passar germes para os outros) e contaminantes ambientais, como produtos de limpeza.
Sentimento de aversão em relação a dejetos e secreções do corpo.

Obsessões com o corpo
Preocupações anormais em relação a substâncias pegajosas ou resíduos.

Necessidade obsessiva de ordem ou simetria
Necessidade irresistível de alinhar objetos.
Preocupações anormais com a limpeza na aparência pessoal ou no ambiente.

Obsessões com acumular ou guardar coisas
Guardar lixo inútil, como jornais velhos ou itens recuperados em latas de lixo.
Incapacidade de descartar qualquer coisa porque pode ser útil no futuro, medo de perder alguma coisa ou descartar algo por engano.

Obsessões com conteúdo sexual
Pensamentos sexuais que alguém vê como inapropriados ou inaceitáveis.

Rituais repetitivos
Repetir atividades de rotina sem motivo lógico.
Repetir perguntas sem parar.
Reler ou reescrever palavras ou frases.

Dúvidas absurdas
Medos infundados de que deixou de fazer alguma tarefa de rotina, como pagar a prestação da casa ou assinar um cheque.

Obsessões religiosas (escrupulosidade)
Pensamentos incômodos de blasfêmia ou sacrilégio.
Preocupação excessiva com a moralidade e com certo ou errado.

Obsessões com conteúdo agressivo
Medo de ter causado alguma tragédia terrível, como um incêndio fatal.
Imagens intrusivas repetitivas de violência.
Medo de agir de acordo com um pensamento violento, como esfaquear ou atirar em alguém.
Medo irracional de ter ferido alguém, como num atropelamento.

Medos supersticiosos
Crença de que alguns números ou cores dão sorte ou azar.

COMPULSÕES
Compulsões de limpar ou lavar
Ações ritualizadas e excessivas de lavar as mãos, tomar banho ou escovar os dentes.
Sensação inabalável de que itens domésticos, como pratos, estão contaminados ou não podem ser lavados o suficiente para ficar limpos de verdade.

Compulsões por "ajeitar" as coisas
Necessidade de simetria e total ordem no ambiente – por exemplo, alinhar latas na despensa em ordem alfabética, pendurar roupas no mesmo lugar no guarda-roupa todos os dias ou usar certas roupas em dias específicos.
Necessidade de continuar fazendo alguma coisa até "acertar".

Compulsões de acumular ou guardar
Inspecionar minuciosamente o lixo da casa para evitar que um item "valioso" tenha sido jogado fora.
Acumular objetos inúteis.

Compulsões de checagem
Checar repetidamente para ver se uma porta está trancada ou se um eletrodoméstico foi desligado.
Checar para ter certeza de que não feriu ninguém – por exemplo, dirigindo pelo quarteirão para ver se alguém foi atropelado.
Checar várias vezes em busca de erros, como ao conferir um talão de cheques.
Checagem associada a obsessões corporais, como examinar repetidamente a si mesmo em busca de sinais de uma doença catastrófica.

Outras compulsões
Lentidão patológica ao realizar as atividades mais rotineiras.
Rituais de piscar ou olhar fixamente.
Pedir que os outros o tranquilizem o tempo todo.
Comportamentos baseados em crenças supersticiosas, como rituais fixos para dormir, para "repelir" o mal ou a necessidade de evitar pisar em rachaduras na calçada.
Sensação de pavor se uma ação arbitrária não for realizada.
Necessidade irresistível de contar algo a alguém, perguntar ou confessar alguma coisa.
Necessidade de tocar, bater ou esfregar certos objetos repetidamente.
Compulsões de contar vidros nas janelas ou *outdoors* ao longo de uma estrada, por exemplo.
Rituais mentais, como recitar orações em silêncio num esforço de se livrar de um pensamento ruim.
Fazer listas em excesso.

OS QUATRO PASSOS

Nos últimos anos, houve grandes avanços no tratamento dessa doença. Mais de duas décadas de pesquisa por parte de terapeutas comportamentais documentaram a eficácia da técnica chamada *exposição e prevenção de resposta*. Seu uso envolve exposição sistemática a estímulos que desencadeiam os sintomas do TOC, como fazer uma pessoa tocar num assento de privada ou em outros objetos que ela teme estarem contaminados e que fazem com que pessoas tenham obsessões e compulsões. O terapeuta encoraja a pessoa a passar períodos cada vez mais longos sem responder com comportamentos compulsivos. Esses intervalos de tempo, por sua vez, causam uma tremenda ansiedade que dura uma hora ou mais e demandam assistência de um terapeuta treinado. À medida que a terapia progride, a intensidade da ansiedade diminui, e a pessoa adquire um controle maior sobre os sintomas.

Na Faculdade de Medicina da UCLA, onde estudamos o TOC há mais de uma década, desenvolvemos uma terapia cognitivo-comportamental simples e autodirigida para complementar e facilitar esse processo chamado de método de autotratamento em Quatro Passos. É uma técnica que não requer uma terapia profissional cara nem o uso de medicamentos. Ao ensinar as pessoas a reconhecer a ligação entre os sintomas do TOC e um desequilíbrio bioquímico no cérebro, fomos capazes de desenvolver esse método bastante eficiente.

Neste livro, o ensinarei a se tornar seu próprio terapeuta comportamental praticando os Quatro Passos. Esse método pode ser usado com ou sem um terapeuta profissional. Aprenderemos a lutar contra as compulsões e redirecionar a mente para comportamentos diferentes, mais construtivos.

Pela primeira vez no caso de uma condição psiquiátrica ou qualquer técnica psicoterapêutica, **temos provas científicas de que a terapia cognitivo-comportamental sozinha causa mudanças químicas no cérebro das pessoas com TOC**. Temos demonstrado que, ao mudar o comportamento, podemos nos libertar do cérebro travado, mudar a química do cérebro e conseguir alívio dos terríveis sintomas. O resultado: *mais autocontrole e melhor comando de si mesmo, resultando em aumento da autoestima*. Conhecimento, como dizem, é poder. Há enorme diferença no impacto que um pensamento obsessivo ou a compulsão têm sobre a mente treinada em comparação com uma mente destreinada. Usando o conhecimento dos Quatro Passos, não só teremos uma poderosa arma na batalha contra pensamentos e compulsões indesejados, mas também nos fortaleceremos num sentido muito mais amplo. Daremos um grande passo para reforçar a capacidade de atingir os objetivos e melhorar a qualidade de vida cotidiana. Desenvolveremos uma mente mais forte, estável, criativa, calma e poderosa.

Se as pessoas com TOC têm determinados comportamentos, é muito provável que aquelas com uma variedade de outros problemas psicossomáticos de diferentes graus de gravidade também podem ter. Outros transtornos incluem:

- comer ou beber compulsivamente;
- roer unhas;

- arrancar cabelos;
- comprar e jogar de forma compulsiva;
- abuso de substâncias;
- comportamentos sexuais impulsivos;
- ruminação excessiva sobre relacionamentos, autoimagem e autoestima.

Os Quatro Passos podem ser usados para ajudar a controlar quase todo tipo de pensamento ou comportamento intrusivo que quisermos mudar.

O método é uma forma de organizar as respostas mentais e comportamentais que damos aos processos de pensamento internos. Em vez de apenas agir de forma impulsiva ou reativa, como uma marionete, quando pensamentos e impulsos indesejados se apresentam, podemos treinar para responder de maneira orientada por objetivos e nos recusar a perder o rumo por causa de pensamentos e impulsos autodestrutivos.

Chamamos esses passos de quatro Rs:

> Passo 1. RENOMEAR.
> Passo 2. REATRIBUIR.
> Passo 3. REDIRECIONAR A ATENÇÃO.
> Passo 4. REAVALIAR.

No passo 1, chama-se o pensamento intrusivo ou o impulso de realizar algum comportamento compulsivo exatamente pelo nome que tem: pensamento obsessivo ou impulso compulsivo. Nesse passo, aprende-se a reconhecer claramente a realidade da situação e não ser enganado pelas sensações desagradáveis que os sintomas do TOC causam. Desenvolve-se a habilidade de ver claramente a diferença entre o que é o TOC e o que é a realidade. Em vez de imaginar que é necessário lavar as mãos de novo, embora isso não faça sentido, percebemos um impulso compulsivo que nos incomoda e persegue.

Nesse ponto, surge então a questão: *por que* isso continua incomodando?

No passo 2, temos a resposta a essa pergunta: isso continua incomodando porque é um problema médico chamado TOC, cujos sintomas apresentamos. As obsessões e as compulsões estão relacionadas a um desequilíbrio bioquímico no cérebro. Uma vez que nos damos conta da realidade, perguntamo-nos o que se pode fazer a esse respeito.

No passo 3, voltamos a atenção para comportamentos mais construtivos. Quando nos recusamos a aceitar o que as obsessões e as compulsões dizem –

lembrando que elas não são o que dizem ser, e sim mensagens falsas –, podemos aprender a ignorá-las ou driblá-las redirecionando a atenção para outro comportamento e fazendo algo útil e positivo. É isso que chamo de "mudar de marcha". Ao realizar um comportamento alternativo e saudável, pode-se ajustar o câmbio no cérebro. Depois que se aprende a redirecionar a atenção de forma consistente, rapidamente se chega ao próximo passo.

No passo 4, reavaliamos pensamentos e impulsos à medida que surgem. Aprendemos a desvalorizar pensamentos obsessivos indesejados e impulsos compulsivos assim que eles surgem. Passamos a ver os sintomas intrusivos do TOC como o lixo inútil que são.

Os Quatro Passos funcionam juntos. Primeiro, **renomeamos**: treinamos para identificar o que é real e o que não é e nos recusamos a ser enganados por pensamentos e impulsos intrusivos e destrutivos. Em segundo lugar, **reatribuímos**: entendemos que esses pensamentos e impulsos são meramente ruído mental, sinais falsos enviados pelo cérebro. Em terceiro, **redirecionamos a atenção**: aprendemos a responder a esses falsos sinais de forma nova e muito mais construtiva, driblando os falsos sinais ao redirecionar a atenção para algo mais útil naquele momento. É nesse ponto que o trabalho mais difícil é feito e que a mudança na química do cérebro acontece.

Ao realizarmos o esforço necessário para redirecionar a atenção, estamos na verdade mudando o modo como o cérebro funciona. Por fim, a verdadeira beleza do método dos Quatro Passos é vista no passo de **reavaliar**, quando todo o processo se torna mais fácil e eficiente, e o desejo de agir de acordo com pensamentos e impulsos indesejados é superado num grau significativo. Nesse nível, teremos aprendido a ver que esses pensamentos e impulsos incômodos têm pouco ou nenhum valor, portanto as obsessões e compulsões terão muito menos impacto sobre nós. Tudo se encaixa muito rapidamente, resultando numa resposta quase automática de que aquilo é apenas uma obsessão sem sentido, uma mensagem falsa, de modo que nos concentramos em outra atividade. Nesse ponto, a transmissão automática no seu cérebro começa a funcionar de forma adequada de novo.

Depois que as pessoas aprendem a realizar os Quatro Passos regularmente, duas coisas muito positivas acontecem. Primeiro, elas ganham mais controle sobre as respostas comportamentais a seus pensamentos e sentimentos, o que, por sua vez, torna a vida cotidiana muito mais feliz e saudável. Em segundo lugar, ao alterarem as respostas comportamentais, mudam a química cerebral falha que estava causando o intenso desconforto dos sintomas de TOC. Desde que foi cientificamente demonstrado que a química cerebral nessa grave condição psiquiátrica muda por meio da prática dos Quatro Passos, é provável que se possa transformá-la também alterando as respostas a qualquer tipo de comportamento ou mau hábito com o auxílio dos Quatro Passos. O resultado pode ser uma redução da intensidade e da intromissão desses hábitos e comportamentos indesejados, tornando mais fácil rompê-los.

O QUE É TOC, O QUE NÃO É?

Por causa da similaridade nos nomes, as pessoas tendem a confundir o termo *transtorno obsessivo-compulsivo* com a condição bem menos incapacitante chamada Transtorno de Personalidade Obsessivo-Compulsiva (TPOC). O que os distingue? Em suma, quando as obsessões e compulsões são fortes o bastante para causar uma incapacidade funcional significativa, tem-se TOC. No TPOC, essas obsessões e compulsões são mais peculiaridades ou idiossincrasias, apesar de desagradáveis. Por exemplo, um homem com TPOC pode se apegar a algum objeto porque acredita que pode precisar dele um dia. Mas um homem com compulsão de acumulação do TOC pode preencher cada metro quadrado da casa com lixo inútil do qual ele sabe que nunca vai precisar. Pessoas com esse transtorno tendem a ter problemas em se ater aos detalhes e não enxergar o todo. De modo geral, são fazedores de listas que ficam tão presos aos detalhes que nunca conseguem ver o quadro geral. A busca por perfeição impede que consigam fazer as coisas. O TPOC é o caso clássico de quando o "melhor é o inimigo do bom". Pessoas com tal distúrbio tendem a estragar o que está bom em busca da inalcançável perfeição. Costumam ser inflexíveis, incapazes de fazer concessões. Em sua visão, se um trabalho é bem feito, precisa ser realizado do seu jeito. Não gostam de delegar. É interessante que esse tipo de personalidade é duas vezes mais comum em homens, enquanto o TOC não faz distinção entre os sexos.

A outra diferença crucial entre as duas alterações é que, não obstante as pessoas com TPOC sejam rígidas e teimosas e deixem as ideias dominarem suas vidas, *elas não têm um desejo real de mudar sua condição*. Ou não estão cientes de que seu comportamento incomoda os outros ou não ligam. A pessoa com TOC lava repetidamente as mãos, embora isso lhe cause grande sofrimento e não dê nenhum prazer. Quem sofre de TPOC *gosta* de lavar as mãos e limpar a casa, por exemplo, e pensa que, se todo mundo fizesse o mesmo, tudo ficaria bem, mas acredita que o mundo todo é muito relaxado. Pode desejar chegar em casa à noite para alinhar todos os lápis na escrivaninha como pequenos soldados. Já a pessoa com TOC tem horror só de pensar em ir para casa, pois sabe que vai ceder à falsa mensagem que lhe dirá para passar o aspirador vinte vezes.

Diferentemente das pessoas com TPOC, os indivíduos com TOC percebem quão inapropriado é seu comportamento, sentem vergonha e ficam constrangidas por causa dele, desesperadas para mudá-lo. Tive contato com um paciente que me relatou que seu cérebro se tornara um inferno indescritível do qual não conseguia escapar e outro que me disse que se sentia à vontade com as janelas do hospital lacradas, porque se não fosse isso ele sairia pelo caminho mais curto.

Este livro é principalmente sobre TOC, a maioria das histórias é sobre as dificuldades para superar a doença, mas milhões de pessoas com problemas menos graves podem se inspirar nessas histórias e conhecer um método de autotratamento que pode ser aplicado em uma ampla variedade de comportamentos incômodos. Aqueles que compartilharam suas histórias superaram a doença, e o método que utilizaram pode ser aprendido e beneficiar qualquer um. Este livro é para todos que querem mudar seu comportamento e estão buscando as ferramentas para isso.

TOC: UM TRANSTORNO INFERNAL

"Ruim se fizer, ruim se não fizer." É exatamente assim que as pessoas com TOC se sentem antes de praticar os Quatro Passos para lutar contra os sintomas opressores. Elas são impelidas a agir de formas que diminuem o controle sobre as próprias vidas. Com essa perda de controle vem uma redução da capacidade de administrar respostas a esses impulsos destrutivos, que se tornam cada vez mais poderosos e intensos à medida que o tempo passa. Então, se elas têm um comportamento compulsivo, é ruim no sentido de que seu sofrimento fica cada vez pior. Ao mesmo tempo, sem o treinamento mental apropriado (os Quatro Passos), não têm as habilidades de que precisam para mudar a química cerebral desordenada pela ação construtiva. Além disso, antes de conhecerem os Quatro Passos, sensações muito desconfortáveis e repletas de ansiedade surgem quando não agem de acordo com os impulsos compulsivos. Assim, estão presas na parte "ruim se não fizer" desse dilema.

O TOC é como um diabo com o tridente correndo atrás das pessoas e sabendo que leva vantagem quer elas cedam aos impulsos, quer não. Se as pessoas que sofrem com o transtorno o ouvirem e fizerem os rituais tolos que ele pede que façam, estarão condenadas, porque em longo prazo isso levará a impulsos mais intensos para fazer mais e mais rituais. A vida dessas pessoas se tornará um inferno na Terra. Por outro lado, se ignorarem os impulsos terríveis do demônio do TOC, se se recusarem a atender às compulsões no momento, esse diabo aproveitará a oportunidade para cutucá-las com o tridente repetidas vezes, causando grande sofrimento.

Há, contudo, uma terceira alternativa, da qual o diabo jamais falará e a qual tentará esconder das pessoas. Ao optar por ela, pode-se vencer o diabo. Trata-se do programa dos Quatro Passos da terapia cognitivo-comportamental autodirigida, que lhes permitirá mudar seus cérebros, superar os impulsos infernais e se libertar do comportamento obsessivo-compulsivo.

COMO ÉRAMOS: SEIS ESTUDOS DE CASO

Aqui estão as histórias de pessoas que entraram por essa terceira porta, pessoas que estavam totalmente oprimidas pelo TOC quando as conhecemos, mas que conseguiram derrotar o demônio. Os sintomas que elas descrevem não são raros e obscuros; ao contrário, são extremamente comuns na doença.

JACK

Jack, perito de seguros de 43 anos, lavava as mãos pelo menos cinquenta vezes ao dia – uma centena ou mais nos dias ruins. Havia tanto sabonete incrustado em sua pele que ele podia ensaboar as mãos somente as molhando. Ele sabia que as mãos não estavam sujas, da mesma forma que sabia que tudo o que tocava não estava contaminado e que se houvesse algum tipo de contaminação em massa as pessoas estariam morrendo como moscas. No entanto, ele não conseguia superar a sensação de que as mãos estavam sujas e as lavava sem parar, constantemente pensando se as havia lavado direito. Suas mãos ficaram tão vermelhas e em carne viva que rachaduras se abriram entre os dedos. Apenas um jato de água em sua pele era como jogar sal numa ferida aberta. Mas Jack continuava lavando. Ele não conseguia evitar, e esse era um segredo que ele escondia com manobras dignas de um agente secreto.

BARBARA

Barbara, de 33 anos, formada com honra numa prestigiosa universidade da Ivy League, sabia que estava aquém de seu potencial trabalhando para uma agência de trabalhos temporários. Ela era inteligente e articulada, mas sofria com pensamentos intrusivos que lhe diziam para checar as coisas várias vezes. Será que tirara os eletrodomésticos da tomada? Havia trancado a porta? Com frequência, ela saía mais cedo para o trabalho, sabendo que teria de voltar para casa uma ou duas vezes para checar. Num dia ruim, colocou a cafeteira e o ferro de passar numa sacola e os levou para o trabalho. Ela se sentiu muito envergonhada ao notar que, se começasse a fazer aquelas coisas, perderia todo o respeito por si mesma que ainda tinha. Por essa razão, desenvolveu novas estratégias para lidar com os pensamentos incômodos e absurdos: antes de sair para o trabalho todos os dias, colocava a cafeteira em cima da geladeira, longe de qualquer tomada, e dizia em voz alta e num tom brincalhão: "Tchau, senhora Cafeteira." Ela inventou um mecanismo mnemônico para ajudá-la a lembrar que desligara a cafeteira e pressionava a tomada do ferro de passar na mão, deixando marcas profundas que ainda podiam ser vistas trinta minutos mais tarde para ter certeza de que o desligara.

BRIAN

Brian, vendedor de carros de 46 anos, ficava acordado na cama todas as noites, atento ao barulho de sirenes. Se ele ouvisse um caminhão de bombeiro e um carro de polícia, sabia que havia acontecido um acidente de trânsito por perto. Qualquer que fosse a hora, levantava-se, vestia-se e dirigia até encontrar a cena do acidente. Logo que a polícia saía do local, pegava um balde de água, uma escova e bicarbonato de sódio no carro e começava a esfregar o asfalto. Precisava fazer isso. Ácido de bateria poderia ter se derramado na colisão, e Brian, que tinha de dirigir naquelas ruas todos os dias, tinha um medo mórbido de ser contaminado por ácido de bateria. Depois de terminar de escovar o chão – às vezes às três da manhã –, ia para casa, tomava banho, colocava os tênis numa sacola plástica e a jogava na lata de lixo. Ele comprava sapatos em liquidação, às vezes mais de doze pares por vez, sabendo que poderia usá-los apenas uma noite.

DOTTIE

Dottie, de 52 anos, vinha lutando com suas obsessões desde quando tinha 5 anos. Tal neurose consistia num medo de qualquer número que tivesse um 5 ou um 6. Se, enquanto dirigia com um amigo, visse um carro com um 5 ou um 6 na placa, parava e esperava que um carro com um número "de sorte" passasse. Lembra-se de que podia ficar parada por horas, mas era forçada àquilo porque acreditava que, do contrário, algo terrível aconteceria à sua mãe. Quando Dottie se tornou mãe, suas obsessões se transferiram para seu filho e se tornaram ainda mais bizarras. Ela conta que enfiava na cabeça que, se fizesse tudo certo, os olhos de seu filho e os dela ficariam bem. Mesmo que nenhum dos dois tivesse qualquer tipo de problema óptico, Dottie não conseguia ficar perto de pessoas que tivessem. Só a palavra *oftalmologista* já lhe trazia pensamentos ruins. Ela diz que não podia pisar no mesmo lugar pelo qual uma pessoa com visão ruim tivesse passado, pois teria de jogar fora os sapatos. Enquanto Dottie e eu conversávamos, percebi que ela havia escrito a palavra *visão* quatro vezes na palma da mão, ao que ela explicou que, enquanto assistia à TV naquela tarde, tivera um pensamento ruim sobre olhos e teve de exorcizá-lo.

LARA

Lara dizia que as obsessões destruíam sua alma. Bastava um pequeno pensamento para elas explodirem numa bola de fogo, como um monstro fora de controle. Ela tinha problema com facas. Qualquer uma. Quando as pegava, sentia desejo de esfaquear alguém, sobretudo alguém próximo a ela. Sentia-se muito mal quando as obsessões eram em relação ao marido, até porque afirmava não ser capaz de machucar ninguém.

ROBERTA

Roberta, quando passava de carro sobre alguma irregularidade no asfalto ou um buraco, entrava em pânico, imaginando que havia atropelado alguém. Uma vez, ao sair de um shopping, viu uma sacola plástica no estacionamento e imaginou ser um corpo. Mesmo após parar e se certificar de que era apenas uma sacola plástica, o medo e o pânico começaram a tomar conta dela, o que a fez voltar com o carro para olhar novamente. Aonde quer que fosse, olhava no espelho retrovisor, com o estômago revirado. Será que aquilo era só um jornal no acostamento? Ou era um corpo? Apavorada, tornou-se prisioneira na própria casa.

O CÉREBRO TEIMOSO

Como pesquisador em psiquiatria na Faculdade de Medicina da UCLA, tratei mais de mil pessoas com TOC na última década, tanto individualmente quanto num grupo único de terapia. A maioria dos pacientes hoje está muito mais funcional e confortável como resultado do método de autotratamento. Alguns tomam uma quantidade modesta de medicação e consideram que isso os ajuda a fazer o trabalho requerido pela terapia.

Nossa equipe na UCLA passou a estudar o TOC como uma ramificação do estudo da depressão. Notamos algumas mudanças específicas no cérebro de pacientes deprimidos e, sabendo que muitas pessoas com TOC sofrem de depressão, nos perguntamos se os pacientes com o transtorno também sofrem mudanças cerebrais. Então, colocamos um anúncio num jornal local dizendo: "Você tem pensamentos repetitivos e rituais que não consegue controlar?". Esperávamos que algumas poucas pessoas se dispusessem a ir ao Instituto de Neuropsiquiatria para fazer uma tomografia por emissão de pósitrons, que mede a atividade metabólica no cérebro. Para a nossa surpresa, a resposta foi muito maior do que imaginávamos. Quando fizemos tomografias dos cérebros dessas pessoas, pudemos de fato ver mudanças relacionadas ao TOC.

Ao longo de dez anos, aprendemos muito sobre as pessoas, sua coragem, sua força de vontade de sobreviver e melhorar, bem como sobre sua capacidade de mudar e controlar as respostas às falsas mensagens que vêm do cérebro como resultado do TOC.

Até tempos relativamente recentes, havia pouco que os médicos pudessem fazer. Sigmund Freud e seus seguidores acreditavam que essas obsessões e compulsões fossem causadas por conflitos emocionais profundos. Os pacientes frequentemente relatam anos de diagnósticos equivocados por parte de terapeutas bem-intencionados. Brian se lembra de um psicoterapeuta que lhe disse que seu medo de ácido de bateria tinha implicações sexuais e sugeriu que talvez ele tivesse sido abusado pelo pai. Foi então que ele procurou ajuda na UCLA.

PREOCUPAÇÃO COM A PREOCUPAÇÃO
(fundamental na apresentação)

Da perspectiva do médico, o maior problema que os pacientes com TOC enfrentam é quanto se preocupam por estarem preocupados. O que de fato os incomoda é quão ansiosos ficam com coisas que não deveriam causar preocupação. Quando começamos a entender a extensão dessa angústia mental, passamos a compreender algumas verdades profundas acerca da relação entre uma pessoa e seu cérebro.

Um modo de compreender essa relação é saber a diferença entre a *forma* do TOC e seu *conteúdo*.

Quando o médico pergunta "O que exatamente o está incomodando?", a maioria das pessoas com o transtorno diz algo parecido com "Não consigo parar de me preocupar com o fato de estar com as mãos sujas". Mas um médico que tratou várias pessoas sabe que esse não é o verdadeiro problema, e sim que, não importa o que as pessoas façam em resposta ao que as está preocupando, o impulso de checar ou lavar as mãos não vai passar. Esta é a *forma* do TOC: pensamentos e impulsos que não fazem sentido e ficam invadindo a mente da pessoa incessantemente. Junto a muitos outros cientistas do cérebro, a equipe da UCLA acredita que o TOC seja uma doença cerebral, um problema neurológico em essência. O pensamento não desaparece porque o cérebro não está funcionando direito. Então, o TOC é, a princípio, um problema biológico, uma ligação química falha no cérebro. Sua forma – a intrusão incessante e o fato de esses pensamentos continuarem a se repetir – é causada por um desequilíbrio bioquímico no cérebro que pode ser herdado geneticamente.

O *conteúdo* – por que uma pessoa acha que algo está sujo enquanto outra não consegue parar de pensar que a porta está destrancada – pode muito bem ser atribuído a fatores emocionais no histórico da pessoa e circunstâncias familiares, como é compreendido tradicionalmente pela psiquiatria freudiana. Qualquer que seja a razão, não há explicação biológica para saber por que uma pessoa lava as mãos e a outra checa coisas, mas o TOC é de fato uma doença neuropsiquiátrica – seu sintoma marcante, pensamentos e preocupações intrusivos, é causado por um problema no cérebro. Mas, é claro, ter um problema como esse traz um desconforto emocional significativo e insegurança pessoal, e os estresses dessas respostas emocionais podem na verdade intensificar o problema cerebral. *Neste livro, aprenderemos a lidar com ambos os conjuntos de problemas.*

ASSUMINDO O COMANDO

Se temos TOC, o que podemos fazer, juntamente com o médico, para que impulsos e compulsões desapareçam?

A principal mensagem para tratar o TOC é a seguinte: *não cometa o erro de esperar passivamente que ideias e compulsões desapareçam sozinhas*. A compreensão psicológica do conteúdo emocional de pensamentos e impulsos raramente fará com que desapareçam. Sucumbir à noção de que não se pode fazer mais nada até que o pensamento ou o impulso passe é o caminho para o inferno, algo que vai degenerar nossa vida e transformá-la numa grande compulsão. Pense na analogia do alarme de carro insistente que nos irrita enquanto tentamos ler um romance ou uma revista. Não importa quão irritados estejamos, não vamos ficar sentados e esperar o som cessar para retomarmos nossas atividades. Em vez disso, faremos o possível para ignorá-lo e ler apesar dele. Traremos nossa mente de volta para onde queremos e leremos da melhor forma possível. Dessa forma, estaremos tão absortos no que fazemos que dificilmente perceberemos o alarme. Então, concentrando a atenção numa nova tarefa, o que seria extremamente irritante e incômodo pode ser driblado e ignorado.

Como o TOC é uma condição médica, ainda que fascinante, e está relacionado ao funcionamento do cérebro, só uma mudança no próprio órgão, ou pelo menos na química cerebral, trará uma melhora duradoura. Podem-se fazer essas mudanças por meio da terapia cognitivo-comportamental sozinha ou, em alguns casos, da terapia cognitivo-comportamental combinada com medicação. A medicação, porém, é só aquela boia de braço: ela ajudará a não afundar enquanto se aprende a nadar pelas águas turbulentas do TOC. Na UCLA, a medicação é usada somente para ajudar as pessoas a se ajudarem. Mas o princípio subjacente é: *quanto mais terapia cognitivo-comportamental fizermos e quanto mais aplicarmos o método dos Quatro Passos, menos precisaremos da medicação*. Isso é especialmente verdadeiro em longo prazo. Ao desenvolver uma nova abordagem para tratar pessoas com TOC, nossa equipe de pesquisa achou que, se pudéssemos fazer os pacientes compreenderem que os impulsos intrusivos eram causados por um desequilíbrio bioquímico no cérebro, poderiam olhar de forma diferente para sua necessidade de agir segundo esses impulsos e fortalecer sua força de vontade para lutar contra eles. Isso resultaria num novo método de terapia cognitivo-comportamental.

Para ajudar os pacientes a compreender esse desequilíbrio químico, mostramos-lhes imagens do cérebro funcionando. Durante um estudo da atividade energética do cérebro em pessoas com TOC, meu colega Lew Baxter e eu produzimos imagens de alta tecnologia usando a tomografia por emissão de pósitrons, na qual uma minúscula quantidade de uma substância parecida com a glicose, marcada quimicamente, é injetada na pessoa e acompanhada no cérebro. As fotos resultantes indicam claramente que, nas pessoas com transtorno obsessivo, o uso de energia é consistentemente maior do que o normal no córtex orbital – a parte inferior da frente do cérebro. Assim, o córtex orbital está trabalhando demais, literalmente se aquecendo. (A Figura 1, na página seguinte, mostra a tomografia – apresentada em cores na contracapa deste livro – de um paciente típico de TOC. Note-se o alto uso de energia no córtex orbital, comparado ao de uma pessoa sem a doença.)

Já sabíamos que, usando a terapia cognitivo-comportamental, poderíamos produzir mudanças reais e significativas no modo como as pessoas lidam com os impulsos. Pensamos que talvez pudéssemos usar essas imagens visualmente impressionantes do cérebro para ajudar a inspirar os pacientes com TOC. Já que um problema cerebral parecia estar causando esses impulsos intrusivos, aumentar a força de vontade para resistir aos impulsos poderia mudar a química cerebral, além de melhorar a condição clínica.

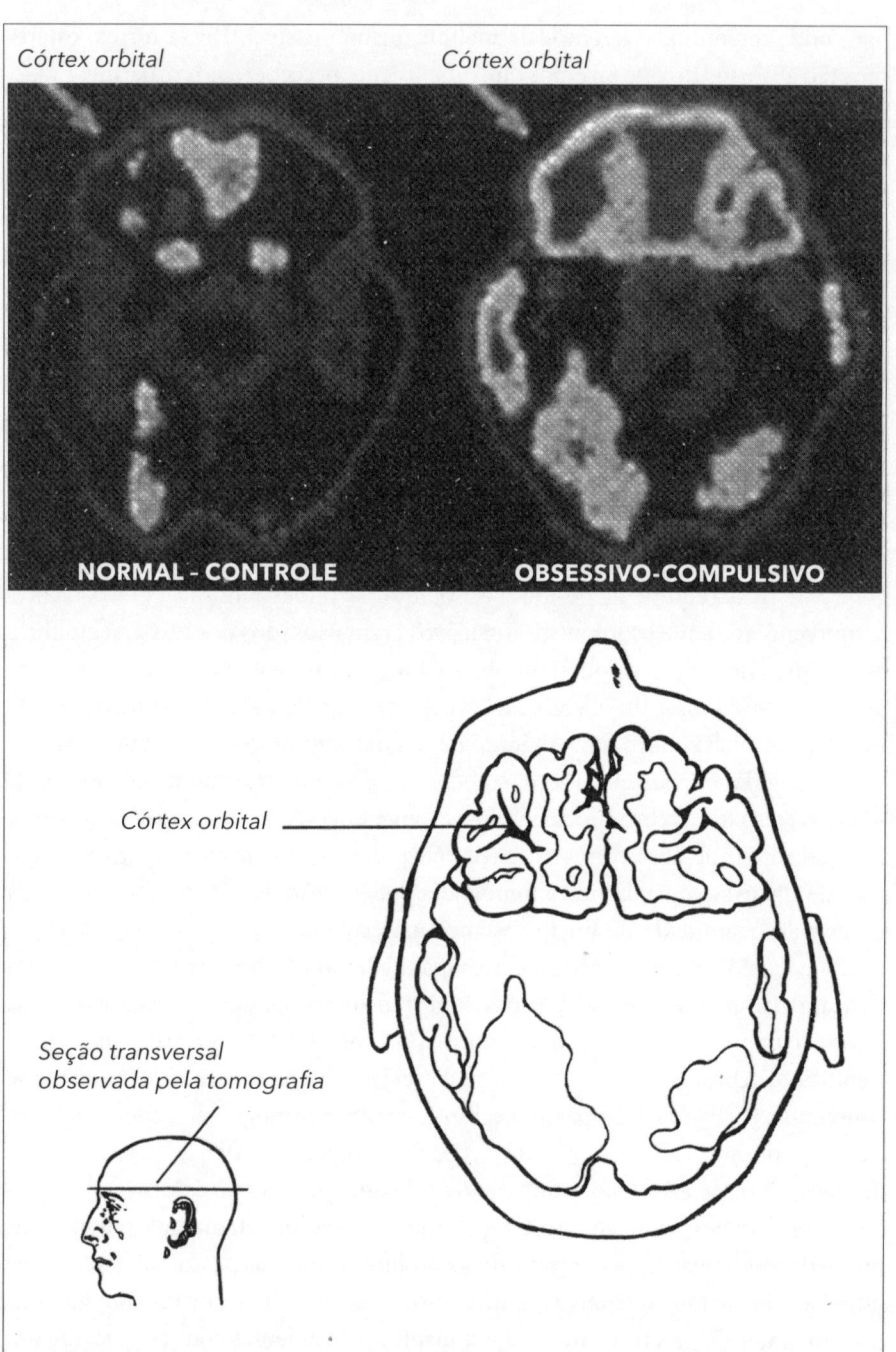

FIGURA 1. Tomografia que mostra aumento do uso de energia no córtex orbital, a parte inferior frontal do cérebro, numa pessoa com TOC. Os desenhos mostram onde fica localizado o córtex orbital dentro da cabeça. As setas apontam para o córtex orbital.

Benjamin, de 41 anos, administrador de um distrito escolar, cujas fotos do cérebro serão mostradas mais adiante, na Figura 3, sofria da necessidade compulsiva de ter tudo no seu ambiente limpo e ordenado num grau anormal, o que lhe consumia muito tempo. Ele lembra quando seu cérebro foi fotografado e lhe mostramos a prova de que estava superaquecendo. Admite que tomou um susto, que foi inquietante saber que tinha um problema cerebral e que no início foi difícil aceitar. Ao mesmo tempo, ver a foto foi essencial para ele compreender que tinha TOC. Em suas palavras, uma prova incontestável de que tinha um problema no cérebro. No nosso programa na UCLA, Benjamin aprendeu os Quatro Passos do autotratamento cognitivo-comportamental, e hoje, seis anos depois, seus sintomas estão bastante controlados e ele está bem, tanto profissionalmente quanto em suas relações pessoais.

Compreender a diferença entre a forma das compulsões do TOC e seu conteúdo é o primeiro passo para entender que o mau funcionamento do cérebro é o principal culpado por essas compulsões. Lembremo-nos de Barbara e sua preocupação obsessiva com a cafeteira. Ela era levada à distração, o que a deixava em dúvida em relação a tê-la desligado. Esse era o conteúdo de sua obsessão e, de modo superficial, seu problema. Mas, ao longo do tratamento, logo se tornou óbvio para ela e para nós que a verdadeira perturbação era que ela não conseguia se livrar da *sensação* de que a cafeteira pudesse estar ligada. O fato de estar atormentada por essa preocupação centenas ou até milhares de vezes por dia nos deu uma pista importante para o mistério do TOC: ela podia ter aquela preocupação exaustiva mesmo quando estava segurando o fio da cafeteira na mão.

Da mesma forma, Brian sabia que uma bateria nova não vazaria ácido. Ainda assim, se alguém colocasse uma bateria em sua mesa, ele enlouquecia. Conta que um colega de trabalho certa vez lhe disse que mesmo homens sob fogo cruzado no Vietnã não aparentavam tanto medo quanto ele.

Dottie também sabia que seu filho não ficaria cego se ela não cedesse à determinada compulsão. Ainda assim, quando via um programa de TV sobre uma pessoa que ficara cega, entrava correndo no chuveiro, com roupa e tudo.

O que preocupava Barbara, Brian e Dottie era como eles podiam ficar preocupados com algo tão ridículo.

Provavelmente nunca saberemos por que Barbara ficou tão obcecada com a cafeteira, Brian com o ácido e Dottie com os olhos. As teorias de Freud podem fornecer pistas, mas o próprio Freud acreditava que esses tipos de problemas vêm de fatores constitucionais, com o que ele queria dizer causas biológicas. Hoje, a maioria dos psiquiatras da tradição freudiana reconhece que entender o conteúdo psicológico desses sintomas – os conflitos internos profundos que levam uma pessoa a temer causar um incêndio e outra a ter medo de cometer um ato violento contra alguém – fará pouco para os sintomas desaparecerem. Por quê? Porque o cerne do problema do TOC está na sua forma, no fato de a sensação preocupante invadir repetidamente a mente e não desaparecer. O culpado é o desequilíbrio neurológico do cérebro.

Uma vez que as pessoas entendem a natureza do TOC, estão mais bem informadas para realizar a terapia cognitivo-comportamental, que leva à recuperação. Apenas saber que é o TOC alivia o estresse e permite que elas se concentrem com mais eficiência em melhorar. De tempos em tempos, é necessário lembrá-las que elas não estão empurrando uma pedra para o topo de uma montanha só para que a rocha desça rolando de novo. Elas estão *mudando* a montanha, mudando seus cérebros.

É O QUE *FAZEMOS* QUE CONTA

O cérebro é uma *máquina* incrivelmente complicada cuja função é gerar sentimentos e sensações que ajudam a nos comunicar com o mundo. Quando ele funciona corretamente, é fácil acreditar que ele somos nós. Mas, quando começa a enviar mensagens falsas que não conseguimos identificar imediatamente, como acontece no TOC, pode ser caótico.

É então que a **consciência da atenção plena**, a capacidade de reconhecer essas mensagens como falsas, pode ajudar. Aprendemos com os pacientes de TOC que todo mundo tem a capacidade de usar o poder de observação para fazer correções no comportamento diante das mensagens falsas e equivocadas do cérebro. É como ouvir uma rádio com ruídos. Se não prestarmos atenção, poderemos ouvir coisas equivocadas ou sem sentido. Mas, se fizermos um esforço, ouviremos coisas que um ouvinte não tão atento pode perder – especialmente se formos treinados para isso. Instruídos de forma adequada a agir diante das mensagens confusas, encontraremos a realidade no meio do caos.

É como aquele ditado que diz que não é o que sentimos, mas o que fazemos, o que realmente importa. Quando fazemos as escolhas certas, os sentimentos tendem a melhorar como uma consequência natural. Se, todavia, passarmos muito tempo preocupados com sentimentos desagradáveis, talvez nunca consigamos nos esquivar deles a fim de fazer algo para melhorar. Concentrar a atenção nas ações mentais e físicas que melhorarão a vida é a filosofia deste livro e o caminho para superar o cérebro travado.

Os Quatro Passos não são uma fórmula mágica. Ao chamar uma compulsão do que ela realmente é, ou seja, ao renomeá-la, não faremos com que desapareça imediatamente. O desejo de recuperação imediata é uma das maiores causas de fracasso, sobretudo no início do tratamento. O objetivo aqui não é fazer com que os pensamentos obsessivos desapareçam, algo que não acontecerá em curto prazo, e sim controlar as respostas que você dá a eles. As orientações da terapia cognitivo-comportamental que aprenderemos enquanto fazemos os Quatro Passos nos ajudarão a lembrar desse princípio fundamental. Ganharemos controle e mudaremos nosso cérebro, principalmente por usar o novo conhecimento para organizar mentalmente as respostas comportamentais e aprender a dizer: "Isso não sou eu, é o TOC.".

O fundamental para lembrar é o seguinte: **deve-se mudar o comportamento, destravar o cérebro.**

PONTOS-CHAVE PARA LEMBRAR

- O TOC é uma condição médica que está relacionada a um desequilíbrio bioquímico no cérebro.
- As obsessões são pensamentos e impulsos intrusivos indesejados que não desaparecem.
- Compulsões são os comportamentos repetitivos que as pessoas realizam numa tentativa vã de se livrarem das sensações extremamente desagradáveis causadas pela obsessão.
- Realizar comportamentos compulsivos tende a tornar as obsessões *piores*, especialmente em longo prazo.
- Os Quatro Passos ensinam um método de reorganizar o pensamento para responder a pensamentos e impulsos indesejados. Eles ajudam a mudar o comportamento e agir de forma útil e construtiva.
- Mudar o comportamento muda o cérebro. Quando transformamos nosso comportamento de modo construtivo, as sensações desagradáveis que o cérebro envia começam a desaparecer com o tempo. Isso torna mais fácil administrar e controlar sua resposta.
- Não é como nos sentimos, e sim o que *fazemos*, o que realmente conta.

PARTE I

OS QUATRO PASSOS

PALAVRAS DE SABEDORIA PARA NOS GUIAR
EM NOSSA JORNADA
(em ordem cronológica)

"Melhor é o homem paciente do que o guerreiro,
pois mais vale controlar o próprio espírito do que conquistar uma cidade."
– **REI SALOMÃO**, *PROVÉRBIOS 16:32*

"Nós mesmos devemos fazer o trabalho árduo.
Os iluminados podem apenas mostrar o caminho."
– **GAUTAMA BUDA**, *DHAMMAPADA 276*

"Não vos enganeis: de Deus não se zomba,
pois aquilo que o homem semear, isso também ceifará."
– **APÓSTOLO PAULO**, *EPÍSTOLA AOS GÁLATAS 6:7*

"Deus ajuda aqueles que se ajudam."
– **BENJAMIN FRANKLIN**, *ALMANAQUE DO POBRE RICARDO*, 1736

1
PASSO 1: RENOMEAR
"NÃO SOU EU, É O TOC"

> Passo 1. RENOMEAR.
> Passo 2. REATRIBUIR.
> Passo 3. REDIRECIONAR A ATENÇÃO.
> Passo 4. REAVALIAR.

> Passo 1: **Renomear** responde à pergunta: **"O que são esses pensamentos incômodos e intrusivos?"**. O ponto importante a ter em mente é que precisamos **renomear esses pensamentos, impulsos e comportamentos indesejados**. Precisamos **chamá-los pelo que realmente são: obsessões e compulsões**. Devemos nos empenhar em ficar presos à realidade. Precisamos nos esforçar para evitar ser enganados e levados a pensar que a sensação de que temos de checar, contar ou lavar, por exemplo, é uma necessidade real. Não é.
>
> Seus pensamentos e impulsos são sintomas do TOC, uma doença.

Há profissionais que têm suas próprias ideias sobre a forma de "curar" pacientes que sofrem de pensamentos ou obsessões amedrontadores e intrusivos.

Alguns se utilizam de um método conhecido no jargão da terapia comportamental tradicional como "inundação" (*flooding*).* Infelizmente, é muito provável que o pobre paciente tratado com esse método termine louco, em vez de curado.

Ao trabalhar com pacientes de TOC, nossa equipe na UCLA teve excelentes resultados utilizando a terapia cognitivo-comportamental, às vezes combinada com medicação. Nossa abordagem não seria como a de *flooding*, mas sim uma terapia autodirigida de longo prazo que chamamos de autotratamento cognitivo-comportamental.

De modo geral, nossa primeira consulta com um paciente começa com ele explicando, constrangido:

– Doutor, sei que isso parece loucura, mas...

A pessoa, então, descreve um ou mais itens de uma lista de sintomas clássicos do TOC: lavagem ou checagem compulsiva, pensamentos irracionais violentos ou de blasfêmia, sensações de que um desastre ou uma catástrofe iminente vai acontecer, a menos que um ritual bizarro ou sem sentido seja realizado.

Essas pessoas normalmente sabem que ninguém deve ter esses tipos de pensamentos estranhos. Como consequência, sentem-se humilhadas e no limite das forças. A autoestima está abalada, o TOC pode ter afetado a capacidade de trabalhar e elas talvez tenham se tornado socialmente disfuncionais, isolando-se da família e dos amigos na tentativa de esconder os comportamentos horrorosos.

NÃO É LOUCURA, É O CÉREBRO TRAVADO

No tratamento, primeiro se dá a certeza à pessoa de que o diagnóstico é TOC, apenas o cérebro enviando mensagens falsas. Mostramos fotos do encéfalo de pessoas com o distúrbio que provam conclusivamente que ele está associado a um problema bioquímico que faz com que a parte inferior frontal do cérebro superaqueça.

Em resumo, a pessoa sofre de cérebro travado, que é quando o órgão fica preso numa faixa errada, como um disco riscado. A chave para destravá-lo é a terapia cognitivo-comportamental, que começa com *renomear*.

Renomear significa chamar pensamentos e impulsos indesejados pelos seus verdadeiros nomes: *obsessivos* e *compulsivos*. Não se trata só de sensações desconfortáveis como "talvez isso esteja sujo", mas de obsessões corrosivas e incessantes.

---

* O *flooding* (inundação) é uma técnica comportamental na qual uma pessoa (em geral fóbica) é exposta completamente por um longo tempo e com muita intensidade ao objeto ou à situação que provoca a sua fobia sem possibilidade de fugir nem se esquivar. (N. E.)

Não são somente impulsos incômodos para checar algo pela quarta ou quinta vez, mas impulsos brutais e compulsivos.

Para lutar contra o TOC, é essencial ter em mente qual é o verdadeiro inimigo. O paciente tem uma arma poderosa: saber que tais atitudes são originárias de um transtorno. Ele deve evitar confundir seu eu verdadeiro com a voz do TOC.

Talvez imaginemos que a compulsão tenha uma voz própria que não se cala, mas isso vai acontecer, ainda que demore. Rezar para que ela desapareça ou xingá-la não vai surtir o efeito desejado.

Rezar até pode ser bom, mas é preciso direcionar a reza para nós mesmos, pedindo força para nos ajudarmos. Deus auxilia aqueles que se ajudam, e dá para crer que acudirá alguém engajado numa luta tão valorosa. Nesse caso, significa se concentrar em fazer a coisa certa, abrindo mão de uma preocupação excessiva com as sensações e o nível de conforto. Isso é, no melhor sentido, realizar um bom trabalho.

Ao mesmo tempo, é um autotratamento médico que começa pela aceitação daquilo que não se pode mudar – pelo menos a curto prazo.

A princípio, é essencial entender que renomeá-lo não fará o TOC desaparecer. Mas quando se enxerga esse inimigo como é de verdade, ele perde força e nos tornamos mais fortes.

Com o tempo, não nos importaremos mais com o desaparecimento completo dos pensamentos incômodos, pois não vamos mais agir de acordo com eles. Além disso, quanto mais formos capazes de ignorar o transtorno, maior será nosso autocontrole e mais rápido ele *desaparecerá*. Por outro lado, se nos concentrarmos nele, implorando para que nos deixe em paz, mais intensas e incômodas serão as sensações.

RESPONDENDO AO TOC

Como o TOC pode ser um oponente esperto e defensivo, negará ser apenas uma mensagem falsa do cérebro. Ainda que pensemos racionalmente que um avião *não* vai cair porque não lavamos as mãos de novo, ele insistirá nessa ideia. Esse é o momento de mostrar alguma fé e força porque *nós* sabemos qual é a verdade.

É crucial não dar ouvidos às obsessões. Se tivermos medo de que elas invadam nossa vida, só traremos mais terror e sofrimento a nós mesmos. Devemos encará-las e saber que somos mais fortes que elas.

Como, porém, ter *certeza* de que tal atitude é causada pelo TOC? Bem, talvez não existam garantias metafísicas de que não há relação entre lavar as mãos e um acidente de avião, mas *posso* garantir que, ao cedermos e lavarmos as mãos, o transtorno só ficará mais forte. Por outro lado, depois de poucos minutos redirecionando a atenção para outro comportamento e não respondendo a ele, o medo de alguma consequência terrível começa a desaparecer e notamos como aquela compulsão é absurda.

A decisão é clara: ouvimos o TOC e temos a vida perturbada e destruída, ou lutamos contra ele, certos de que em poucos minutos teremos certeza de que os aviões não vão se chocar contra montanhas e os carros não vão bater só porque não lavamos as mãos ou checamos se a porta estava fechada.

É uma questão de se esforçar para que o bem vença o mal.

É APENAS QUÍMICA

Na UCLA, nossos pacientes desenvolveram formas incrivelmente criativas de aplicar os Quatro Passos: renomear, reatribuir, redirecionar a atenção e reavaliar.

Chet, que desde então conseguiu controlar com sucesso seu TOC com o auxílio da terapia cognitivo-comportamental e agora estuda odontologia, era atormentado por pensamentos violentos. Se visse um incêndio, achava que ele o houvesse iniciado. Se ouvisse que alguém havia levado um tiro e morrido do outro lado da cidade, ficava obcecado achando que fora o responsável. Desamparado e acreditando ser uma pessoa ruim, tinha um emprego sem futuro e estava cheio de dívidas. Esses fatores fizeram com que o nível de estresse aumentasse e os sintomas piorassem, algo bastante comum.

No início, quando Chet começou a renomear, dizendo a si mesmo que os pensamentos violentos eram apenas o TOC, ele tinha a sensação de que o cérebro sabia que ele cederia aos impulsos compulsivos. Ao saber que se tratava de um desequilíbrio químico, ele passou a conseguir, por vezes, se conter.

A antecipação é uma etapa importante de renomear, e Chet a entendeu perfeitamente. Ao assistir a um filme no qual sabia que viria uma cena violenta, ele avisava a si mesmo que o pensamento obsessivo surgiria e, nessas ocasiões, não ficava tão mal.

Ele era ao mesmo tempo pragmático e filosófico no combate ao transtorno. Por exemplo, era baixinho e gostaria de ser uns quinze centímetros mais alto, mas sabia que esse desejo não o faria crescer. Assim, percebeu que o mesmo valia para o TOC: desejar não faria o transtorno desaparecer, mas ele podia aprender a lidar com ele.

Chet encontrou outra forma de superar o problema. Toda vez que tinha um pensamento obsessivo, fazia algo romântico para a noiva, como comprar rosas ou preparar o jantar. Sempre que o TOC queria importuná-lo, ele se permitia ficar feliz por fazer a noiva feliz.

Homem profundamente religioso, ele buscou inspiração nas escrituras e encontrou conforto na seguinte passagem: "Porque esquadrinha o Senhor todos os corações e entende todas as imaginações dos pensamentos" (I Crônicas 28:9). Chet compreendeu como a mensagem se aplicava a ele: Deus entendia seu coração e sabia que sua mente estava com problemas, portanto ele tinha de parar de se condenar por isso.

É interessante observar que há um precedente de séculos para isso. John Bunyan, autor britânico do século XVII que escreveu *O peregrino*, sofria do que hoje conhecemos como TOC. Como Bunyan era um homem intensamente religioso – um padre itinerante preso por pregar sem autorização –, agonizava com as blasfêmias induzidas pelo transtorno. Assim como Chet, ele lidou com a culpa por meio da convicção de que Deus ficaria chateado por punir a si mesmo em razão de pensamentos falsos e sem sentido. Por essa brilhante epifania, considero Bunyan o pai da terapia cognitivo-comportamental para o TOC.

O ESPECTADOR IMPARCIAL

Ao aprender a renomear, não basta ter em mente que determinadas atitudes são causadas pelo cérebro enfermo. A atenção plena é essencial e difere da atenção superficial pois requer que reconheçamos e nomeemos mentalmente as sensações desagradáveis, renomeando-as como um sintoma causado por uma mensagem falsa do órgão central. À medida que a sensação toma conta de nós, devemos dizer a nós mesmos: "Não *acho* nem *sinto* que minhas mãos estejam sujas, estou tendo uma *obsessão*" e "Não sinto *necessidade* de checar se a porta está fechada, estou tendo um *impulso compulsivo*". Isso não fará o desejo incontrolável ir embora, mas estabelecerá um espaço para resistir ativamente a pensamentos e impulsos.

Podemos aprender com os escritos do filósofo escocês do século XVII Adam Smith, que desenvolveu o conceito de "espectador imparcial e bem-informado", que nada mais é do que "a pessoa dentro". Cada um de nós tem acesso a essa pessoa dentro de nós que, embora ciente de nossos sentimentos e nossas circunstâncias, é capaz de assumir o papel de espectador ou observador imparcial. Esta é outra maneira de entender a atenção plena: ela aumenta nossa capacidade de fazer observações mentais, como saber que tais manias são provocadas pela doença.

Ao renomear, trazemos à tona o espectador imparcial, um conceito que Adam Smith usou como característica central de seu livro *A teoria dos sentimentos morais*. Ele definiu o espectador imparcial como a capacidade de sair de si mesmo e observar-se em ação, o que é a mesma ação mental proposta pelo antigo conceito budista de atenção plena. Pessoas com TOC usam a técnica quando dizem a si mesmas que as compulsões são causadas por uma mensagem falsa do cérebro e que se mudarem o próprio comportamento mudarão o funcionamento do órgão. É inspirador observar pacientes passarem de uma compreensão superficial do transtorno para uma consciência profunda que os permite superar medos e ansiedades e organizar mentalmente suas respostas, mudando de marcha e de comportamento. Esse processo é a base para superar a doença.

Após aprendermos a terapia cognitivo-comportamental e mudarmos a resposta a um pensamento intrusivo e doloroso, deixando de realizar determinado comportamento patológico, surge uma forte determinação. Por exemplo, quando o cérebro nos diz para lavarmos as mãos, praticamos violino. É comum, porém, que, mesmo com essa decisão, no começo sejamos perturbados com pensamentos como os de que o violino ficará contaminado. Isso tende a diminuir com o tempo.

Adam Smith entendia que manter a perspectiva do espectador imparcial sob circunstâncias dolorosas é um trabalho difícil, que exigia, em suas palavras, "o máximo e mais exaustivo empenho". Por quê? Porque nos concentrarmos num comportamento útil quando o cérebro está nos bombardeando com dúvidas que distraem e aberrações mentais perturbadoras exige muito trabalho.

Realizar um comportamento compulsivo repetitivamente também é exaustivo, mas é uma exaustão sem uma recompensa positiva. Quando o espectador imparcial é seguido e uma ação é feita com atenção plena, isso faz uma diferença significativa no modo como o cérebro funciona. Essa é a chave para superar o cérebro travado. Foi isso que nossa pesquisa científica na UCLA mostrou.

QUEM ESTÁ NO COMANDO AQUI?

Haverá momentos em que o sofrimento será grande demais e o esforço requerido será muito debilitante, o que nos fará ceder à compulsão. Encaremos isso como um minúsculo passo para trás e digamos a nós mesmos que venceremos da próxima vez. Mesmo quando fracassamos, temos sucesso, desde que perseveremos e combatamos o inimigo com atenção plena.

Anna, uma estudante de filosofia, descreveu como usava o passo de renomear para lutar contra a obsessão de que seu namorado, hoje marido, era infiel. Não obstante soubesse que seus medos não tinham base na realidade, ela o bombardeava com indagações sobre relacionamentos passados, perguntava se ele já olhara revistas pornográficas, se havia bebido e em que quantidade, o que comera e onde estava a cada minuto do dia. Seus interrogatórios incansáveis quase levaram à ruptura do relacionamento. Anna se lembra:

— O primeiro passo para começar a vencer o TOC foi aprender a renomear meus pensamentos e impulsos. O segundo foi reatribuí-los. No meu tratamento, esses dois andavam de mãos dadas. Num nível intelectual, eu sabia que o distúrbio era um problema químico no meu cérebro e que as sensações que produzia eram mais ou menos efeitos colaterais sem sentido do problema químico. Ainda assim, uma coisa é saber intelectualmente, outra é ser capaz de dizer, no meio de uma crise, que o que estamos sentindo não é importante *per se*. O irritante do transtorno é que nossos impulsos, preocupações e obsessões parecem as coisas mais importantes do mundo. Afastar-se um pouco deles por tempo suficiente para identificá-los como sintomas gerados pelo TOC é importante.

No início, quando Anna estava aprendendo a renomear, seu namorado, Guy, sempre a lembrava de que suas obsessões eram só o TOC, mas ele nem sempre conseguia convencê-la. Com o tempo e com a prática, ela se tornou muito boa em reconhecer o que era o TOC e o que era uma preocupação ou ansiedade real. Como resultado, podia se controlar durante algumas crises e não ficava mais mentalmente perturbada toda vez que um pensamento obsessivo surgia. Com frequência, percebia que não lhe faria bem ficar chateada por causa de determinados pensamentos. Isso lhe proporcionava certa calma e um desapego prazeroso. Anna descobriu que o pensamento intrusivo, ou pelo menos a intensa ansiedade que o cerca, se dissipa normalmente entre quinze e trinta minutos.

Para Dottie, que tinha a obsessão de que o filho perderia a visão e cunhou a frase "Não sou eu, é o TOC", renomear foi o passo mais importante para combater a compulsão. Ela diz:

— Tratava-se de não dar importância àquilo, reconhecer o que era e dizer: "Está tudo bem, é apenas um pensamento.". Na maior parte dos dias isso funciona para mim, outras vezes, é uma luta. Digo que pessoas com TOC sempre terão o problema a menos que encontrem uma pílula mágica.

Como aprenderemos com as histórias ao longo deste livro, todavia, a força mental e o poder que ganhamos na luta contra o TOC nunca podem ser conquistados com uma pílula mágica.

Jack, o lavador contumaz, vinha procurando essa pílula mágica. Ele acreditava que, por estar nos Estados Unidos, encontraria algum remédio que tornaria sua vida maravilhosa e o faria uma pessoa nova. Mas quando a medicação não fez os sintomas diminuírem e os efeitos colaterais ficaram muito incômodos, procurou a terapia cognitivo-comportamental. Para ele, o primeiro passo ao renomear era reconhecer o absurdo de lavar as mãos e tentar convencer a si mesmo de que não era lógico. Quando estava em casa, lavava-as quase continuamente, mas quando estava fora não sentia essa necessidade. Isso o fez refletir:

– Na terapia cognitivo-comportamental, percebi que ia a restaurantes, não lavava as mãos, pegava no dinheiro e nada ruim me acontecia. Mesmo quando as lavava em local público, era difícil sair sem tocar na maçaneta da porta.

Jack não tinha mãos sujas, e sim TOC, e começava a usar a mente racional para superá-lo.

Barbara, que tinha obsessões com a cafeteira, falou sobre a atenção plena como uma ferramenta que a ajudou a Renomear:

– Ao me colocar deliberadamente num estado de atenção ou consciência quando conferia se a cafeteira estava desligada, conseguia sair do ambiente da compulsão, se não com a certeza de que o aparelho estava desligado, pelo menos com o conhecimento real e firme de que a checagem fora feita. Também aprendi a dizer a mim mesma quando sentia aquela incerteza de que, por exemplo, o forno não estava desligado: "Isso não sou eu, é o TOC. É a doença que está fazendo eu me sentir insegura. Ainda que eu *sinta* que o forno não está desligado, verifiquei com atenção plena e agora devo ir embora. A ansiedade eventualmente vai diminuir, e daqui a quinze minutos vou me sentir mais certa de que o forno estava desligado.".

Se temos problemas com compulsões de checagem, podemos nos lembrar da descrição de Barbara. É um conselho excelente sobre como realizar comportamentos de checagem de forma que nos prepare para lidar com os impulsos compulsivos.

Lara, que tem obsessão aterrorizante com facas, aprendeu a dizer a si mesma:

– Isso é apenas uma obsessão, não é a realidade. Estou com medo porque isso parece horrível e inacreditável, mas é uma doença como qualquer outra.

Entender que o TOC é uma condição médica e que as obsessões são mensagens falsas sem poder ou significado real diminui seu poder e sua força. As obsessões *não* acabam com nossa força de vontade. Podemos *sempre* controlar, ou pelo menos modificar, as respostas a elas.

Jenny desenvolveu uma obsessão duradoura sobre contaminação nuclear enquanto trabalhava na União Soviética. Saber que tinha um problema bioquímico no cérebro aliviou parte do fardo, diz ela.

– Sempre fiquei irritada comigo mesma por ser tão forte e bem-sucedida em muitas áreas da vida, mas ainda assim ter esse problema. Eu sentia que estava falhando porque não conseguia fazer uma psicanálise. Não conseguia descobrir o que estava me incomodando ou encontrar o mantra certo, o psiquiatra certo, o que quer que fosse.

Hoje, quando as crises de TOC surgem, ela diz a si mesma que sabe que são sintomas do TOC e normalmente consegue seguir adiante.

Roberta, que tinha a obsessão de ter atropelado alguém enquanto dirigia, conta:

– Ainda tenho o pensamento indesejado, mas é controlável. Agora, quando passo por algum obstáculo na rua, digo a mim mesma que é apenas um obstáculo.

A ideia de que atropelei alguém é uma mensagem errada. É o TOC, não sou eu. Tento não olhar para trás nem refazer o caminho. Eu me obrigo a continuar seguindo em frente. Não tenho mais medo de dirigir. Acredito que, se o pensamento obsessivo vier, conseguirei lidar com ele. Quando começo a ficar frustrada, digo em voz alta que não sou eu e sigo em frente.

Jeremy, um jovem roteirista aspirante, está em grande parte livre do TOC depois de oito meses de terapia cognitivo-comportamental. Ele diz que ainda sente a ansiedade da liberdade, mas que é o preço a ser pago por ser um homem livre.

Desde a infância, Jeremy sofria com compulsões de tocar e checar, temendo que um membro da família morresse e que Deus o condenasse ao inferno por isso. Sua casa se tornou uma "câmara de tortura" para os rituais. Na adolescência, tentou achar uma fuga no álcool e nas drogas. No início da idade adulta, livrou-se da bebida com a ajuda dos Alcoólicos Anônimos, mas começou a ter pensamentos obsessivos de que comera algo que continha álcool, ainda que fosse um risoto congelado.

Na academia de ginástica, Jeremy imaginava que alguém havia usado drogas ou álcool antes de tocar nas barras e que de alguma forma ele absorveria isso. Nos banheiros públicos, era invadido pela ideia de que um bêbado vomitara na privada antes de ele usá-la e, por meio de alguma mágica, o álcool entraria em seu corpo. Mental e emocionalmente, Jeremy estava exausto por ter de lidar com suas obsessões e compulsões. Quando chegou à UCLA em busca de ajuda, disse se sentir como se tivesse estado na selva do Vietnã.

Durante o tratamento, Jeremy tinha um caderno espiral no qual escrevera "núcleo caudado". Essa é a parte do cérebro que não filtra adequadamente os pensamentos do TOC. Era um lembrete constante de que ele tinha um problema no cérebro. Isso o ajudou a ficar consciente de que precisava filtrar os pensamentos do transtorno com o próprio poder mental. Conta que, depois de nomear o problema, ele não era mais tão forte. As observações mentais fizeram o sistema de filtragem de seu cérebro funcionar melhor.

Já mencionei aqui a etapa de antecipação do passo de renomear. A outra etapa de renomear é a aceitação. Jeremy passou a usar as duas. Antes do tratamento, vivia com medo de ser pego em alguma ação vil imaginária e ser demitido do trabalho como vigia noturno. Com a terapia cognitivo-comportamental, ele conseguiu se desprender dessa obsessão e passou a não se importar tanto com o que pensariam sobre ele no trabalho, bem como com a possibilidade de ser despedido. Sabia que ninguém era perfeito e que, caso perdesse o emprego, arrumaria outro depois.

Uma vez livre dos sintomas, Jeremy teve uma reação que não é incomum: o luto pelo TOC, que durante anos controla a vida da pessoa e a impede de pensar noutras coisas. Mas esse período foi curto, e logo ele começou a preencher o vazio com atividades saudáveis e positivas.

REMÉDIO: AÇÃO

Aprender a superar o TOC é como aprender a andar de bicicleta: uma vez aprendido, nunca mais se esquece. Mas, para ficar bom, é necessário praticar. Se cairmos, teremos de levantar; caso contrário, nunca aprenderemos. Assim como as rodinhas na bicicleta, que muitas pessoas acham ser importantes no início, muito pacientes acreditam que a medicação pode ajudar. De fato, combinada à terapia cognitivo-comportamental, a medicação mostrou ter uma taxa de sucesso de 80%.

A grande maioria daqueles que não respondem a esse tratamento combinado fracassa porque perde a autoconfiança e joga a toalha. É essencial lutar contra a compulsão. Pode-se até ceder a ela de vez em quando, mas tendo em mente que da próxima vez é preciso tentar resistir.

A passividade e o tédio são inimigos, ao passo que a atividade é aliada. Ter algo muito mais importante do que o ritual absurdo para fazer é um grande motivador. Pessoas ociosas não desenvolvem a força mental e emocional para mudar as engrenagens do cérebro e partir para um comportamento positivo. Se temos um emprego, podemos perdê-lo ao ir para casa checar a porta, então nos tornamos motivados a evitar esse comportamento. Ao fazermos isso, estamos tratando o TOC. Cabeça vazia, como diz o ditado, é a oficina do Diabo. Se não temos um trabalho fixo, podemos fazer um voluntário, mas o importante é **ficar ocupado**. Procure ter algo útil para fazer. Ser útil aumenta a autoconfiança e nos motiva a melhorar, pois outras pessoas precisam de nós, além de ser uma ajuda tremenda para redirecionar a atenção.

Algumas pessoas ficam muito deprimidas e não conseguem trabalhar. A depressão, com frequência, anda de mãos dadas com o TOC. Se nosso padrão de sono está alterado e acordamos repetidamente à noite; se não estamos comendo bem e perdemos peso; se ficamos sem energia e temos pensamentos suicidas, é provável que tenhamos um quadro de depressão grave. Se esse for o caso, precisamos de ajuda médica.

Como visto, agir de acordo com uma compulsão pode trazer alívio momentâneo, seguido por um aumento de intensidade do pensamento ou impulso intrusivo – um verdadeiro ciclo vicioso.

Depois de tratar cerca de mil casos de TOC, acho que uma das coisas mais impressionantes sobre a doença é que as pessoas continuam chocadas com a sensação de que algo está errado, não importa quantas vezes por dia esse pensamento as invada. Elas se acostumariam, por exemplo, a eletrochoques depois de um tempo, mas parecem nunca se acostumar com medos e impulsos do distúrbio. É por isso que manter a atenção plena e fazer observações mentais é tão importante. Ao renomearmos, aumentamos nosso entendimento em relação ao transtorno e passamos a chamá-lo pelo nome que ele realmente tem.

AGUENTANDO FIRME

Depois de renomear, muitos pacientes perguntam por que continuam a sentir os efeitos da doença. Isso acontece por causa do problema no cérebro. A luta não é para fazer a sensação desaparecer, e sim para *não ceder à sensação*. A compreensão emocional não fará com que os sintomas do TOC desapareçam de modo mágico, mas a terapia cognitivo-comportamental nos ajudará a lidar com os medos. Se conseguirmos aguentar firme nas primeiras semanas da terapia autodirigida, adquiriremos as ferramentas necessárias e nos tornaremos mais fortes que a patologia. Dominar as habilidades dessa terapia é como ter aparelhos de exercício no cérebro: fortalece. O TOC é uma doença crônica da qual não se pode fugir nem comprar a cura. *Pode-se*, todavia, lutar contra ela.

Os pacientes costumam imaginar que se tivessem outra pessoa para realizar suas obsessões em seu lugar conseguiriam se manter afastados do TOC. Isso é um erro, como nos mostrou Howard Hughes. O TOC é insaciável. Não há um número de vezes determinado para cada compulsão – nem se pede que alguém o faça – a ponto de ter a sensação de saciedade. Quanto mais cedemos, pior fica. Não adianta contratar alguém para lavar nossas roupas, por exemplo: ceder ao TOC é ceder ao TOC.

Em *Howard Hughes: The Untold Story* (*Howard Hughes: a história não contada*, em tradução livre), Peter H. Brown e Pat Broeske fornecem mais provas de que a obsessão de Hughes com germes e contaminação fazia com que ele agisse de maneiras irracionais. Hoje sabemos que suas ações só tornavam seus sintomas piores. Numa época, Hughes convidava toda semana os amigos, figuras do submundo como Lucky Luciano e Bugsy Siegel, para jantar. Como ele era obcecado com a ideia de que gângsteres tinham germes, guardava num armário um conjunto de pratos especial para essas ocasiões. O aparelho de jantar só podia ser usado uma vez. Certa vez, Hughes dividiu uma casa em Los Angeles com Katharine Hepburn e Cary Grant. Uma noite, ao encontrar a governanta destruindo os pratos do jantar, Hepburn confrontou Hughes, dizendo-lhe que as pessoas não podiam espalhar germes daquela forma. Ele não se convenceu e respondeu que, como uma mulher que toma dezoito banhos por dia, ela não tinha moral para discutir o assunto.

É possível que Hepburn também tivesse TOC, sobretudo levando em conta que pessoas com o transtorno se atraem. Antes de tudo, é reconfortante encontrar outra pessoa que entenda a agonia e aja da mesma forma. Na UCLA, formamos o primeiro grupo de terapia cognitivo-comportamental para TOC no país. O grupo ainda se encontra semanalmente e se sente livre para revelar pensamentos e comportamentos bizarros e trocar técnicas de autoterapia que as pessoas podem ter desenvolvido sozinhas. (O método dos Quatro Passos permite muita criatividade pessoal.) Primeiro, havia a preocupação de que essas sessões pudessem ser contraproducentes, já que em alguns grupos bem-intencionados de apoio a vítimas os participantes entram numa espécie de competição doentia de quem sofre mais. Além disso, vários expressaram o medo de que, por meio do poder de sugestão, pudessem desenvolver novos sintomas que se acumulassem com os antigos. Nenhum desses medos se mostrou real nos quase dez anos em que o grupo vem se encontrando.

Uma das muitas histórias de sucesso do grupo é a de Domingo, um ex-encanador que hoje é um *marchand* autodidata. Domingo, diagnosticado com TOC em seu país nativo, México, estava no fundo do poço quando chegou à UCLA. Durante um período de quinze anos, seus sintomas incluíam tomar banho por cinco horas ou mais por dia e, um tempo depois, medo de tomar banho, rituais de checar e comer e, o que era mais bizarro, uma obsessão de que ele tinha lâminas de barbear presas às unhas das mãos. Essa última levou à relutância em usar determinadas roupas, incluindo uma jaqueta de motociclista *vintage* de que ele gostava muito, por medo de que fosse rasgá-la em pedaços com suas unhas-navalha imaginárias. Ele dizia não poder tocar em bebês nem no focinho de seu cachorro, pois não queria machucá-los. Quando fazia sexo com a esposa, evitava tocá-la, especialmente no peito, pois imaginava que fosse cortá-la. Sua mão começava a tremer, seus músculos contraíam e ele se afastava. Embora seus olhos não vissem lâmina alguma, sua mente não acreditava. Ele vivia perguntando aos outros se os havia machucado.

Com a terapia, Domingo aprendeu que tinha de ser mais forte que o TOC física e mentalmente; caso contrário, a doença o engoliria. Hoje em dia, na maior parte das vezes, quando tomado por uma compulsão de lavar ou checar, ele é capaz de dizer a si mesmo que aquilo não é real e que tem coisas mais relevantes a fazer.

Domingo diz que propôs uma escolha a si mesmo:

– Vou ouvir o TOC ou lavar minhas roupas? Digo a mim mesmo: "Vai ser muito sofrido, mas preciso seguir em frente.". Fecho os olhos, respiro fundo e sigo em frente.

Como ele é capaz de notar a diferença entre o comportamento normal e o do TOC, consegue driblá-lo se concentrando na realidade. Quando se lembra da esposa, tenta elevar sua autoestima dizendo a si mesmo que, se ela se casou com ele, é porque ele tem algumas qualidades. Isso serve para trazê-lo de volta à realidade e não deixar as obsessões assumirem o controle, pois ele sabe que, se ceder à compulsão ou ao pensamento obsessivo, eles continuarão se repetindo indefinidamente no cérebro, roubando toda a energia e desperdiçando o tempo. Domingo chama isso de "repetição cerebral".

Mesmo que o TOC nunca seja curado, ele agora tem o controle e diz:

– Eu não conseguia contar as compulsões: uma passava e outra tomava o lugar. Agora, sei com quantas estou lutando. Antes, elas vinham da direita e da esquerda, eu me sentia oprimido. Hoje em dia, sei para onde isso vai me levar e estou pronto. Não ouço o TOC porque sei que é mentira.

CONTEMOS PARA O GRAVADOR

Outro paciente regular no grupo de TOC é Christopher, um jovem católico devoto que por mais de cinco anos vinha lutando com pensamentos de blasfêmia. Sua doença atingiu um ponto de crise durante uma peregrinação a um santuário europeu conhecido por ser um local onde inúmeras aparições da Virgem Maria foram relatadas. Embora ele tenha ido buscar enriquecimento espiritual, para seu horror, viu-se um dia na pequena igreja pensando que a Virgem Maria era uma puta. Profundamente triste e envergonhado, começou a chorar. Em casa, os pensamentos de blasfêmia se acumulavam. Ele começou a pensar que a água benta era "água de merda", que a Bíblia era um "livro de merda" e que as igrejas eram "lugares de merda". Na missa, imaginava as estátuas sagradas nuas. Em seu cérebro, os padres haviam se tornado salafrários. Bastava ver uma igreja para ele se encolher de medo.

Em desespero, Christopher se internou num hospital psiquiátrico, onde foi diagnosticado com paranoia psicótica e questionado sobre estar possuído por um demônio. Levaria dois anos até que ele fosse corretamente diagnosticado com TOC.

Christopher é um dos pacientes que consideram o uso de gravadores uma ferramenta útil para renomear. Essa técnica simples e eficaz foi desenvolvida pelos médicos Paul Salkovskis e Isaac Marks na Inglaterra. Qualquer um pode praticá-la em casa. Tudo de que se precisa é um aparelho gravador para ouvir as mensagens – em intervalos de trinta segundos, sessenta segundos e três minutos, com ou sem fones de ouvido. A ideia é gravar a obsessão, repetindo o pensamento várias vezes, e ouvi-lo repetidamente, talvez por 45 minutos a cada vez.

Christopher sugere descrever obsessões complexas na forma de uma história curta antes de gravá-las, criando um cenário no qual as consequências temidas de fato se realizam. Por exemplo, se temos obsessões religiosas, podemos fazer com que Deus nos mate e jogue na fogueira. Se temos cometer um crime, façamos com que a polícia nos prenda e nos deixe passar o resto da vida na cadeia. Se temos medo de sujeira e germes, façamos de conta que caímos numa poça de lama ou pegamos uma doença fatal espalhada por germes que nos levou a óbito. O importante é fazer com que a obsessão pareça o mais estúpida e ridícula possível. Numa escala de um a dez, ouvir as gravações deveria causar uma ansiedade de cinco ou seis no começo de uma sessão de 45 minutos.

Outra dica de Christopher é usar um aparelho de som grande, pois com os pequenos é possível, por exemplo, levantá-los e ir fazer outra coisa, o que não é muito eficaz para a terapia. Um aparelho grande nos obriga a ficar sentado no mesmo lugar. Quando a privacidade é importante, podem-se usar fones de ouvido.

A ideia de repetição é criar uma ansiedade que atingirá um pico e depois diminuirá. Ouve-se a gravação umas duas vezes por dia durante vários dias, talvez uma semana. Chegará a um ponto em que não se suportará mais ouvir, não porque provoque ansiedade, e sim porque é chato. E é exatamente por isso que funciona, diz Christopher. Também é útil anotar os níveis de ansiedade em intervalos de dez ou quinze minutos. Depois que alguns dias se passarem e o nível de ansiedade estiver zerado, será hora de regravar, esforçando-se para registrar os aspectos da obsessão que mais causam ansiedade.

É importante não achar que depois dessas sessões os pensamentos obsessivos sumirão. Mas será muito mais fácil se livrar deles, que eventualmente poderão diminuir.

Antes da terapia cognitivo-comportamental, ele tinha diversas obsessões, incluindo pensamentos violentos com facas voadoras.

– Eu tinha esses ataques horríveis nos quais pegava um travesseiro e batia meu rosto contra ele com força, gritando a plenos pulmões e socando o travesseiro ou o sofá. O TOC era muito grave, era terrível.

No início, trabalhar as ansiedades com o gravador não era nada fácil.

– Houve vezes em que a ansiedade percorreu meu corpo com tanta força que eu me senti como uma mulher parindo, de tanta dor. Eu suava, meus braços e mãos ficavam formigando. Isso não acontece mais.

"QUERIDO DIÁRIO"

Como parte do autotratamento cognitivo-comportamental, incentivo os pacientes a fazer um diário para registrar seus progressos. Christopher, que se mantém fiel ao seu, diz:

– Descobri que, sempre que me recuperava de um sintoma do TOC, a tendência natural era que esse sintoma ficasse relegado ao fundo da minha mente ou fosse esquecido. Esse é o objetivo, claro. Mas, à medida que nos esquecemos de cada sintoma, tendemos a nos esquecer de seu progresso. Sem esse registro escrito, o caminho para a recuperação seria como andar pelo deserto de costas enquanto se apagam as pegadas com as mãos: estaríamos sempre no ponto de partida.

O essencial é registrar o progresso, portanto é relevante manter um registro de nossos esforços com a terapia. Não precisa ser nada elaborado ou complicado.

Christopher também usa o espectador imparcial para renomear, mas prefere chamá-lo de "mente racional". Relata que quando sua mente racional diz que algo não é verdadeiro, ele se esforça para ouvi-la. Fazer observações mentais é que é importante, e não como chamamos o processo de observação mental.

Pensemos no espectador imparcial como um veículo para afastar a vontade do TOC. Em outras palavras, deve-se criar uma zona segura entre nosso espírito e o impulso compulsivo indesejado. Em vez de responder ao impulso de forma mecânica e sem pensar, nós nos damos alternativas. Como aprenderemos, é bom ter comportamentos alternativos na manga para estarmos prontos quando houver um sofrimento intenso. Como diz Domingo:

– O TOC é muito inteligente. Temos de ter presença de espírito para vencê-lo.

Frequentemente, os pacientes descobrem que um sintoma desaparece e logo é substituído por outro. Mas esse novo é sempre mais fácil de controlar do que o anterior. Sem tratamento, o TOC nos levará para o fundo do poço. Se nos anteciparmos e estivermos prontos para resistir desde o início, será bem menos doloroso.

HUGHES: ALÉM DO BIZARRO

O TOC dá um novo significado à palavra *bizarro*. Consideremos mais uma vez Howard Hughes. Ele chegou ao ponto de criar uma teoria que chamou de "fluxo reverso dos germes". Quando seu amigo mais próximo morreu de complicações da hepatite, Hughes não conseguiu mandar flores para o enterro, temendo que os germes da hepatite de alguma forma encontrariam o caminho de volta até ele. Hughes também era compulsivo ao se sentar na privada, de modo que certa vez permaneceu sentado por quarenta e duas horas, incapaz de se convencer de que havia terminado o que ia fazer. Esse não é um sintoma raro do TOC; já tratei várias pessoas assim. Quando se sentem melhor da compulsão, fazem de tudo para permanecer o menor tempo possível sentadas num mesmo local.

A repetição sem sentido era outro sintoma comum que se observava em Hughes. Piloto de avião, uma vez pediu que a assistente verificasse a previsão do tempo de Kansas City antes de decolar. Fez o mesmo pedido 33 vezes, com a mesma pergunta, e se negou a acreditar que a tivesse respondida.

Ao me entrevistar para o livro sobre Hughes, Peter Brown perguntou: por que, mesmo sendo tão brilhante, o aviador não conseguia se conter? A questão é que o brilhantismo não tem nada a ver com isso. Hughes tinha a sensação de que algo muito ruim aconteceria se ele não repetisse a pergunta 33 vezes. Nesse caso, o pensamento catastrófico o levava a acreditar que o avião cairia. Talvez ele tenha planejado fazer a pergunta apenas três vezes, para acalmar sua ansiedade induzida pelo TOC, mas não tenha colocado a ênfase na sílaba certa na terceira vez – ou algo igualmente ridículo – e se sentiu compelido a perguntar 33 vezes. Se ele continuasse a errar a sílaba, poderia ter perguntado 333 vezes. Esses tipos de sintomas são comuns no TOC severo. O fato de ele negar que havia se repetido indica que se sentia humilhado por ter cedido à compulsão.

Certa vez, ao testar um hidroavião, Hughes insistiu em pousar em águas revoltas 5.116 vezes, a despeito de a aeronave já ter provado se comportar bem no mar. Mesmo assim, ele continuou pousando e ninguém conseguiu impedi-lo. Quando tal incidente foi relatado nas primeiras biografias de Hughes, a explicação foi que ele precisava se conter. Outras coisas em sua vida estavam fugindo ao seu controle na época, entre elas, sua fortuna. Isso pode ser parte da explicação para seu comportamento, mas acredito que a resposta esteja menos relacionada a fatores emocionais profundos e que Hughes não teria se comportado dessa forma se não tivesse TOC.

O CASO DO CLIPE VOADOR

Josh tinha uma ampla variedade de sintomas bizarros do TOC. Um deles era o medo de esbarrar na mesa de alguém no escritório, fazendo um clipe de papel voar para dentro da xícara de café da pessoa. Para Josh, o pior cenário seria a pessoa beber o café e se asfixiar com o clipe. Ele sabia que a chance de um clipe de papel voar para a xícara de café de alguém era de um em um milhão; mesmo assim, não conseguia tirar a ideia da cabeça.

Josh desenvolveu a obsessão de que havia arranhado um carro parado enquanto dirigia e que, ao fazer isso, arrancara o ornamento do capô ou um friso metálico. Ele imaginava que, com isso, o dono do veículo fosse dirigir e a peça cairia, matando seis pessoas. Chegava ao ponto de memorizar as placas dos carros que regularmente paravam na rua onde ele morava para verificar todos os dias e se assegurar de que estavam intactos. Mesmo assim, vivia preocupado com os carros com os quais podia ter entrado em contato durante o dia, os quais não conseguiria rastrear. Certa vez, dirigiu duas horas numa tentativa vã de localizar um automóvel ao qual ele causara danos imaginários.

Em outra ocasião, Josh foi de avião para St. Louis a trabalho, voou de volta para casa em Los Angeles e pegou outro avião para St. Louis, a fim de encontrar o carro do qual ele imaginava ter soltado o ornamento do capô.

Josh sabia que nenhuma de suas ações fazia sentido, mas mencionou – e isso mostra uma profunda compreensão sobre o TOC – que às vezes, ao lidar com algum problema irritante do trabalho, achava que seus vícios, por mais incômodos que fossem, tinham o poder de distraí-lo. Durante um período muito estressante, preferia ceder a uma compulsão a pensar sobre o que deveria fazer no trabalho. Da mesma forma, Howard Hughes pode ter usado sua compulsão como uma válvula de escape. Primeiro era apenas a emoção do pouso com o hidroavião, mas logo ele desenvolveu uma compulsão em torno disso. Sem a terapia cognitivo-comportamental, que ensina a resistir a esses impulsos, eles podem aumentar e gerar um ciclo impossível de deter. A lição é: *se deixamos nossas emoções se apegarem a um comportamento do TOC, ele pode facilmente sair do controle.*

Da mesma forma, Josh tendia a ter recaídas durante o tratamento porque, segundo ele mesmo admitia, baixava a guarda quando os sintomas haviam regredido. Como consequência, tem lidado com os mesmos sintomas há muitos anos, sem conseguir se livrar desse TOC diabólico. O método dos Quatro Passos tem sido o suficiente apenas para lhe dar um nível de vida confortável. Mas, em tempos de estresse, a doença volta com tudo. Josh percebeu que seu cérebro procurava algo prejudicial para fazer quando estava no modo neutro. Mentalmente, ele estava permitindo que o transtorno ficasse à espera em vez de atacá-lo com força suficiente.

O que ele deveria dizer a si mesmo era que, ao ceder à compulsão, estava apenas garantindo que outra viria, que sua capacidade de funcionar diminuiria e seu nível de estresse aumentaria. Ele precisava ser corajoso, confrontar a doença e vencê-la. É verdade, nesse caso, que um covarde morre mil vezes antes da morte, mas o corajoso luta contra o TOC agora mesmo.

A teoria do fluxo reverso dos germes de Hughes é similar a uma obsessão descrita por Jenny, uma profissional de pouco mais de trinta anos que tinha um envolvimento antigo com questões ambientais e ecológicas. Enquanto trabalhava para uma agência do governo americano em Moscou, ela desenvolveu a ideia de que a radiação poderia se espalhar e grudar nas coisas. Isso foi poucos anos depois do desastre nuclear de Chernobyl, portanto, como acontece com muitos pensamentos do TOC, havia um pequeno elemento de lógica. Contudo, o pensamento era totalmente ilógico. Jenny conta:

– Quando as pessoas vinham de Kiev ou Chernobyl, eu temia que a radiação saísse delas e contaminasse minhas coisas. Qualquer lógica em que eu tentasse pensar sobre a física da radiação não funcionava. Era um tipo de medo básico de contaminação.

O que Jenny temia mesmo era que ela, por sua vez, contaminasse os outros, de modo que começou a separar as roupas que poderia usar com os amigos, aquelas que nunca usara próximo a pessoas que haviam estado nas cercanias de Chernobyl. Certos livros e papéis tiveram de ser descartados. Jogou fora objetos em perfeito estado porque achava que estivessem contaminados. Como não queria que as pessoas os tirassem do lixo, rasgava-os e inutilizava-os. Da mesma forma, evitava ligar para a família, com medo de que a "radiação" viajasse pelas linhas telefônicas.

UM GUARDA, OUTRO LIMPA

Em relação à forma e ao conteúdo do TOC, é possível que a experiência de vida de uma pessoa tenha relevância, sobretudo em relação aos medos irracionais. Muitos de meus pacientes acreditam nisso. Jenny, por exemplo, pensa que pode ter sido afetada de modo subliminar por um filme sobre o bombardeio de Hiroshima que viu na televisão aos 12 anos. Ela conta que não conseguia dormir, pensando em mãos queimadas que vinham por trás de seu travesseiro e em rostos com a pele pendurada a encarando.

Os primeiros pensamentos obsessivos de Jenny – de se sentir compelida a dizer coisas inapropriadas às pessoas – datam do início da infância. Na adolescência, o TOC era um monstro que a dominava totalmente. Este depoimento comovente em seu diário foi escrito quando ela tinha 18 anos: "Você é horrível, horrível, foi longe demais. Não há mensagem nem inspiração, apenas sofrimento, de modo que tudo que é bom está estragado, e é você quem estraga. Você é horrível. Que culpa eu tenho? Talvez o fato de ter deixado você fazer isso comigo? Não, eu não tinha controle. Você tomou o controle de mim, o medo me aprisionou. Tire seus dedos de minha mente, seu horrível. Você será condenado no céu, aliás, no inferno. Odeio isso. Odeio isso. Odeio isso. Quero me libertar."

Usando a terapia autodirigida dos Quatro Passos combinada com Prozac, Jenny hoje é capaz de controlar o TOC. Ela não tem mais medo de enviar cartas achando que estejam contaminadas, obriga-se a usar todas as roupas que tem e não tem problemas em passar de carro por uma usina nuclear ou trabalhar perto de um reator. Um dia, enquanto limpava seu escritório, encontrou uma caixa na qual guardava capas velhas de papelão para lâminas de laboratório e teve a paranoia de que havia doenças dentro. Respirou fundo, retirou as capas da caixa, colocou-as em cima da mesa, tocou-as e disse a si mesma que aquilo era ridículo, tendo em vista que patógenos morrem em poucos segundos fora de um hospedeiro. Valendo-se do mantra "não sou eu, é o TOC", conseguiu dissipar aquele pensamento absurdo.

Na UCLA, fornecemos provas científicas de que o TOC está relacionado a um desequilíbrio químico no cérebro, de que partes fundamentais do cérebro usam energia demais porque o circuito está enguiçado. Isso se aplica em todos os casos. Mas a doença se apresenta sob uma imensa variedade de formas, algumas ultrajantes, outras ridículas. No meu grupo de terapia cognitivo-comportamental, os pacientes às vezes não conseguem evitar rir de si mesmos, mas o sofrimento é tão grande que há muito tempo aprendi a não subestimar nenhum sintoma.

Deixe-me compartilhar mais algumas histórias dos casos de TOC da UCLA.

OLIVIA

Dona de casa de meia-idade, Olivia desenvolveu uma obsessão, logo depois do terremoto de 1994 em Los Angeles, de que a água em sua máquina de lavar estava contaminada. Ela imaginava que até a água da privada estivesse, de alguma forma, entrando na lavadora.

LISA

Técnica de raio X, Lisa desenvolveu um medo irracional de chumbo. Como trabalhava com a substância, isso se tornou um problema terrível. Primeiro, imaginava que suas mãos estivessem contaminadas, depois seus sapatos e qualquer lugar onde tivesse pisado. Ela começou a designar "zonas limpas" em sua casa e pedia às pessoas com quem trabalhava para se afastar dela. Lavar objetos se tornou uma compulsão que lhe tomava muito tempo.

LYNN

Universitária atraente, Lynn ficou obcecada em cutucar o próprio rosto, tentando se livrar de falhas imaginárias. Tinha uma condição chamada transtorno de dismorfia corporal, que pode estar relacionada ao TOC. Por fim, resolveu apagar todas as luzes do apartamento e colocar folhas de papel sobre os espelhos, o que caracteriza a tricotilomania, um transtorno similar, que também pode levar a pessoa a arrancar os pelos do corpo compulsivamente.

KAREN

Muito mais comum é o caso de Karen, dona de casa e ex-assistente odontológica de pouco mais de 50 anos. Ela é acumuladora. Seu problema começou como um *hobby* inofensivo no início do casamento, quando ela e o marido, Rob, caçavam tesouros baratos em vendas de garagem para a nova casa. Não demorou para que Karen começasse a catar objetos inúteis abandonados nas calçadas. Com o tempo, cada aposento de sua casa estava tão cheio de lixo que era impossível abrir as portas. Até a banheira se tornou um lugar para entulhos. Havia tanta tralha empilhada no fogão que só uma boca era utilizável. Apenas um caminho estreito servia para passar pela sala de estar, entre sacos de lixo e caixas abarrotadas de quinquilharias. Com seus dezesseis gatos e quatro cachorros às vezes defecando em cima dessas pilhas de lixo, o fedor se tornou asfixiante.

Karen se recorda de que tinha muita vergonha de convidar as pessoas para ir à sua casa, que também não tinha aquecimento porque o casal temia começar um incêndio caso acendessem o gás na caldeira. Em toda a casa, havia somente duas cadeiras nas quais era possível se sentar. Os eletrodomésticos quebravam, mas eles não podiam consertá-los porque tinham medo de que o profissional os denunciasse à vigilância sanitária. Travaram a parte de baixo das janelas e deixaram o mato crescer para que ninguém pudesse ver o lado de dentro. Rob vivera com a bagunça por tanto tempo que não via mais a situação como bizarra, e Karen relata que a casa não era mais um refúgio, e sim uma prisão. Os dois estavam afundando como um veleiro que depende de ventos que não chegam.

A ajuda veio inadvertidamente por parte de ex-colegas de Karen que passaram em sua casa sem avisar. Após a visita, Karen sentiu-se tão humilhada que desistiu das vendas de garagem. Mas começou a visitar sebos. Rob teve de construir estantes para armazenar todos os livros que ela levava para casa. Ainda assim, a mulher não procurou ajuda, temendo ser internada num hospital psiquiátrico. Por fim, desesperada, ela se consultou com um psiquiatra que lhe sugeriu colocar uma caçamba na entrada de casa e enchê-la. Karen não pensava em fazer isso. Ela diz que, ao imaginar a cena, via a si mesma no quintal, gritando e se jogando na caçamba, sendo retirada à força para ser levada a um hospital psiquiátrico – tudo na frente dos vizinhos.

Por fim, depois de dez anos de acumulação, entrou para os Obsessivo-Compulsivos Anônimos. Lá, conheceu alguém que a persuadiu a começar o longo e difícil processo de limpeza, que levaria anos.

– Meu maior erro foi achar que deveria resolver o problema sozinha. Eu tinha um falso orgulho e não queria que ninguém percebesse que eu tinha vergonha – conta.

> Na UCLA, apresentamos os Quatro Passos a Karen, os quais ela deixa colados no espelho do banheiro e, conscientemente, evoca sempre que vê uma venda de garagem tentadora ou um item atrativo numa lata de lixo. Quando ela renomeia uma obsessão e diz a si mesma para esquecer, quer dizer esquecer o pensamento obsessivo e o desejo efêmero de se apegar a outro item do lixo. Ao fazer a escolha certa, sente-se bem consigo mesma, e passa a ter um ambiente limpo em casa para receber amigos. Uma técnica que ela usa é ficar brava com todas aquelas coisas e com o estrago que fizeram em sua vida.
> – Não jogo simplesmente as coisas em latas de lixo. Eu as jogo como vingança, como se as matasse, como se nossas vidas dependessem disso, e, num sentido profundo, dependem – diz.

A CULPA É DOS GENES?

Ao contar sua história, Karen menciona que cresceu num lar rígido e perfeccionista com um pai excêntrico que dava broncas constantes por causa do desperdício. Ela se pergunta se essa experiência pode ter influenciado o conteúdo de seu TOC, o que é possível, especialmente porque ainda não há uma explicação biológica para o motivo pelo qual uma pessoa lava as mãos, enquanto outra acumula coisas.

Outros pacientes também refletem sobre a infância e o legado genético na tentativa de encontrar respostas para o motivo pelo qual desenvolveram TOC. A genética parece desempenhar um papel. Inúmeras vezes, pacientes me contaram sobre suas mães, irmãs ou avós que tinham tendências ao problema muito antes de a doença receber um rótulo. Estudos formais mostram a mesma coisa: o transtorno tende a afetar as famílias. Frequentemente, pais de pessoas com a doença eram rígidos, inflexíveis, e ficavam muito incomodados se as coisas não fossem feitas de determinada forma. Por exemplo, às cinco em ponto, todos os dias, os avós de Hughes iam à varanda de sua casa de veraneio. Quando criança, ele tinha de estar lá exatamente às cinco ou sofria castigo. Pode-se pensar nesse tipo de rigidez como um grau baixo de TOC. Esses traços podem ser muito vantajosos se formos, por exemplo, um cirurgião ou contador, mas podem se tornar patológicos se forem amplificados. Assim, não surpreende ver que um precursor de desequilíbrio químico do TOC é essa função cerebral bem menos perturbadora baseada no hábito.

Doenças que se iniciam na infância também foram relacionadas ao TOC. O grupo da médica Susan Swedo, do Instituto Nacional de Saúde, estabeleceu uma relação entre o transtorno e a coreia reumática de Sydenham, uma variante da febre reumática que envolve um ataque autoimune no cérebro. O trabalho dela implicou a coreia de Sydenham tanto no surgimento quanto na exacerbação do TOC. O fato de haver forte relação entre a síndrome de Tourette, uma doença que produz tiques motores, e o transtorno obsessivo também é intrigante. A ligação entre experiências psicológicas da infância, especialmente as traumáticas, e o TOC clássico é menos clara, mas alguns dos meus pacientes estão convencidos de que ela existe.

Michael, um estenógrafo, acredita que seu TOC venha do fato de ter crescido numa família com um pai que se concentrava por dias em minúcias e uma mãe que ele descreve como limpadora compulsiva. Ele se recorda:

– Minha mãe tendia a ser muito possessiva. Mas, embora tenha me sufocado, ela me nutria de outras formas, o que é a mesma coisa que o TOC faz. Temos muito potencial que é sufocado. Lembro-me de outras crianças fazendo aula de piano, ou o que quer que fosse, mas ela nunca me permitiu fazer essas coisas. Com o TOC, podemos ter potencial, mas ele o sufoca e não permite que o coloquemos para fora.

Michael diz que tem um cérebro de doutor Jekyll e senhor Hyde, com um lado bom e um mau – o lado do TOC. Ele tem compulsões de contar e tocar, de números bons e maus e de repetir sentenças indefinidamente na cabeça. No entanto sua compulsão mais bizarra, contra a qual ainda luta, começou no sexto ano, quando estava sentado na sala de aula e de repente sentiu que suas calças estavam justas demais. Ele foi mal na escola, em parte porque o TOC dificultava sua concentração, e hoje se pergunta se essa sensação de calças apertadas era um tipo de técnica de distração subconsciente.

Embora Michael tenha superado a maioria das outras obsessões, diz que seu TOC parece determinado a vencer a batalha final, a das calças apertadas. Ou, como diz de forma deselegante, o medo de que sua cueca entre na bunda e saia pela boca de tanto que encolheu. Antes da terapia cognitivo-comportamental, ele às vezes tirava a roupa na tentativa de se livrar dessa sensação. Agora, percebe que ceder a um pensamento ridículo é a pior coisa que pode fazer.

Michael finalmente superou sua obsessão de que seria contaminado por pesticidas, algo tão severo que só o fato de ver uma embalagem de inseticida no supermercado já o traumatizava.

– Quando eu colocava minhas coisas no caixa e alguém na minha frente tinha uma embalagem de inseticida, eu tirava toda a comida, repunha-a nas prateleiras e enchia de novo a cesta com outros produtos. Eu achava que tudo havia sido contaminado. E, claro, eu tinha de ir a um caixa diferente, pois não sabia se a esteira rolante havia sido contaminada também. Às vezes, levava tanto tempo que eu desistia de comprar comida – ressalta.

Quando Michael via um caminhão de dedetizadora na rua, ia para casa lavar as roupas e tomar banho, pois sentia que as roupas estavam envenenadas.

O momento da verdade veio quando ele foi informado de que o apartamento em que morava fora vendido e o prédio tinha de ser descupinizado. Entrou em pânico e cogitou protestar na prefeitura, requerer a carta de um psiquiatra dizendo que os dedetizadores não poderiam entrar porque ele era doente. Isso o fez se recompor e pensar que talvez fosse a hora de respirar fundo, agir racionalmente e deixar que fizessem o trabalho necessário. Foi a escolha acertada, um momento de clareza depois de vinte anos sofrendo com a obsessão. Usar a atenção plena para saber o que são de fato as obsessões começou a dar frutos, mas ele resolveu ir além. Quando o dedetizador chegou, Michael pediu seu cartão de visitas e passou a carregá-lo consigo como um lembrete de que não morreria. Ao se expor propositalmente a algo que antes o havia aterrorizado, começou a se sentir melhor.

Por meio da prática dos Quatro Passos, Michael aprendeu a pensar sobre o TOC como uma pessoa ruim que não conseguia mais enganá-lo. Pôs na cabeça que não morreria por causa de pesticidas e que poderia tocar uma mesa duas vezes sem precisar tocá-la uma terceira para evitar que algo desastroso acontecesse. Porém as calças que encolhiam continuavam a atormentá-lo, pois se tratava de uma parte de seu corpo, algo que estava o tempo todo com ele e do qual não conseguia escapar. Não obstante ele ainda sofra de um leve TOC residual, está ciente de quanto melhorou e de quanto aumentou a capacidade funcional.

Na batalha contra o TOC, ele aprendeu que o doente faz qualquer coisa para se sabotar e que é necessária uma força de vontade incrível para resistir a isso, algo tão ruim quanto qualquer dor física. Da mesma forma, reparou que realizar os Quatro Passos de forma robótica, sem consciência plena, não funciona. Esta é a descrição de si mesmo na luta contra o transtorno, durante a prática da terapia autodirigida de exposição:

– Eu pensava: "Se eu tocar isso, meu pai vai morrer, mas vou fazer de qualquer forma.". Ao não ceder à compulsão, *ainda assim* eu sentia que meu pai ia morrer. Nessa hora, temos de dizer a nós mesmos: "Tudo bem, o que quer que aconteça, é melhor do que viver esta vida." Façamos os Quatro Passos e mantenhamos a fé.

Isso é um entendimento profundo do distúrbio. Hoje, Michael diz que está bem apesar do TOC. Um apostador inteligente não apostaria contra alguém que pode lutar dessa forma.

Na UCLA, temos muitos casos de medo de contaminação relacionados ao TOC. Em Jack, um trabalhador temporário, uma dor física real foi o motivo para ele buscar ajuda para o seu problema de lavar as mãos compulsivamente, pois não podia enfrentar outro inverno com as mãos vermelhas, rachadas e em carne viva. Ele lavava tanto as mãos que sua filha mais nova as chamava de "sorvetes de sabonete": geladas e com um cheiro incrustado do qual nunca conseguia se livrar.

Em tratamento, Jack aprendeu que, quando se recusa a ceder aos impulsos para lavar as mãos, nada catastrófico acontece. Hoje, diz estar convicto de que, caso não ceda à tentação, nada de mal acontecerá. Antes, porém, ele sentia que uma catástrofe o esperava a cada esquina. Imaginava que seu carro e sua casa seriam invadidos se não cedesse às compulsões.

Não é essencial que Jack e outros pacientes renomeiem com sucesso toda vez que um impulso compulsivo surgir. Entretanto, se eles cederem, devem reconhecer conscientemente que se trata de uma compulsão e que dessa vez não foram capazes de resistir a ela. *Isso é muito mais útil do que renomear de forma automática e precipitada.* Quando renomeamos automaticamente, isso se torna um ritual e não tem significado. Não há nada mágico em dizer a nós mesmos que tal coisa é uma obsessão. Seguir as ordens do médico desta maneira – mecanicamente, sem pensar sobre o que se está fazendo – não ajuda. A atenção plena, sim. Dizemos que a sensação é muito forte e que não temos força para lutar contra ela agora, então vamos verificar se trancamos a porta. Ao fazermos essa checagem, devemos ter atenção plena, de modo a estarmos preparados para evitar o impulso na próxima vez. Se dissermos que vamos somente ver se a porta está trancada, será uma prescrição para a checagem compulsiva incessante.

RENOMEAR ASSERTIVAMENTE

Na UCLA, pede-se que os pacientes escrevam ensaios nos quais descrevam seus sintomas e como respondem a eles – outro tipo de terapia autodirigida. Esses ensaios também nos fornecem uma biblioteca extraordinária de conhecimento sobre o TOC. Como os pacientes tendem a ser pessoas inteligentes e criativas, sua forma de expressar o que passam ao lutar contra a doença é uma leitura fascinante.

Joanne, que sofreu durante anos com uma vozinha em sua cabeça repetindo pensamentos negativos, sem parar, como um disco riscado, contou sobre buscar a cura num livro de autoajuda. O autor sugeria que ela puxasse um elástico em seu pulso como técnica de distração sempre que a mente começasse a lhe pregar peças. Ela relata que a única coisa que conseguiu com isso foi ficar com o pulso doendo no primeiro dia. O que eventualmente fez com que melhorasse não foi um elástico, mas os Quatro Passos. Ela começou a sentir que tinha controle sobre a própria vida quando disse a si mesma que, se não quisesse ser atropelada pelo trem [os pensamentos negativos obsessivos], teria de sair dos trilhos e deixá-lo passar. Isso é uma técnica conhecida como driblar o TOC. Hoje, com a ajuda de terapia e medicação, Joanna é capaz de dizer que o sol brilha em sua alma.

Mark, um jovem artista, descreveu uma experiência real com o TOC que parece a de um piloto num filme de terror. Sua enfermidade começou na infância com rituais de oração e, aos vinte anos, mudou o foco para a compulsão por limpeza. Ele precisava limpar seu apartamento doze vezes – doze era um número "bom" –, encontrar uma garota e transar com ela para fazer as energias cósmicas voltarem ao normal, a fim de que um membro de sua família não morresse. Usar uma mulher dessa forma o fazia se sentir mal, portanto, limpava o apartamento mais uma vez como uma espécie de ritual de purificação. Um dia, depois de limpá-lo treze vezes, ele estava andando pela rua e uma pomba caiu do céu, morta aos seus pés, com sangue saindo do bico. Isso era um mau presságio, pois treze era um número ruim. Por esse motivo, ele limpou o apartamento mais algumas vezes. Depois, foi a uma lanchonete almoçar e, por coincidência, um homem na mesa ao lado estava lendo um jornal cuja manchete era: "Onde os pombos vão para morrer". Imaginando ainda estar sob o efeito de mau agouro, Mark voltou para casa e limpou o apartamento mais um pouco. Finalmente, depois de ter limpado 21 vezes, ele conseguiu descansar.

Por um tempo, Mark achou que pudesse enganar o TOC invertendo as coisas, dizendo que, se ele cedesse à compulsão, um membro de sua família morreria. Não funcionou, e novas compulsões apareceram. Ele não havia aprendido que não se pode pegar um atalho até a linha de chegada. Levaria anos para que se livrasse da compulsão por limpeza. Certa vez, limpou o apartamento 144 vezes, algo que levou meses.

Para Mark, o momento de virada durante a terapia cognitivo-comportamental aconteceu quando ele encontrou um apartamento que queria, mas foi alertado pela voz interna que não deveria se mudar para lá, pois os números do endereço não eram "bons" números. Ele decidiu que não deixaria uma escolha tão importante ser ditada pelo TOC. Isso é renomear de forma assertiva. Logo depois de se mudar, seus pensamentos sobre números ruins desapareceram.

TOC: UMA AVALANCHE

Lara, que sofre de síndrome de Tourette e TOC clássico, descreve um excesso de sintomas negativos, que vão desde pensamentos violentos com facas a compras compulsivas. Uma vez, buscou ajuda nos Compradores Anônimos, mas logo descobriu um fato básico sobre o TOC: enquanto os compradores compulsivos anônimos descreviam sentir um barato, uma satisfação com as compras, Lara percebeu que não tinha prazer algum com suas idas repetidas ao shopping. Ao contrário, diz que suas obsessões são dolorosas, que compra alguma coisa de que não precisa e depois a devolve com uma sensação talvez até melhor do que a de comprar. Sua declaração ajuda a esclarecer uma diferença importante entre o TOC e problemas com o controle dos impulsos. Como comportamento, em essência o transtorno *nunca* é prazeroso.

Lara também é atormentada por obsessões malucas, como o medo de machucar a si mesma ou a outras pessoas, de fazer algo constrangedor, de aviões caírem em sua casa ou viadutos ruírem sobre ela. É como se uma obsessão levasse a outra.

Ela nunca agiu de acordo com um pensamento violento, algo comum nas pessoas com TOC. Por meio da terapia cognitivo-comportamental, aprendeu a renomear seus pensamentos como irracionais, a dizer a si mesma que aquilo não é a realidade. Agora, sabe que pode controlar esses pensamentos e impulsos, não importa quão fortes e incômodos eles sejam. Ela, porém, ainda luta contra as obsessões, que descreve como uma "bagagem adicional" que leva para onde for e da qual não pode fugir.

Carla, esteticista, ficou tão obcecada com a ideia de que ia machucar sua filha pequena que considerou dá-la para adoção. Ela tinha 40 anos e estava casada havia catorze quando a filha nasceu. Carla, que primeiro foi diagnosticada equivocadamente com uma depressão pós-parto severa, sofria de ataques de pânico – pensamentos de que ia matar a bebê – tão graves que não podia olhar para uma faca ou uma tesoura. Conta que era como assistir a um filme de terror em que nos colocamos no lugar da personagem e perguntamos a nós mesmos se seríamos capazes de cometer um ato daqueles. Ela lutava contra isso todo dia. Só sua determinação de cuidar da filha a fez continuar, pois houve uma época em que precisava entrar de joelhos no quarto da filha para trocar a fralda dela.

Sua filha hoje está com 6 anos, e Carla agradece a Deus todos os dias por estar por perto para vê-la crescer. Houve um período longo em que seus pensamentos eram tão ruins que ela desejou ser internada e tirar a própria vida para poupar a filha. Ela descreve a doença como uma bola de neve que envolve cada vez mais pensamentos absurdos à medida que sai rolando. Com o tratamento, porém, ela aprendeu a se separar desses pensamentos. Quando um deles a invade, ela diz a si mesma quem é e que não deixará o TOC dominar sua vida, algo tão automático quanto beber um copo de água. Uma luz se acende em sua cabeça, suas defesas ficam prontas, e a atenção plena e a capacidade de renomear surgem de repente na mente preparada.

Embora muitos pacientes relutem em contar aos outros que têm o problema – por vergonha, medo de perder o emprego ou, talvez, acharem que as pessoas não se interessariam –, Carla encontra grande sensação de alívio ao compartilhar seu segredo com os outros. Ela realiza muitos trabalhos voluntários, às vezes ajudando pessoas com problemas físicos. Diz que, ao falar que tem TOC e se colocar à disposição para ajudar os outros, é quase como sair do armário. Isso é terapia cognitivo-comportamental pura!

Carla, claro, gostaria que houvesse a cura total para seu problema, que pudesse se internar num hospital, passar por uma cirurgia e sair saudável. Mas, como sabe que isso não é possível, encara a terapia como a segunda melhor opção, com a vantagem de que pode desenvolver a atenção plena.

Agora que compreendemos o passo 1, que é renomear, vou apresentar o seguinte, que é reatribuir, que nada mais é do que colocar a culpa pelos sintomas do TOC no lugar certo, ou seja, no cérebro.

Reatribuir responde àquelas perguntas incessantes: *"Por que isso está me incomodando tanto? Por que não desaparece?"*.

O TOC não desaparece porque é um problema médico. Assim como um paciente com doença de Parkinson, em vez de se queixar que não serve para nada e indagar por que não consegue se mover na mesma velocidade que as outras pessoas, deve pôr na cabeça que tem um problema médico e que precisa se ajustar a essa condição, quem sofre de TOC precisa se adequar e maximizar seu funcionamento. O paciente não é uma vítima, mas alguém que está tratando um problema.

PONTOS-CHAVE PARA LEMBRAR

- ✓ O passo 1 é renomear.
- ✓ Renomear significa chamar pensamentos e comportamentos intrusivos pelo nome que *realmente* têm: obsessões e compulsões.
- ✓ Renomear não fará pensamentos e impulsos irem embora imediatamente, mas nos prepara para mudar nossas respostas comportamentais.
- ✓ Quando mudamos nosso comportamento, mudamos nosso cérebro.
- ✓ A *chave para o sucesso* é fortalecer nosso espectador imparcial, a capacidade de nos colocarmos fora de nós e observarmos nossas ações com atenção plena.

2

PASSO 2: REATRIBUIR
DESTRAVANDO NOSSO CÉREBRO

....

> Passo 1. RENOMEAR.
> **Passo 2. REATRIBUIR.**
> Passo 3. REDIRECIONAR A ATENÇÃO.
> Passo 4. REAVALIAR.

> Passo 2: **Reatribuir** responde às perguntas: **"Por que esses pensamentos, impulsos e comportamentos incômodos não vão embora?" "Por que continuam a nos atormentar?" "A que devemos atribuí-los?"**
>
> A resposta é que eles persistem porque são sintomas do TOC, uma condição cientificamente demonstrada e relacionada a um desequilíbrio químico no cérebro que faz com que ele falhe. Hoje há provas fortes de que, no transtorno, uma parte do cérebro que funciona como um câmbio de carro não está adequada. Portanto, o **cérebro fica "travado numa marcha"**. Como resultado, é difícil mudarmos de comportamento. O objetivo em reatribuir é perceber que pensamentos e impulsos obsessivos se devem ao cérebro teimoso. (Veja Figura 1 na página 44.)

Neste capítulo aprenderemos a "técnica de grampear o cérebro" para superar os sintomas do TOC.

Nosso método, apresso-me a dizer, não tem nada a ver com pequenos clipes de metal. Na UCLA, usamos a terapia cognitivo-comportamental autodirigida como técnica para grampear o cérebro. Em outras palavras, usamos o poder da própria mente para mudar a química do cérebro. É o que conseguiremos fazer ao driblarmos os pensamentos intrusivos que ficam travados no cérebro e não vão embora. Nossas ferramentas são os Quatro Passos. Com o tempo e persistência, eles nos permitirão "grampear" o córtex orbital hiperativo sem uma neurocirurgia. Podemos fazer isso com nossa própria mente.

Quando falo em terapia autodirigida, me refiro a uma resposta ativa aos sintomas do TOC na qual reconhecemos o invasor pelo que ele é e lutamos contra ele, usando os Quatro Passos para mudar a marcha enguiçada no cérebro.

No passo 1, aprendemos a importância de chamar uma obsessão de obsessão e uma compulsão de compulsão. Mas só renomear não faz pensamentos e impulsos angustiantes desaparecerem. Eles continuam incomodando porque temos uma falha no cérebro – a transmissão automática enguiçada sobre a qual falamos na Introdução.

Agora chegou a hora de entrar no passo 2: reatribuir. Após identificarmos nosso problema como TOC, ao reatribuir, aprendemos a colocar a culpa diretamente no cérebro, que nos envia uma falsa mensagem. Com isso, tomamos consciência de que temos um problema médico que faz o cérebro não filtrar adequadamente pensamentos e experiências, fazendo-nos reagir inapropriadamente a coisas que sabemos não fazer sentido. Mas, se mudarmos a forma de reagir à mensagem falsa, podemos fazer o cérebro trabalhar melhor, o que melhorará pensamentos e sensações ruins.

"NÃO SOU EU, É MEU CÉREBRO"

Como esses pensamentos e impulsos tornam a vida insuportável, devem-se criar estratégias ativas e positivas para driblá-los. Precisamos nos adaptar, tendo em mente que não somos nós, e sim nosso cérebro.

Da mesma forma que uma pessoa com Parkinson não consegue controlar os tremores, quem tem TOC não consegue se livrar das mensagens falsas do cérebro. Ambos têm um problema médico ao qual devem se ajustar. É interessante notar que tanto o Parkinson quanto o TOC são causados por problemas numa estrutura cerebral chamada corpo estriado. Assim como é inútil para os portadores de Parkinson lamentarem o fato de não poderem se mover com a mesma agilidade das demais pessoas, é improdutivo para quem tem TOC esmorecer e ceder às tentações da doença.

Pouco antes, introduzi o conceito de espectador imparcial ou atenção plena. Ao usá-lo, pode-se se distanciar do TOC, criando uma zona de segurança entre a vontade – o espírito interno – e os impulsos indesejados e intrusivos. Em vez de responder aos impulsos de forma mecânica e sem pensar, apresentamos alternativas a nós mesmos. *No início da terapia, é bom pensarmos alguns comportamentos alternativos para quando os sintomas tomarem conta de nós.* Pode ser qualquer atividade prazerosa ou um *hobby*.

Reatribuir intensifica o processo de atenção plena. Uma vez que percebemos que somos vítimas, o próximo passo é compreendermos por que é tão incômodo e por que os sintomas não vão embora. Eles não vão embora porque são um problema médico, um desequilíbrio bioquímico no cérebro. Ao reatribuirmos o sofrimento a esse problema, temos certeza de que não agimos de tal forma por vontade própria e que ele não vai tomar conta de nosso espírito. Ainda estamos intactos e somos capazes de tomar decisões conscientes e ponderadas em resposta ao sofrimento.

ALARME FALSO

Como certa vez uma mulher do grupo semanal expôs, a terapia cognitivo-comportamental destrói a mentira que a ansiedade está dizendo. Em outras palavras, a intensidade e a insistência desses pensamentos e impulsos não são uma fraqueza pessoal ou um problema psicológico, e sim um alarme falso causado por um curto-circuito no cérebro. Numa analogia, é como se, durante a noite, o alarme de um carro na rua disparasse e nos acordasse, deixando-nos agitados. Deve-se ter em mente, porém, que de nada adiantaria ficar rolando na cama para cá e para lá, tentando fazer, em vão, com que o barulho parasse. O ideal seria ignorá-lo e voltar a dormir. Quando o TOC envia uma mensagem falsa ao cérebro, não conseguimos fazê-la desaparecer, mas precisamos agir de acordo com ela. Para isso, primeiro a renomeamos e depois a reatribuímos, dizendo-nos que é apenas nosso TOC.

É inútil ruminarmos sobre quão terrível será a vida se agirmos de acordo com um pensamento obsessivo violento ou aterrorizante. Não faremos isso porque nosso verdadeiro eu não quer. Pensemos em fumantes inveterados que têm de largar o vício por causa da saúde. Eles podem nunca se livrar do impulso de fumar, mas conseguir parar ao mudar o comportamento em resposta ao impulso de fumar. Com o tempo, a vontade diminui.

Deve-se ter em mente que o TOC não é um desejo inconsciente, e sim uma máquina quebrada. *O TOC pode imitar a sensação de realidade, mas a realidade nunca imita a sensação do TOC.* Isso leva a um princípio muito importante: se a sensação é de que *pode* ser TOC, então *é* TOC. Se fosse a realidade, não pareceria nem que poderia ser TOC.

ISSO É GUERRA

Renomear e reatribuir costumam ser feitos ao mesmo tempo, pois reforçam um ao outro, ou seja, a atenção plena – o espectador imparcial – e uma compreensão cognitiva de que isso é uma informação errada vinda do cérebro trabalham juntas. Essas técnicas são a base para construir um poderoso sistema de defesa. É como criar uma plataforma na qual subir para observar a natureza ridícula do TOC e da qual podemos planejar o contra-ataque. Não importa quão desconfortáveis sejam as sensações. Quando subimos nessa plataforma, estamos no comando, a verdade está do nosso lado.

Barbara, que era obcecada por checar e trancar coisas – lembremo-nos da cafeteira –, voltava para casa do trabalho todos os dias estressada por causa de seus pensamentos obsessivos: será que havia atropelado alguém no caminho? Havia colocado o contrato no envelope certo? A carta que colocara na caixa de correio de fato caiu? Por isso, ia logo se deitar. Ela, porém, não se permitia dormir, porque isso traria o TOC do dia seguinte muito mais cedo. Conta que se deitava como uma doente e apenas descansava. Sua vida era sobreviver ao dia, tentar se recuperar dele e temer pelo próximo.

Hoje, dez anos depois do aparecimento do distúrbio e seis depois de começar a terapia, Barbara é capaz de dizer que seus poucos rituais remanescentes são só um pequeno incômodo, como ter de passar fio dental diariamente.

Depois de quatro anos de sofrimento, ela sentiu que estava perdendo a batalha. Várias coisas conspiraram para contribuir para essa sensação. Uma vez, esqueceu-se de trancar a porta do apartamento, embora já estivesse trancada. Então, ela ligou para a zeladora, disse que a porta estava destrancada e pediu-lhe que trancasse, sem mencionar que não tinha *certeza* de que de fato não a houvesse trancado, pois não queria que a mulher pensasse que ela era estranha ou instável. A zeladora acabou por *destrancar* a porta. Quando Barbara voltou para casa e descobriu a porta destrancada, percebeu que não podia pedir às pessoas que a ajudassem porque acabava se sabotando. Pela primeira vez, sentiu-se verdadeiramente derrotada.

Na mesma época, seus recursos mnemônicos estavam perdendo a eficácia. De início, ela poderia dizer a si mesma que trancara a porta agora, que estava usando uma blusa azul e que era terça-feira. Ao chegar ao trabalho, repassava mentalmente as mesmas informações e chegava à conclusão de que a porta estava trancada. Com o tempo, todavia, a técnica passou a não funcionar mais, pois seu cérebro passou a lhe dizer que ela talvez pudesse ter usado uma blusa azul também na *segunda-feira*.

Foi nesse ponto que sucumbiu e escondeu a cafeteira e o ferro na sacola, levando-os para o trabalho. Como já tinha problemas de autoestima ligados ao TOC e ao que estava fazendo profissionalmente – sempre tinha um desempenho abaixo do esperado –, não queria que descobrissem que tinha um ferro na bolsa.

Quando soube que tinha um transtorno bioquímico no cérebro e que podia melhorar com a terapia, começou a se animar. Barbara relata:

– Nosso cérebro pode ser muito perverso. Dizemos a nós mesmos que o forno está desligado, mas passamos a nos indagar o que seria *desligado*. Lembro que girava o botão para a posição desligado, mas não conseguia ter certeza de que de fato aquela fosse a posição correta.

Quando o TOC estava pior, ela não conseguia fugir dele nem durante as férias e checava o forno das outras pessoas. Se não o fizesse, seu cérebro lhe dizia que algo terrível aconteceria.

Ao usar a atenção plena sempre que verifica alguma coisa, agora Barbara consegue ignorar os impulsos do TOC, sabendo que desligou o forno ou trancou a porta. A técnica dela é dizer a si mesma que a doença é que a deixa insegura e a faz sentir que, embora saiba que tenha desligado o forno, sente não ter feito isso. Seu TOC não é mais tão incapacitante, mas uma presença real e insistente como uma criança birrenta. Ela sabe o que fazer quando o filho chora e também quando o transtorno dá um chilique.

Acidentalmente, Barbara engravidou enquanto estava em terapia e acredita que isso tenha acelerado o processo de cura. O estresse, sabemos, exacerba os sintomas do TOC. Ao engravidar, suas prioridades mudaram. Ela não se importava mais tanto com o emprego como se preocupava em ficar livre de estresse e, no fundo, sentia que nem voltaria mais para aquele emprego, o que fez os sintomas do TOC diminuírem bastante.

Qualquer um que tenha TOC dirá que é difícil se recusar a ceder a impulsos ou compulsões. *Sofrimento* é a palavra que ouço com mais frequência.

Dottie, que fazia todo tipo de ritual bizarro por causa de um medo infundado de que algo terrível fosse acontecer com os olhos do filho, descreve a resistência a realizar os comportamentos como "perder um velho amigo". Sempre digo que o TOC é como um inimigo amigável: é algo de que queremos nos livrar, mas também é uma parte de nós da qual não queremos abrir mão. É mais fácil se reconfortar fazendo o ritual do que lutar contra a sensação, e às vezes podemos usar compulsões comuns para evitar alguém ou alguma coisa com que não queremos lidar. Mas, como sabemos, essa é a prescrição para sofrer a vida inteira.

Naqueles que não resistem, os maus hábitos criam um sulco no cérebro, no qual os pensamentos horríveis e intrusivos ficam presos.

TUDO ESTÁ EM NOSSA CABEÇA

O cérebro humano, que pesa cerca de 1,3 quilo e é mais ou menos do tamanho de dois punhos juntos, é o órgão mais fascinante e complexo que temos, com a rede de cerca de dez bilhões de células nervosas interconectadas, ou neurônios.

Nossa pesquisa sobre pessoas com TOC na UCLA nos levou a descobrir que, sem dúvida, o distúrbio é uma doença neuropsiquiátrica resultante de um mau funcionamento nos circuitos do cérebro. Cabe olharmos para dentro do cérebro humano e aprender um pouco mais sobre aquelas partes com nomes misteriosos, sobre suas funções e sobre o que dá errado para permitir que o TOC aconteça.

Esse miniglossário deve ser útil. (As estruturas fundamentais estão ilustradas na Figura 2, na página seguinte.)

- ✓ CORPO ESTRIADO: É composto de duas partes, o putâmen e o núcleo caudado, que ficam ao lado um do outro no cerne do cérebro, bem no centro. O putâmen é a transmissão automática para a parte que regula o movimento motor ou físico e o núcleo caudado é a transmissão automática para a estação de filtragem para a parte da frente, que controla o pensamento.
- ✓ CÓRTEX ORBITAL: É a parte inferior da frente do cérebro, o "lugar quente" do TOC. O circuito de detecção de erros fica localizado logo acima da cavidade dos olhos. Aqui, pensamento e emoção se combinam. O córtex orbital pode nos informar que alguma coisa é certa ou errada, se é algo de que devemos nos aproximar ou afastar.
- ✓ CÓRTEX: É a superfície exterior do cérebro, onde acontece a maior parte do pensamento avançado e do planejamento.
- ✓ GÂNGLIOS DA BASE: São essencialmente a mesma coisa que o corpo estriado – os termos são quase intercambiáveis. O núcleo caudado, que permite que troquemos de marcha de um comportamento para outro, faz parte dos gânglios da base.
- ✓ GIRO CINGULADO: Fica no centro do cérebro, a parte mais profunda do córtex. Ligado aos centros do intestino e do controle do coração, é res-

ponsável por dar a sensação de que algo terrível vai acontecer se não agirmos de acordo com nossas compulsões de lavar, checar etc.
- ✓ TÁLAMO: É a estação central de abastecimento para processar a informação sensorial do corpo.

Seção transversal da imagem do cérebro

GIRO CINGULADO
o circuito instintivo de medo e pavor

NÚCLEO CAUDADO
a transmissão automática para os pensamentos

CÓRTEX MOTOR-SENSORIAL
controla os movimentos finos

PUTÂMEN
a transmissão automática para o movimento

CÓRTEX ORBITAL
circuito de detecção de erros

TÁLAMO
a estação de retransmissão

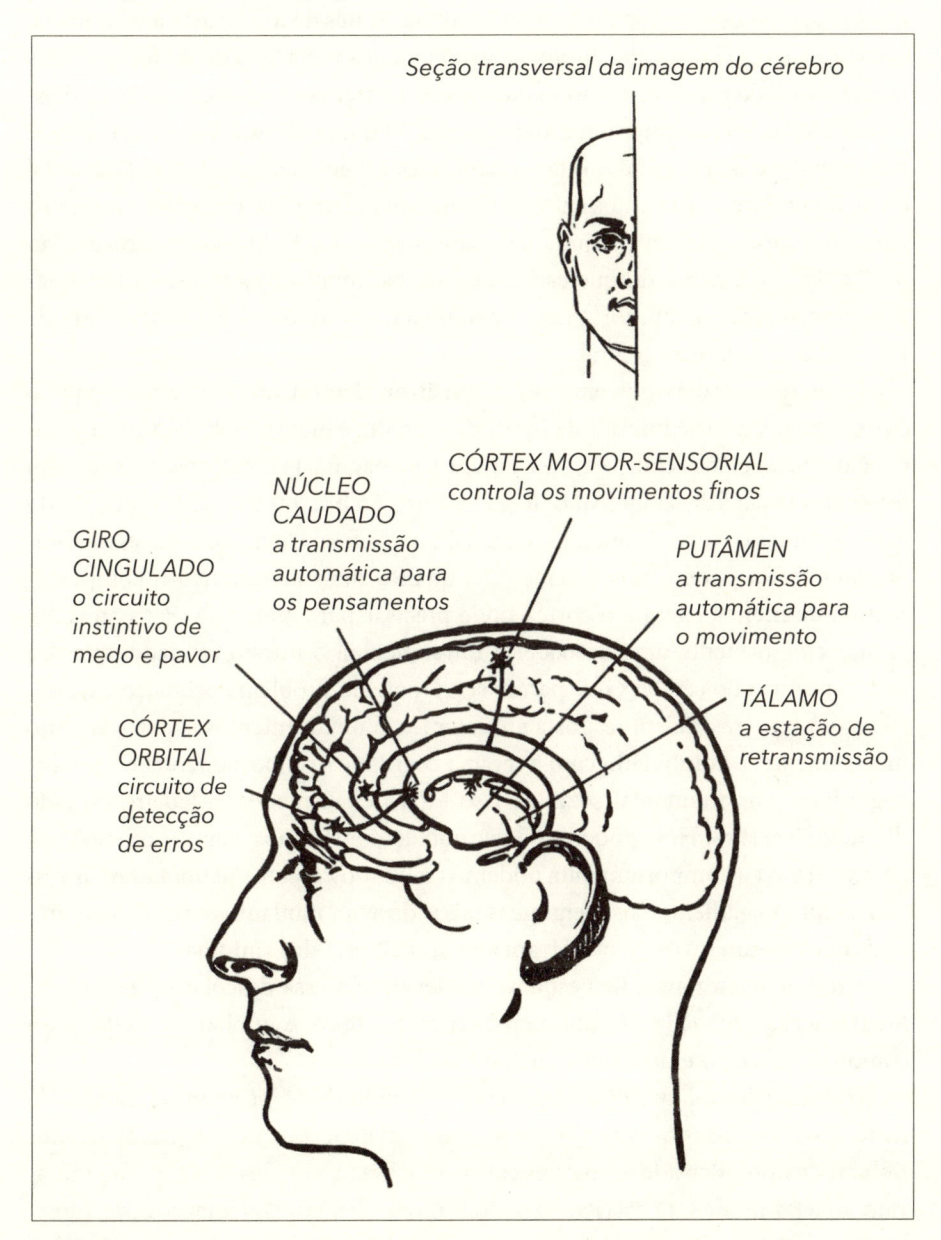

FIGURA 2. Ilustração mostrando a localização de estruturas-chave do cérebro que têm um papel no TOC.

Benjamin e outros sujeitos do nosso estudo foram injetados com uma quantidade muito pequena de uma solução parecida com glicose que ficou contida no cérebro por várias horas, permitindo-nos tirar fotos e medir a atividade metabólica em várias partes do órgão. Muitas pessoas se sentem relaxadas durante a tomografia, talvez por causa do som do aparelho. Antes de injetarmos a substância, avisamos aos pacientes que durante mais ou menos meia hora serão fotografadas as atividades do cérebro, de modo que, se eles tiverem obsessões, elas serão registradas. Então, ao fazermos a tomografia após a terapia, dizemos que se obsessões ou compulsões surgirem durante o exame, eles devem fazer os Quatro Passos, tal como aprenderam. Achamos extremamente útil mostrar aos pacientes essas fotos como um modo gráfico de ajudá-las a compreender o "não sou eu, é meu cérebro." O conhecimento do que está causando os impulsos os motiva a trabalhar para transformar o comportamento patológico em saudável e, ao fazer isso, de fato mudar a química cerebral.

Essas tomografias por emissão de pósitron demonstram claramente que o córtex orbital, a parte inferior da frente do cérebro, é hipermetabólico, ou superaquecido, nas pessoas com TOC (ver Figura 1 na página 44). As cores representam diferentes taxas de metabolismo de glicose no cérebro, ou uso de energia, sendo que o vermelho é o mais quente e o azul é o mais frio. Uma coisa que essas fotos de tomografia podem nos dizer é que, quanto mais automático o comportamento, de menos energia o córtex pode precisar para realizá-lo. Por enquanto, tenhamos em mente uma descoberta fundamental: o núcleo caudado, que fica bem no centro do cérebro, que parece ser a fonte do problema primário nas pessoas com TOC, resfria em resposta ao tratamento medicamentoso, ao tratamento medicamentoso combinado com a terapia cognitivo-comportamental e à terapia cognitivo-comportamental sozinha. Isso é particularmente verdadeiro do lado direito do cérebro. Hoje podemos dizer que demonstramos cientificamente que, ao mudarmos o comportamento, podemos mudar o cérebro. Se mudamos as respostas comportamentais às mensagens falsas do TOC, mudamos os circuitos cerebrais que causam o TOC, o que levará a uma melhoria dos sintomas.

Durante os dez anos de pesquisa que levaram a essa descoberta reveladora, meus colegas e eu realizamos inúmeros experimentos que ampliaram muito nossa compreensão da interação entre mente e cérebro.

O doutor John Mazziotta, que chefia a Divisão de Mapeamento Cerebral do Instituto de Neuropsiquiatria da UCLA, criou um experimento no qual os sujeitos tinham de aprender a fazer movimentos rotacionais simples da mão que imitavam aqueles usados na escrita. Mas, como foram instruídos a fazer esses movimentos corretamente e em determinada ordem, tinham de pensar para realizá-los. O que aconteceu, como era esperado, foi que a parte do córtex que controla os movimentos da mão e dos dedos se tornou bastante ativada metabolicamente. Em outras palavras, o uso de energia aumentou e ela aqueceu. Em seguida, pediu-se que assinassem os próprios nomes repetidamente. O que descobrimos foi que, quando a tarefa motora é extremamente familiar, o corpo estriado parece assumir o comando. O córtex gasta pouca energia, mas o uso de energia no corpo estriado aumenta significativamente. É aquela transmissão automática no corpo estriado funcionando novamente.

Pensemos em pianistas de concerto. Quando aprendem a tocar, precisam mover muito os dedos, o que gasta uma energia considerável na parte do córtex responsável por movê-los. Mas, uma vez que atingem o nível de tocar em concertos, movem-nos automaticamente. Então eles pensam sobre os tons e as nuances da música. O córtex não tem de gastar muita energia pensando sobre mover dedos, pois o corpo estriado faz isso. Assim, as partes avançadas do córtex ficam livres para pensar nos pontos mais refinados da música. O experimento com nossos sujeitos que escreviam à mão nos proporcionou vislumbres sobre esse processo inteiro.

Quando o doutor Mazziotta repetiu o experimento de assinar o nome com um grupo de pessoas com Hungtington, uma doença herdada geneticamente que se manifesta na meia-idade e causa perda do controle motor, os resultados foram diferentes. Uma área do cérebro pouco familiar era estimulada a desempenhar a tarefa de assinar o nome. Por causa dos efeitos degenerativos da doença, o núcleo caudado desses sujeitos e o putâmen deixaram de funcionar adequadamente; partes dele estavam mortas ou morrendo. Os indivíduos tinham de usar muita energia no córtex para criar estratégias a fim de assinar o nome, já que a transmissão automática e o filtro estavam quebrados. Antes da doença, todos assinavam o nome de maneira automática. Agora, tinham de controlar as mãos – física e mentalmente – e usar o córtex para assumir o comando de uma função que o corpo estriado normalmente faria. Em pessoas com a doença de Huntington, o corpo estriado acaba desaparecendo, e os movimentos anormais e estranhos, característicos da doença, como contorções, aumentam.

Enquanto no Huntington a transmissão automática e o filtro quebrados causam movimentos indesejados, no TOC isso provoca impulsos chamados de obsessivos e compulsivos. Assim como os pacientes com doença de Huntington têm de pensar e se esforçar para assinar o nome porque a transmissão automática e o sistema de filtragem do corpo estriado estão quebrados, aqueles com TOC precisam pensar e se esforçar ao fazer terapia cognitivo-comportamental para driblar os sintomas intrusivos da enfermidade. Como o sistema de filtragem do corpo estriado funciona mal, é preciso se esforçar para mudar comportamentos, enquanto pensamentos e impulsos intrusivos continuam lá. Veremos mais sobre esse processo no próximo capítulo. Mas há uma grande diferença entre as duas patologias: o TOC é, em grande parte, corrigível, ao passo que Huntington não é, embora pesquisas estejam sendo desenvolvidas e haja muitas esperanças de progresso.

O experimento com a doença de Huntington nos ensinou muito sobre o cérebro das pessoas com TOC. Sabemos que, quando o corpo estriado está funcionando bem, age como um filtro, funcionando como um portão para informação sensorial enviada a ele, que é seu papel original no circuito comportamental do cérebro. É muito provável que, no TOC, os velhos circuitos evolucionários do córtex, como aqueles para lavar e checar, invadam o portão, provavelmente por causa de um problema no núcleo caudado. Quando não há filtragem eficiente, a pessoa pode ficar sobrecarregada por impulsos intrusivos e agir de acordo com eles de forma inapropriada. Essas ações são chamadas de *perseverações comportamentais*, um nome complicado para as compulsões. O paciente tem consciência de que essas perseverações são inapropriadas e não quer realizá-las. O pensamento chega ao portão, que está travado e aberto, e o pensamento continua constante. Elas, então, perseveram na ideia de lavar as mãos ou checar o forno, embora isso não faça sentido. Essas ações podem trazer alívio momentâneo, mas, como o portão está travado e aberto, o impulso acontece novamente, inúmeras vezes. Para piorar, quanto mais compulsões se realizam, mais o portão se trava.

Na ausência de um corpo estriado que funcione bem, o córtex precisa funcionar de forma que requeira um esforço consciente, porque pensamentos e impulsos indesejados têm uma tendência a interferir. É esse tipo de esforço consciente que é feito na terapia cognitivo-comportamental, quando uma pessoa trabalha para administrar as respostas aos impulsos intrusivos.

Temos um bom motivo para acreditar que o paciente não consiga se livrar de pensamentos e impulsos intrusivos porque o circuito do córtex orbital, o "sistema de detecção primeira" do cérebro, está funcionando mal. A culpa também pode ser da falta de filtragem do núcleo caudado. A evolução pode desempenhar um papel importante nas origens dos sintomas clássicos do TOC. Pensemos nos tipos de comportamentos automáticos gravados nos circuitos do cérebro de nossos ancestrais. Provavelmente, esses comportamentos tinham a ver com evitar contaminação e garantir a própria segurança – que a caverna não era suja nem perigosa, por exemplo.

MARCHA ENGUIÇADA

Na terapia cognitivo-comportamental, tentamos fazer os pacientes entenderem o que está acontecendo em seus cérebros para que possam usar o córtex a fim de ajudá-los a evitar os comportamentos inapropriados. Como a transmissão automática está quebrada, precisam usar o córtex para passar a uma tarefa mais apropriada. Digo-lhes que eles têm uma péssima transmissão manual, que está enguiçada, mas que, com esforço, *podem* mudar a marcha sozinhos. Ao mudarem conscientemente o comportamento, começam a consertar a transmissão, transformando o metabolismo do corpo estriado. Ao usarem o córtex, contornam a falha no corpo estriado. A beleza disso é que essa técnica faz com que a transmissão, aos poucos, comece a funcionar de novo. Torna-se mais fácil mudar de marcha e de comportamentos à medida que nos esforçamos. Pesquisas recentes no laboratório do meu colega doutor Lew Baxter podem indicar o porquê disso. Ele investigou recentemente um caminho que envia mensagens aos gânglios da base a partir do córtex frontal utilizado para o pensamento avançado, como o usado ao aplicar os Quatro Passos. Esse caminho parece ter a capacidade de ajudar a transmissão a mudar de marcha de maneira mais eficaz.

Com a terapia, também há uma transformação na função do giro cingulado, a parte do córtex responsável pela sensação de que algo catastrófico vai acontecer se não agirmos de acordo com as compulsões. Antes do tratamento, o giro cingulado está preso rigidamente ao córtex orbital, e é provavelmente por isso que pensamentos e impulsos obsessivos são acompanhados por sensações terríveis de pavor. Esse é um dos maiores problemas no cérebro travado. Depois que a pessoa segue os Quatro Passos, o córtex orbital e o giro cingulado se separam e começam a funcionar livremente de novo, diminuindo significativamente o medo e o pavor.

Inúmeros estudos neurológicos descobriram que, quando os gânglios da base ou o corpo estriado não funcionam direito, o controle motor automático é interrompido e o córtex precisa ajudar. O pensamento consciente é necessário para controlar a mudança de um comportamento para outro. Numa pessoa com Parkinson, a transmissão automática quebrada no corpo estriado leva à rigidez motora e a problemas intermitentes. Com a marcha enguiçada, a pessoa precisa pensar sobre cada pequeno passo e movimento.

Na síndrome de Tourette, doença geneticamente relacionada ao TOC, desenvolvem-se múltiplos tiques crônicos, movimentos e vocalizações repentinos, que ocorrem quase sem aviso. O problema, o qual acreditamos ser o mesmo do TOC, é que o corpo estriado não modula corretamente o córtex. Além disso, os cientistas sabem que pessoas com danos nos gânglios da base ou na parte frontal do cérebro realizam um comportamento repetidamente, mesmo quando este não é mais útil ou mesmo se for prejudicial. O paciente com TOC realiza um ritual em resposta a uma obsessão, sabendo que não faz sentido. Assim como em outras condições, acreditamos que isso se deva ao mau funcionamento da modulação do córtex pelos sistemas de transmissão automática e filtragem dos gânglios da base ou do corpo estriado.

Enquanto uma em cada quarenta pessoas na população tem TOC, este ocorre em um em cada cinco familiares e parentes daqueles com síndrome de Tourette e em metade a três quartos dos portadores também dessa síndrome; eles próprios sofrem com a síndrome, conferindo credibilidade à teoria de associação genética. Frequentemente, as vítimas de Tourette desenvolvem artrite ou tendinite dolorosas nas juntas por causa dos movimentos intensos que os tiques motores causam. Em essência, têm um impulso intrusivo para se mover e reproduzem tiques para aliviar o desconforto. Da mesma forma, podem ter tiques vocais, começando com um impulso para limpar a garganta várias vezes, algo que mais tarde pode se desenvolver em latidos ou outros sons de animais. Igualmente, podem começar a gritar obscenidades ou xingamentos ofensivos involuntariamente, causando-lhes grande estresse, que piora os impulsos, assim como acontece no TOC. Dados preliminares das tomografias na UCLA indicam que o putâmen, a parte do corpo estriado que fica ao lado do núcleo caudado e modula os movimentos corporais, altera a função metabólica nas pessoas com Tourette. Muitos indivíduos com TOC também têm tiques motores, assim como muitos com Tourette têm sintomas compulsivos. O que é comum a ambos, acreditamos, é que partes do córtex – provavelmente o córtex motor nos tiques e o orbital em obsessões e compulsões – não são adequadamente moduladas pelas partes apropriadas do corpo estriado – problemas no putâmen estão relacionados aos tiques e problemas no núcleo caudado estão relacionados a sintomas do transtorno obsessivo. Assim, problemas nas duas estruturas cerebrais intimamente relacionadas que modulam e filtram movimento e pensamento parecem estar por trás das duas condições geneticamente relacionadas que causam dificuldade com movimentos intrusivos (tiques) na síndrome de Tourette ou pensamentos (obsessões) no TOC.

AQUELES PRIMATAS PRAGMÁTICOS

A parte frontal do cérebro é onde acontecem o processamento de informações sofisticadas e a resolução de problemas. Por causa da natureza das estruturas cerebrais que enviam sinais à parte inferior da frente do cérebro – o córtex orbital –, parece provável que a solução de problemas que envolvem questões emocionais aconteça lá. Um estudo de E. T. Rolls, psicólogo comportamental da Universidade de Oxford, reuniu dados interessantes que podem ser relevantes para a compreensão do papel do cérebro em sintomas comuns às pessoas com TOC.

Rolls queria descobrir o que de fato acontece no cérebro quando comportamentos inapropriados repetidos ou perseverantes ocorrem, por isso fez com que macacos *rhesus* treinados executassem uma simples tarefa visual. Por exemplo, os animais compreendiam que, toda vez que viam um sinal azul numa tela, seriam recompensados com suco de groselha se lambessem um pequeno tubo. Os primatas gostam muito de suco e trabalham duro para apreender comportamentos que prometem essa recompensa, portanto assimilaram rápido: quando a cor azul aparecia, o suco estava no tubo. Assim, os bichos continuaram fazendo isso com alegria e eficiência, lambendo o tubo no momento apropriado. Por meio de eletrodos que haviam sido colocados nos cérebros dos macacos, o psicólogo foi capaz de observar que, após eles terem entendido que determinada cor sinalizava que o suco estava chegando, as células de seu córtex orbital eram ativadas assim que a cor aparecia. O córtex orbital era capaz de se ativar aos sinais de que o suco estava chegando.

O pesquisador sabia que, assim como os macacos amam suco, odeiam o gosto de água salgada. Quando ele lhes ofereceu uma seringa cheia de água salgada, os animais fizeram a conexão – seringa/água salgada –, e bastava verem a seringa para que outras células próximas no córtex orbital se ativassem a fim de ajudá-los a se afastar e evitá-la. Há células no córtex orbital que se ativam quando há algo que queremos ou não queremos. Portanto, o córtex orbital estava envolvido no rápido aprendizado dos macacos para reconhecer os estímulos ambientais e para sinalizá-los de que aquilo era algo que eles queriam ou que, ao contrário, queriam a todo custo evitar.

Em seguida, Rolls queria ver o que aconteceria ao enganar os primatas. Para isso, escolheu o sinal verde como aquele que lhes liberaria o suco, e não mais o azul. No primeiro experimento, quando os macacos lamberam o tubo ao ver o sinal azul e receberam água salgada em vez de suco, outras células em seu córtex orbital se ativaram muito mais intensamente e com explosões de energia mais longas do que as células que haviam se ativado quando as coisas estavam funcionando como eles esperavam.

Essas células no cérebro dos macacos que se ativaram em longas explosões não responderam ao sabor da água salgada fora da situação de teste, e sim ao fato de que os macacos haviam cometido um erro. Na verdade, o córtex orbital se ativou até quando os animais não receberam nada em momentos que esperavam suco. Depois de mais um ou dois experimentos, os primatas pararam de lamber o tubo ao ver o sinal azul, pois aprenderam rapidamente que não funcionava mais e que era o verde que queriam. À medida que passaram a lamber o tubo ao ver o sinal verde, as células do córtex orbital que se ativaram para a cor vencedora passaram a se ativar para o sinal verde, e não mais para o azul. Ao que parece, quando os macacos aprendiam que haviam sido enganados e que precisavam mudar o comportamento para ganhar o suco, o córtex orbital fez uma mudança para ajudá-los a reconhecer rapidamente que o verde era agora o sinal correto. O córtex orbital é capaz de reconhecer tanto respostas certas quanto erradas. É um "sistema de detecção de erros" genuíno – e são as respostas erradas que o fazem se ativar em explosões longas e intensas.

Rolls especulou recentemente que essas respostas de "detecção de erro" no córtex orbital podem estar envolvidas em respostas emocionais a situações que causam frustração. Parece razoável que a atividade no córtex orbital esteja relacionada à sensação interna de que algo está errado e precise ser corrigida por certo comportamento. Nos pacientes com TOC, esse circuito de detecção de erros pode se tornar cronicamente ativado de forma inapropriada ou inadequada, talvez por causa de um mau funcionamento nos efeitos de filtragem dos gânglios da base. Os resultados poderiam ser pensamentos intrusivos persistentes e sensações de que algo está errado. O giro cingulado, interagindo intimamente com o córtex orbital e o núcleo caudado, pode ampliar essa sensação instintiva de pavor.

O experimento com os macacos nos ajudou a entender por que as pessoas cujo córtex orbital foi danificado têm problemas com a perseveração. Se o sistema de detecção de erros está quebrado, as pessoas têm dificuldade de reconhecer erros e tendem a repetir os velhos hábitos indefinidamente. A experiência também nos ajudou a entender o que acontece com o TOC. Lembremos que, ao verem algo que não queriam, o córtex orbital dos animais se ativava, enviando um sinal de que havia algo errado. O que fez o córtex orbital se ativar *muito* intensamente foi o fato de os macacos terem sido induzidos ao erro, visto que o sinal azul não estava mais associado ao suco. A ativação intensa do córtex orbital pode dar uma sensação forte de que algo está errado. Se o sistema de detecção de erros continua se ativando sem parar, pode causar uma sensação crônica intensa de equívoco e levar uma pessoa a desenvolver comportamentos repetitivos, desesperadamente, para tentar "corrigir" a sensação. O que pode causar isso? Sabemos que o sistema de detecção de erros no córtex orbital é fortemente conectado ao núcleo caudado, que o modula e pode desligá-lo, provocando uma mudança de marcha para outro comportamento. Há evidências excelentes de uma variedade de estudos científicos de que danos aos gânglios da base – dos quais o núcleo caudado faz parte – podem causar o TOC, com as sensações terríveis de que algo está errado e que não desaparecem.

O resultado do problema no núcleo caudado pode ser o fato de o sistema de detecção de erros ficar travado na posição "ligado", levando à sensação de equívoco que não vai embora. Nossa teoria é que, uma vez que o córtex orbital é modulado pelo núcleo caudado, quando essa modulação não funciona direito, o sistema de detecção de erros no córtex orbital se torna superativo e a pessoa tem pensamentos e sensações terríveis de que algo não vai bem, o que leva a comportamentos compulsivos produzidos na tentativa desesperada de fazer a sensação desaparecer. Infelizmente, esses comportamentos tornam a sensação muito mais intensa. A única forma de quebrar o ciclo vicioso é mudá-los. Como veremos, nesse aspecto a medicação pode ser útil. O papel importante do córtex orbital em impulsos e compulsões terríveis está sendo documentado cada vez mais. Num estudo recente no Massachusetts General Hospital, usou-se tomografia para medir mudanças no fluxo sanguíneo em pessoas com TOC. Pesquisadores as colocaram nos aparelhos com uma luva suja ou outro objeto incômodo, obrigando-as a se deitar num local supostamente contaminado. Relatou-se um aumento na atividade do córtex orbital, especialmente do lado esquerdo, quando o TOC dos pacientes piorou.

Essa descoberta é interessante porque temos dados que indicam relação entre uma mudança no metabolismo do córtex orbital esquerdo e a resposta ao tratamento em pacientes com TOC. Em nosso experimento, pacientes que não usavam medicamentos se submeteram a tomografias, passaram por dez semanas de terapia cognitivo-comportamental e foram examinados de novo. Depois da terapia, houve uma correlação altamente significativa entre a diminuição da atividade metabólica no córtex orbital esquerdo e uma redução dos sintomas. Os pacientes que tiveram melhora mais acentuada apresentaram redução mais drástica no metabolismo do córtex orbital esquerdo. A terapia isolada, sem o auxílio de medicamentos – o mesmo método que ensino neste livro –, causou a mudança.

DESTRAVANDO O CÉREBRO

Também aprendemos na UCLA que os pacientes com TOC têm uma espécie de trava do lado direito do cérebro. Quando uma pessoa doente é sintomática, a taxa de atividade metabólica não só aumenta no córtex orbital, mas se junta à atividade no núcleo caudado, no tálamo e no giro cingulado. A atividade em todas essas partes trava em conjunto, de forma que mudanças no córtex orbital estão intimamente ligadas a transformações na atividade dos outros três. A terapia cognitivo-comportamental é a chave que as destrava e permite que voltem a trabalhar livremente. Se a praticarmos, destravaremos nosso cérebro. Se acrescentarmos as "boias de braço" (a medicação), a taxa de resposta aumentará para 80%.

Podemos literalmente criar um novo caminho cerebral. À medida que nos aplicamos na terapia, abandonando comportamentos perseverantes inapropriados e respondendo a pensamentos e impulsos com atitudes positivas, e não patológicas, vemos mudanças no córtex orbital e no corpo estriado, aliviando o cérebro travado e mudando o circuito. O próximo passo é fazer com que o novo circuito seja mais funcional e automático. À medida que ele se torna automático, o corpo estriado muda as marchas e faz o circuito funcionar de modo apropriado, pois é isso que normalmente faz. *Mudemos os hábitos, criemos um novo caminho, melhoremos o comportamento e, com o tempo, alteraremos nosso cérebro e aliviaremos os sintomas do TOC.*

Estudamos dezoito indivíduos e descobrimos que, em dez semanas, doze deles demonstraram melhora clínica significativa. Todos foram tratados como pacientes externos, nenhum tomou medicação e houve três descobertas principais:

- ✓ Aqueles que responderam mostraram redução significativa no metabolismo do núcleo caudado que estava presente em ambos os lados do cérebro, mas essa redução foi mais significativa do lado direito (como mostra a Figura 3, na página 97).
- ✓ Enquanto antes do tratamento havia uma correlação significativa de atividade cerebral entre o córtex orbital, o núcleo caudado, o giro cingulado e o tálamo do lado direito (cérebro travado), essas correlações reduziram significativamente, o que significa que o cérebro travado foi aliviado.
- ✓ Houve forte correlação entre a quantidade de mudança metabólica do lado esquerdo do córtex orbital e mudanças percentuais nas taxas de severidade dos sintomas do TOC. Ou seja, quanto mais o TOC melhorava, mais o córtex orbital tendia a resfriar.

Essas descobertas demonstram conclusivamente que é possível fazer mudanças sistemáticas na função cerebral apenas com a terapia cognitivo-comportamental autodirigida.

Demonstramos cientificamente que a terapia bem-sucedida, sem medicamentos, pode desmembrar o "circuito de preocupação fixa" no cérebro, de forma que a pessoa possa parar de realizar os comportamentos do TOC com mais facilidade. Esse conhecimento foi um grande motivador para as pessoas que estão fazendo o trabalho duro da terapia mudarem as respostas às falsas mensagens.

O TOC é a primeira doença psiquiátrica para a qual foi documentada uma intervenção psicoterapêutica bem-sucedida que de fato muda o funcionamento do cérebro.

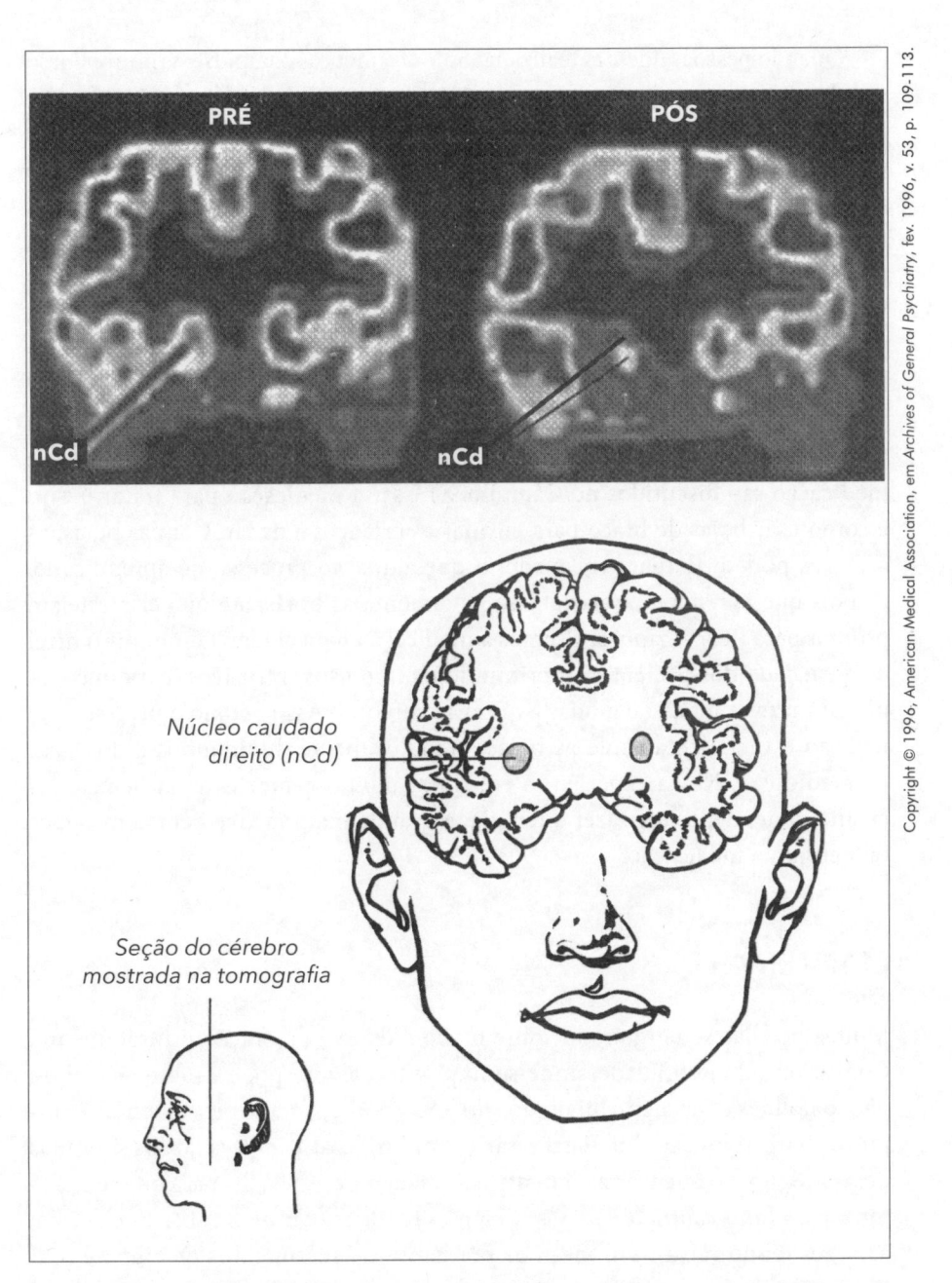

FIGURA 3. Tomografia mostrando redução do uso de energia no núcleo caudado direito – que aparece do lado esquerdo – numa pessoa com TOC depois do tratamento bem-sucedido com os Quatro Passos. PRÉ mostra o cérebro ante; PÓS, dez semanas depois da terapia sem medicação. Nota-se a redução no tamanho, o que significa redução no uso de energia, do caudado direito (nCd) depois dos Quatro Passos. Os desenhos mostram onde o núcleo caudado é localizado dentro do cérebro.

Quando pessoas doentes realizam comportamentos compulsivos num esforço vão de conseguir um pouco de paz, estão apenas exacerbando o cérebro travado. Quando mudam sistematicamente as respostas comportamentais a pensamentos e impulsos do TOC, há uma mudança concomitante no valor e no significado que atribuem ao que sentem. Antes do tratamento, o pensamento intrusivo poderia mandar tudo para o inferno. Ao mudar o comportamento, fazem-se alterações na função cerebral que, com o tempo, resultam em mudanças biológicas mensuráveis e na diminuição da intensidade dos sintomas intrusivos. É importante para pacientes e terapeutas se concentrarem nessas verdades a fim de que se mantenham motivados quando as coisas ficam difíceis.

Como eu disse, a medicação certamente tem um papel importante para aqueles que precisam dela durante a terapia, pois reduz os impulsos. (TOC e medicação são discutidos no Capítulo 9.) Usar a medicação para tratar o TOC é como usar boias de braço para ensinar as crianças a nadar. Com as boias, as crianças podem flutuar sem medo, o que ajuda no processo de aprendizado. Depois que aprendem, esvaziam-se lentamente as boias, até que elas estejam prontas para ficar sozinhas. Usamos a medicação para ajudar a diminuir o nível de ansiedade dos pacientes, suprimindo os impulsos intrusivos, para que eles possam fazer a terapia e mudar a química cerebral. Assim como o professor de natação esvazia lentamente as boias, gradativamente diminuímos a dosagem da medicação. Nossa experiência em tratar muitas centenas de pacientes nos ensinou que, depois de fazer a terapia, a grande maioria vive bem com pouca ou nenhuma medicação.

MANTER A FÉ

Muitas pessoas se perguntam sobre o papel da fé e da oração no tratamento. Com profunda humildade, pode-se implorar a algum poder, sobrenatural ou não, para lhes conceder o alívio do sofrimento intenso que pensamentos e impulsos obsessivos causam. É necessário, porém, rezar não para que os sintomas desapareçam – o que provavelmente não vai acontecer –, mas para que se tenha *força para lutar contra o TOC*. Os pacientes tendem a ter uma baixa autoestima, às vezes tendo raiva de si mesmos por causa de sentimentos de culpa e inadequação. Uma das recompensas da terapia cognitivo-comportamental bem-sucedida, sobretudo de uma perspectiva espiritual, é que as pessoas aprendem a se perdoar por esses pensamentos terríveis, pois percebem que os sintomas não têm nada a ver com seu estado de espírito ou sua pureza mental, e sim com a doença.

Usar o conhecimento para fortalecer a vontade e aumentar a confiança na batalha para driblar esses pensamentos é um ponto fundamental da intervenção mental no autotratamento para o TOC. Deve-se ter fé na capacidade de resistir aos impulsos, tanto para afastar a mente dos sintomas quanto para se retirar fisicamente do local que os desencadeia, como a pia ou a porta. A aceitação de que o pensamento obsessivo doloroso é algo além da capacidade de remover e de que o pensamento é oriundo do transtorno nos permite ver a nós mesmos como o ser espiritual que pode resistir a esse intruso indesejado. Devemos nos lembrar de que Deus ajuda aqueles que se ajudam e que colhemos o que plantamos.

Será quase impossível lutar contra um inimigo tão vicioso quanto o TOC se nutrirmos ódio por nós mesmos. Deve-se ter uma mente aberta. A oração dirigida adequadamente pode ser muito eficiente, mas qualquer coisa que ajude a desenvolver força interior, fé e confiança para atingir o estado de atenção plena ajudará no progresso. O poder do espectador imparcial pode guiar a luta contra o impulso por realizar uma compulsão, seja ela qual for.

O autotratamento cognitivo-comportamental pode ser visto como forma de autopurificação espiritual. Lembremo-nos de que não é como nos sentimos, mas o que fazemos, que conta. Na terapia autodirigida, concentramos o esforço e usamos nossa vontade para fazer a coisa certa, realizar a ação saudável e abandonar a preocupação excessiva com as sensações e o nível de conforto. Ao fazer isso, realizamos o trabalho de Deus num sentido muito real e verdadeiro enquanto praticamos uma técnica de autotratamento médica que muda a química do cérebro, aumenta seu funcionamento e alivia bastante os sintomas do TOC.

Fortalecer a capacidade de usar nosso espírito e nossa vontade de modo saudável e positivo tem benefícios amplos que, sob vários aspectos, são ainda mais importantes do que somente tratar ou curar uma doença.

ENCONTRANDO RESPOSTAS - SEM FREUD

Eis aqui algumas descrições de nossos pacientes e de suas batalhas contra o TOC:

KYLE

Empregado de uma financiadora de imóveis, Kyle lutou por anos com pensamentos violentos de atirar em si mesmo, pular de uma janela ou se mutilar. Às vezes, achava que devia se matar e acabar com tudo.

Ele rezava a Deus para não o mandar para o inferno caso fizesse isso. Suas obsessões eram como um filme passando na mente sem parar. Kyle descreveu o TOC como um monstro, mas, com a terapia, aprendeu que podia negociar com ele. Hoje, ao atravessar uma rua, não precisa mais apertar o botão do semáforo várias vezes, com medo de ser atropelado. Diz a si mesmo que apertará novamente no ano seguinte e sai andando.

DOMINGO

Domingo, cujas obsessões incluíam a sensação terrível de que tinha lâminas nas pontas dos dedos, disse que sentia o TOC presente o tempo todo e que ele vinha como ondas: uns dias eram melhores e outros, mais sofridos. Nestes, dizia a si mesmo que aquele era um dia ruim. Colada na porta espelhada do armário de seu quarto, havia uma foto de um cérebro com TOC, uma tomografia. Quando os sintomas ficavam fortes demais, Domingo se concentrava nela e dizia a si mesmo que aquela era a realidade e o motivo pelo qual se sentia mal. Isso lhe dava forças para continuar e o ajudava a reduzir o sofrimento, pois tudo fica mais fácil quando sabemos contra o que estamos lutando. Domingo é um daqueles que tiveram o cérebro escaneado e, ao olhar a imagem, costuma brincar, dizendo que estava muito agitado lá dentro.

ROBERTA

Roberta, que ficou com medo de dirigir por causa de pensamentos insistentes de que atropelara alguém, buscou tratamento primeiro com um terapeuta freudiano, que sugeriu que havia algo em seu passado que estava causando a obsessão. Olhar para o passado não a ajudou em nada. O que ajudou foi a terapia cognitivo-comportamental. Após compreender que o problema era bioquímico, ela diz ter se sentido muito mais relaxada e com menos medo. Antes, era como se ela não tivesse controle das próprias atitudes. Hoje, ainda que não possa evitar, *pode* dizer a si mesma que se trata de uma mensagem errada, o que lhe dá mais controle sobre os impulsos. Na maioria dos dias, é capaz de dirigir para onde quer, sem pesar o desejo de ir a determinado lugar contra seus medos terríveis.

BRIAN

Vendedor de carros que adquiriu um medo mórbido de ácido de bateria, Brian também experimentou um terapeuta freudiano que diagnosticou praticamente todo tipo de aberração mental, menos o TOC, e tentou tratá-lo com terapia de exposição básica. Brian ri ao lembrar que, quando entrou no consultório do médico, ele tinha duas xícaras de ácido sulfúrico em cima da mesa. Brian nunca mais voltou lá. Seus medos e suas compulsões haviam se tornado tão opressivos que ele só queria sair da própria pele. Certa vez, disse a um médico que só não estouraria os miolos porque não tinha uma arma.

Na terapia cognitivo-comportamental autodirigida, Brian começou a usar os Quatro Passos. Hoje, lembra que no início do tratamento foi muito difícil. O momento da verdade veio quando, num novo emprego numa concessionária de carros, ele viu seis baterias do lado de fora da porta, a centímetros de distância. Seu primeiro instinto foi pedir que as retirassem de lá, mas refletiu que precisava lutar contra aquela obsessão. Com esforço, manteve as baterias exatamente no mesmo lugar, onde, aliás, permaneceram até o dia em que deixou o emprego. Brian sabia que, se não se mantivesse firme, se não renomeasse e reatribuísse seu medo de ácido de bateria, teria de continuar fugindo. Hoje, faz até piada com o fato de as baterias ainda estarem no mesmo local e não lhe terem proporcionado uma crise. Ele tenta praticar os Quatro Passos religiosamente, sempre lembrando que determinadas ações são causadas pelo TOC e que, portanto, é absurdo. Mesmo que às vezes ele escorregue, sabe que se deixar o TOC assumir o comando tudo acabará sendo contaminado em sua mente: do telefone ao micro-ondas.

ANNA

Estudante de filosofia, Anna foi a um terapeuta que lhe disse que seu ciúme e as dúvidas em relação à fidelidade do namorado eram apenas uma obsessão freudiana pelos seios da mãe. Embora soubesse que isso era totalmente estúpido, ela só descobriu que tinha TOC quando foi diagnosticada na UCLA. Hoje, ela e Guy estão casados e felizes, mas chegaram perto de terminar por causa das perguntas incansáveis e sem sentido que ela fazia ao marido, como o que ele havia comido no dia, quem namorara na adolescência, como era essa mulher e para onde ele a levava. Sem nenhum motivo, perguntava a Guy se ele tinha visto revistas eróticas ou havia bebido em excesso. Não obstante ela entendesse que se apegava a certas inseguranças por causa de relacionamentos anteriores com homens que tinham problemas com álcool ou drogas, só começou a compreender suas ações absurdas quando descobriu que tinha TOC.

Durante o ensino médio, Anna ficou obcecada com Cheryl Tiegs depois que seu primeiro namorado de verdade, que não demonstrava muito carinho, mencionou de passagem que achava Tiegs bonita. Ela lembra que a modelo a deixou neurótica e que ela estava ficando doente fisicamente. Algum tempo depois, Anna descobriu que o namorado era homossexual, o que em parte explicava sua falta de afeto. Mas saber disso só exacerbou suas inseguranças. Anos mais tarde, ao se deitar com Guy, ela se perguntava se ele era gay e, naturalmente, era outra das perguntas com as quais o bombardeava.

Todos os dias, Anna questionava o marido sobre suas atividades mais corriqueiras, como, por exemplo, se ele havia passado manteiga ou margarina no pão na hora do almoço. Se houvesse uma mínima discrepância nas respostas, já que ele as repetia sem pensar, o mundo de Anna ruía, como uma carta de um castelo de cartas. Ela não conseguia parar de perguntar, mesmo sabendo que seu comportamento era extremamente incômodo.

Com a terapia autodirigida dos Quatro Passos, Anna gradualmente conseguiu superar as obsessões. Um sinal significativo de recuperação, segundo ela, foi quando recebeu um catálogo de roupas íntimas pelo correio e deixou à vista de Guy. Hoje em dia, se uma obsessão a invade, ela sabe esperar para ver se é ou não real. Evidentemente, nunca é. Este é outro exemplo daquele princípio crucial: se parece TOC, é TOC.

Nas palavras de Anna:

– Aceitar de verdade o TOC requer um controle da mente. Não é fácil se manter calmo quando o terror se espalha pelo corpo, que pode fazer coisas malucas, mas é algo com o que precisamos conviver, ainda que odiemos. É a vida. Agora, conheço bem os truques do TOC e não caio neles como antes.

Quando soube que tinha um problema no cérebro, Anna reagiu com sentimentos dúbios. Embora fosse difícil se sentir bem, ficou feliz por descobrir que não era uma doença mais séria e pôde começar a reconstruir a autoestima estilhaçada. Agora casada, feliz e mãe, é capaz de olhar para trás e dizer que precisou de muita força de vontade e persistência, combinadas com uma abordagem bem elaborada (os Quatro Passos), para sair daquela situação difícil.

JILL

Corretora imobiliária de pouco mais de 40 anos, Jill luta contra a obsessão por contaminação há 25 anos. A obsessão começou quando, aos 18, ela foi ao enterro do melhor amigo do marido, que morrera num acidente de carro. Ao olhar para o corpo no caixão aberto, ela foi tomada pela sensação de que tudo com o que entrara em contato estava contaminado. Ela limpava a casa sem parar. Os pratos sujos podiam ficar empilhados na pia: ela os ignorava e continuava esfregando incansavelmente paredes, chão e teto com álcool ou produto de limpeza, até o ponto de seus pulmões doerem por inalar os produtos.

Jill não sabia explicar como ou por que um objeto podia estar contaminado e tinha consciência de que era loucura passar os dias esfregando. O fato de outras pessoas se divertirem enquanto ela limpava uma contaminação imaginária a martirizava, mas ela não conseguia parar. Era mais fácil limpar e forçar as sensações terríveis para fora de sua mente por algum tempo.

Durante um ano inteiro, ela saiu de casa apenas para fazer compras, mesmo assim, só ia a um mercado, que decidira que ainda era limpo. Sua obsessão a fez imaginar que todo o bairro estivesse contaminado e cresceu a ponto de levá-la a crer que também a cidade e o estado em que morava estivessem infectados, o que a fez se mudar diversas vezes. O distúrbio chegou ao ponto de fazê-la acreditar que seus pais e seus irmãos também estivessem contaminados, de modo que ela ficou dezesseis anos sem vê-los. Mesmo ao telefone, se falasse com qualquer um deles, tinha de passar álcool no apartamento inteiro depois, além de dar banho no gato e desmontar o aspirador de pó para limpá-lo. Na época do Natal, ela tirava todos os ornamentos da árvore e os colocava em grandes bacias com álcool. Sentia-se impelida a tomar cinco banhos por dia por acreditar que uma bolha imaginária subia pelo braço que havia usado para atender ao telefone. Mais ou menos na mesma época, começou a associar qualquer documento oficial com contaminação, algo que ela associa ao estresse de seu divórcio muitos anos antes. Se recebesse uma multa de trânsito, por exemplo, tinha de voltar para casa, limpar tudo com álcool e depois tomar banho. Da mesma forma, não conseguia tocar o certificado do licenciamento do carro nem visitar um prédio do governo.

Jill e as duas filhas adolescentes estavam morando na Carolina do Norte naquela época, mas seu TOC estava piorando e o clima chuvoso a deprimia mais; portanto, decidiu dirigir até a Flórida para ver se conseguia encontrar um lugar não contaminado para morar. Ela deixou as garotas com amigos temporariamente e, ansiosa para garantir que estavam bem, parava regularmente no caminho para lhes telefonar. Ao descobrir que as filhas mentiam no que se referia aos lugares ao quais iam e ao que haviam feito, a fim de evitar os rituais tolos que a mãe exigiria que fizessem caso contassem a verdade, Jill incluiu as duas em sua lista imaginária de contaminação, o que a deixou muito perturbada. Ao telefonar, ela ia a grandes hotéis que dispunham de academias. Para evitar a contaminação, desenvolveu a seguinte rotina: ia até a academia, colocava as roupas num armário trancado, enrolava-se numa toalha limpa e se dirigia a um telefone público no saguão. Hoje, ao se lembrar, ela dá risada:

– Muitos executivos olhavam para mim. Eu torcia para ninguém perceber que eu não estava com roupa de banho por baixo da toalha.

Depois de falar com as filhas, lavava o telefone com água e sabão, tomava pelo menos quatro banhos, lavava o cabelo e se vestia. Dessa forma, evitava contaminar as roupas e a si mesma e não seria obrigada a jogar fora tudo o que tinha no carro.

Jill ainda tem impulsos para tomar banhos excessivos, mas superou a maior parte dos medos de contaminação e o medo de morte associado a eles. O primeiro obstáculo na terapia foi aceitar o TOC e não se sentir mal por ter a doença. Ocasionalmente, ela cede a um impulso intenso de lavar ou limpar, sobretudo quando seu nível de ansiedade está alto. Nessas horas, ela pensa que pode ficar livre do TOC se não ceder à compulsão, mas ter um ataque cardíaco se continuar se obrigando a passar por todo aquele estresse. Agora, age diferente. Quando se sente bem, realiza alguma atividade mais difícil. Se não está muito bem, pega um pouco mais leve. Mas o importante é não ficar parada.

Deixar o TOC assumir o comando é como lhe dar mais credibilidade: torna-se um hábito cada vez pior. Com a ajuda dos Quatro Passos, hoje ela consegue tomar apenas um banho por dia.

Ela conta que muita coisa mudou por conseguir renomear o distúrbio:

– Se cedemos ao TOC, ele cresce como uma bola de neve. Começa com uma pessoa contaminada, depois são dez pessoas, as lojas do bairro e o Estado inteiro.

Para ela, com frequência, renomear é suficiente: respira fundo, relaxa, e o impulso intrusivo desaparece. Quando o encaramos de imediato e o renomeamos como TOC, não perdemos várias horas lidando com ele.

Antes de começar a terapia autodirigida, Jill estava usando medicação, que, segundo ela, é como uma pastilha para gripe: ajuda a aliviar, mas não melhora de fato, como a terapia cognitivo-comportamental. Ela afirma que, se conhecesse a técnica dos Quatro Passos antes, teria poupado aborrecimento, tempo e dor de cabeça.

PONTOS-CHAVE PARA LEMBRAR

- ✓ O passo 2 é reatribuir.
- ✓ Reatribuir significa responder às seguintes perguntas: "Por que esses pensamentos e impulsos continuam incomodando? Por que não vão embora?". A resposta é: porque é uma doença chamada TOC.
- ✓ O TOC está relacionado a um desequilíbrio químico que resulta no mau funcionamento da engrenagem do cérebro, que fica "enguiçado".
- ✓ Como o cérebro está enguiçado, seu "circuito de detecção de erros" se ativa inapropriadamente. Isso causa sensações muito desconfortáveis.
- ✓ Mudar as respostas comportamentais às sensações desconfortáveis e adotar atitudes construtivas fazem com que o cérebro enguiçado se destrave com o tempo.
- ✓ À medida que o cérebro começa a mudar de marcha apropriadamente, as sensações desconfortáveis começam a desaparecer e se tornam mais fáceis de controlar.

3
PASSO 3: REDIRECIONAR A ATENÇÃO
"SÓ DESEJAR NÃO ADIANTA"

> Passo 1. RENOMEAR.
> Passo 2. REATRIBUIR.
> **Passo 3. REDIRECIONAR A ATENÇÃO.**
> Passo 4. REAVALIAR.

> Passo 3: **Redirecionar a atenção** diz o que fazer quando se está tentando superar os impulsos para realizar os comportamentos compulsivos. Isso nos instrui sobre como driblar os pensamentos insistentes e incômodos, redirecionando a atenção para alguma atividade útil, construtiva e prazerosa, como jardinagem ou jogos de computador. A chave para redirecionar a atenção é **adotar outro comportamento**. Ao fazermos isso, estamos consertando o câmbio quebrado no nosso cérebro, que começa a mudar mais facilmente para outros comportamentos. Quanto mais redirecionamos a atenção, mais fácil se torna, pois o cérebro passa a funcionar de modo mais eficiente.

Gosto de contar a história do camaleão e seu terapeuta para ilustrar a inutilidade de tentar afastar com o pensamento os sintomas insistentes do TOC. O terapeuta diz ao infeliz camaleão:

– Ouça, você precisa se acalmar. Quanto mais se preocupar em mudar de cor, menos progresso fará. Agora, por que não se coloca diante do fundo verde novamente?

Com o paciente de TOC o problema é exatamente o mesmo. Quanto mais ele se preocupar em tentar afastar alguma ideia tola e incômoda da mente, menos chance de sucesso terá, e acabará desistindo. Um princípio-chave da terapia cognitivo-comportamental autodirigida é o seguinte: *não é como nos sentimos, mas o que fazemos, que conta.*

Talvez o mais importante a fazer durante uma crise de TOC seja redirecionar a atenção para outra atividade. O que quero dizer com isso? Eis uma forma de ver: redirecionar é como aprender uma arte marcial – nosso oponente, o TOC, é muito forte, mais do que o poder de nossa mente para fazê-lo ir embora. Mas temos uma vantagem: o TOC tende a ser burro, exceto quando põe dúvidas em nossa mente. Agora, se nos colocarmos bem na frente desse oponente burro porém poderoso, ele nos derrubará. Temos, portanto, de tirar vantagem de sua burrice, esquivarmo-nos, pôr o pensamento de lado e driblá-lo, colocando a mente em outro lugar e adotando um comportamento diferente, mais prazeroso e funcional.

Isso é redirecionar a atenção para outro comportamento, como caminhar, fazer bordado ou jogar basquete. No início da terapia, a atividade física é de especial ajuda, mas qualquer coisa que se escolha *deve ser algo que gostamos de fazer*. Pode-se ouvir música, cozinhar, tricotar, jogar um jogo de computador ou regar as plantas, desde que por pelo menos quinze minutos, em substituição a algum ritual tolo vindo do cérebro. Essa é a regra dos quinze minutos, que é apenas uma orientação geral.

No início, cinco minutos podem ser o limite para um paciente. O mais importante é que, durante esse tempo, não pensemos de forma autodestrutiva em ideias incômodas e impulsos que invadem a mente. Em vez disso, deve-se conscientemente renomear esses pensamentos e reatribuí-los a um problema no cérebro. Renomear e reatribuir ajudam a afastar a mente do TOC e trazê-la de volta à realidade. Assim, estaremos prontos para driblar esses pensamentos, redirecionando a atenção para um comportamento mais saudável.

Em resumo, redirecionar a atenção é *realizar outro comportamento*. Ao fazermos isso, aprendemos que os impulsos mudam e tendem a diminuir com o tempo. Da mesma forma, a medicação tende a fazer o TOC diminuir mais rapidamente quando se segue a regra dos quinze minutos (ver Capítulo 9.)

UM PASSO DE CADA VEZ

Não adianta mergulhar e tentar, por meio de alguma atividade incessante e frenética, afastar os pensamentos incômodos de uma vez – não nos esqueçamos do bom e velho método *flooding* no Capítulo 1. Em vez disso, deve-se fazer as coisas gradualmente, devagar e com persistência, para ganhar a corrida, e não tudo de uma vez. Imagine que você tem uma obsessão relativa à contaminação e que o pensamento de pavor surja mais uma vez, induzindo-o a lavar as mãos.

Nesse caso, devemos *renomeá-la* e chamá-la pelo nome correto: obsessão. Depois, *reatribuímos* e colocamos a culpa no TOC. Então, *redirecionamos a atenção*: afastamo-nos da pia sem lavar as mãos e fazemos algo útil. Não se deve tentar dispersar o TOC com a compreensão do que ele é e do que significa, pois é uma luta infrutífera que nos deixará desmoralizados e vencidos internamente.

Ao redirecionar a atenção e mudar para outro comportamento, transformamos a marcha enguiçada no cérebro e resistimos ao impulso de maneira inteligente. Ao agirmos assim, o impulso lentamente começa a diminuir, porquanto estamos trabalhando para mudar a química do cérebro. Quando mudamos de marcha por meio das atitudes, melhoramos o funcionamento do cérebro. É isso que nossa pesquisa na UCLA mostrou.

Redirecionar a atenção está no centro da terapia cognitivo-comportamental autodirigida. A chave para isso é perceber que precisamos continuar a realizar outro comportamento, conquanto o pensamento do TOC continue martelando nossa cabeça. Cabe a nós não deixar essas sensações determinarem o que faremos. Não devemos querer nos livrar desse sentimento, posto que não conseguiremos. Em vez disso, temos de driblá-lo. Quando não nos importamos com o rumo de determinado acontecimento, ele ocorre normalmente. O mesmo princípio se aplica na luta contra os sintomas do TOC. Ao nos desligarmos dos sintomas da doença para fazer algo construtivo, há mais chances de eles desaparecerem, sem contar o fato de aproveitarmos o tempo fazendo algo que nos dá prazer. Isso é usar o espectador imparcial – aquela voz da razão –, que auxiliará na melhora do funcionamento do cérebro.

Como a pesquisa na UCLA comprovou, a capacidade de driblar o TOC é uma arma poderosa. Ao fazermos isso, transformamos a maneira do cérebro de trabalhar, assim como a medicação altera a química cerebral. Conserta-se o sistema de filtragem quebrado e faz-se a transmissão automática no núcleo caudado voltar a funcionar. Sempre que os impulsos do TOC aparecem, deve-se tentar ficar pelo menos quinze minutos sem agir de acordo com eles. No fim desse período, talvez ainda os sintomas, mas não sejam mais tão intensos. Se isso não acontecer da primeira vez, acontecerá com o tempo. À medida que se aprende a administrar a ansiedade, o poder de observação aumenta. Desenvolveremos uma mente poderosa, sensível a mudanças sutis e capaz de ver as implicações dessas mudanças. O uso aplicado do espectador imparcial é o máximo do poder mental. Após uma espera bem-sucedida de quinze minutos, podemos chegar à conclusão de que as obsessões não estão incomodando tanto, mas, mesmo assim, resolver esperar mais quinze minutos. Pacientes que conseguem fazer isso sempre melhoram. Nunca vi quem atingisse esse nível de determinação mental não melhorar.

SE ESTAMOS TRABALHANDO, ESTAMOS VENCENDO

De que modo definir "melhorar"? Como o TOC é uma doença crônica, minha definição de tal verbo é atingir um ponto em que o transtorno afete bem menos o funcionamento cotidiano, não nos faça mais agir de forma de que possamos nos arrepender, não interfira mais no desempenho no trabalho nem nas relações pessoais, não demande atenção constante. Posso garantir que podemos fazer isso por nós mesmos. Embora o distúrbio possa ainda tentar se insinuar e tornar nossa vida complicada, temos em mente que o que importa é o que fazemos, e não o que sentimos. Como a pesquisa mostrou, ao nos concentrarmos em driblar o TOC, começamos a nos sentir mais confortáveis por dentro, haja vista que o cérebro passa a funcionar melhor. Por outro lado, se não fizermos nada e vivermos repetindo que precisamos nos sentir mais confortáveis, não alteraremos nosso comportamento nem nosso cérebro, portanto, não melhoraremos. É necessário ser ativo, e não passivo.

O fato de o córtex orbital estar com o câmbio enguiçado e enviar falsas mensagens não significa que precisamos ouvi-las. Essa é a importante descoberta mente-cérebro em torno da qual a equipe da UCLA estruturou o programa dos Quatro Passos. Muitos cientistas e filósofos costumavam dizer que se o córtex orbital dizia tal coisa, é porque estava certo. Mas isso não procede, a menos que acreditemos. Somos *nós* que decidimos se ouviremos as mensagens tolas e agiremos de acordo com elas. O córtex orbital pode nos mandar, por exemplo, lavar as mãos, mas isso não significa que devamos lavar. Se nos recusarmos, iniciaremos transformações positivas no modo como o córtex orbital trabalha. Se cedermos, ele ficará cada vez mais aquecido, mas, ao contrário, se nos recusarmos a ouvi-lo, ele resfriará.

Ao evitarmos agir de acordo com um pensamento obsessivo por quinze minutos – ou mesmo por cinco –, compreenderemos como funciona a prevenção à resposta. Não é preciso passar horas em terapia com um profissional, como antes se acreditava. Trata-se de uma terapia verdadeiramente autodirigida, no sentido de que somos nosso próprio terapeuta. Isso não significa, claro, que, caso desejemos, não podemos buscar uma ajuda adicional. Mas, na medida em que se aplicam os Quatro Passos, seremos capazes de nos expor por períodos cada vez mais longos aos terríveis pensamentos e impulsos sem realizar os rituais compulsivos em resposta a eles. No início, talvez precisemos nos afastar da pia rapidamente para não lavar as mãos mais uma vez ou, então, da porta, para não checar a fechadura de novo. Isso não é um problema, desde que nunca duvidemos de que podemos melhorar. Após realizar uma compulsão, devemos dizer a nós mesmos que o TOC venceu aquela rodada, mas que da próxima vez nos esforçaremos para ignorar a pia ou a porta e tentar redirecionar a atenção para algo prazeroso. Perceber que essa é uma forma de terapia cognitivo-comportamental, mesmo que se realize uma compulsão ao mesmo tempo, evita que se tome o comportamento compulsivo – não é lavar as mãos, é ceder a uma compulsão – e mantém o espectador imparcial ativo.

De modo geral, o paciente tem o impulso para ceder à compulsão muitas vezes durante o dia. Todo o tempo entre sentir o impulso e agir de acordo com ele é bem gasto, mesmo que apenas um ou dois minutos. No fim desse período, é importante reavaliar o incômodo e fazer uma observação mental de qualquer mudança de intensidade durante o tempo em que conseguimos evitá-lo. Mesmo que a alteração seja quase imperceptível – o que com frequência acontece –, teremos aprendido que podemos controlar a resposta comportamental ao pensamento do TOC.

REGISTRANDO O SUCESSO ESPIRITUAL

Deve-se fazer um diário no qual se registrem os sucessos em redirecionar a atenção. Pode ser um caderno de bolso. Isso é importante porque, no calor da batalha contra o impulso compulsivo, nem sempre é fácil lembrar quais dos comportamentos foram mais eficazes. Além disso, ter um registro escrito ajudará a gravar os comportamentos úteis na mente. O diário também pode ajudar a aumentar a confiança à medida que se lista o crescimento dos sucessos.

Há um aspecto espiritual e outro biológico em superar o TOC. Na Bíblia, o Livro dos Gálatas diz: "Não vos enganeis: de Deus não se zomba, pois aquilo que o homem semear, isso também ceifará.". Parece que, da forma que Deus criou o sistema do homem, quando as pessoas se concentram demais em como se *sentem*, não *fazem* o que precisam para superar o TOC. Podemos transformar nosso cérebro, mas precisamos semear para colher a recompensa, e ninguém pode fazer o trabalho por nós.

No estudo do TOC, aprendemos muito sobre a relação entre o modo como o cérebro trabalha e o que acontece na mente humana. Continuo gostando de pesquisar sobre as causas e o tratamento do TOC, em grande parte porque é muito gratificante trabalhar com essas pessoas. Em geral, elas não só trabalham duro e apreciam bastante a ajuda, mas também tendem a ser criativas, sinceras e intensas. Uma mulher do grupo disse certa vez que leva a sério tudo que faz, mesmo que seja escolher um cereal matinal. Ao aprender os Quatro Passos, essa intensidade é uma vantagem. Os pacientes, no entanto, também tendem a se desgastar com o que veem como uma luta sem esperança contra uma doença perversa. Redirecionar a atenção ajuda a reenergizá-los.

As melhores atividades para redirecionar a atenção exigem concentração e estratégia, envolvem outras pessoas. Correr sozinho, por exemplo, nos oferece menos chance de tirar a mente dos pensamentos obsessivos e compulsivos do que um bom jogo de *bridge* ou mesmo resolver problemas do trabalho, desde que se tenha prazer com o que faz – isso, porém, de modo algum quer dizer que correr não possa ajudar muitas pessoas. Na UCLA os pacientes são muito criativos. Por exemplo: um homem temia se barbear porque tinha horror a se machucar como punição por ter pensamentos obscenos. Agora ele consegue usar o ato de fazer a barba como uma atividade de redirecionar a atenção quando esses pensamentos surgem. O resultado é que tanto sua mente quanto seu rosto ficaram muito limpos.

A CONEXÃO MENTE-CÉREBRO

O estudo do TOC é intelectualmente estimulante. Diferentemente do que ocorre com aqueles que sofrem de outras doenças psiquiátricas, os pacientes com TOC podem contar numa linguagem muito clara como se sentem e o que os está incomodando. Podem descrever em detalhes minuciosos as sensações terríveis, os impulsos intrusivos e o sofrimento que sentem. Como resultado, temos boa ideia do que se passa na mente deles, podemos entender melhor a relação entre o que acontece no cérebro e a pessoa. Compreender a relação entre o que o cérebro faz e a vida particular de uma pessoa é muito importante tanto por motivos médicos quanto por ser um tema fascinante. Três fatores são importantes aqui: a capacidade de as pessoas contarem como se sentem, a compreensão emergente dos problemas cerebrais que causam o transtorno e o fator intrigante de que, entre todas as condições psiquiátricas, o TOC é uma das poucas que não respondem muito bem ao chamado tratamento placebo. Mesmo com a esquizofrenia e a depressão, quando as pessoas recebem placebo – substâncias que acreditam ajudá-las –, um número razoável delas de fato melhora em curto prazo. Já com o TOC, geralmente menos de 10% melhoram ao receber placebo, de modo que, se algo ativo não for feito para combater seus sintomas, nada acontecerá ou elas poderão piorar. Juntemos todas essas descobertas e começaremos a ver por que estudar o TOC pode ser tão revelador a respeito da relação entre mente e cérebro. As fortes evidências de que o cérebro se transforma quando as pessoas com TOC melhoram – e tendem a melhorar apenas com um tratamento verdadeiramente eficiente – e o fato de as pessoas que sofrem com o problema poderem relatar como pensam e se sentem antes e depois do tratamento são poderosas fontes de informação sobre a relação entre cérebro, comportamento e vida mental.

PERMANEÇAMOS ATIVOS

Acredito firmemente que permitir ou encorajar pacientes a serem passivos seja difícil para boa parte da medicina moderna. Quando se vai a um médico, espera-se melhorar do que se sente. O método de tratamento na UCLA ensina às pessoas o que elas podem fazer para ajudar a si mesmas, como, algumas vezes, fazer uso de medicação, o que pode facilitar no aprendizado dos Quatro Passos e é mais eficaz quando ministrado juntamente com a regra dos quinze minutos. Eventualmente, à medida que continuamos a aplicar a terapia cognitivo-comportamental autodirigida, descobrimos que podemos precisar cada vez menos de remédios, o que é bom.

Em suma, se realizarmos cada vez menos comportamentos compulsivos e prestarmos menos atenção nos pensamentos obsessivos, eles desaparecerão mais rápido.

Quando o trio cerebral familiar – córtex orbital, giro cingulado e núcleo caudado – se volta contra nós, significa que o primeiro está enviando falsas mensagens de que algo está errado, o segundo – que está ligado diretamente ao coração e às vísceras – está fazendo com que sintamos que algo terrível vai acontecer caso não nos submetamos a algum ritual bizarro e o terceiro não está mudando de marcha, impedindo-nos de abandonar comportamentos repetitivos e passar a outros, mais apropriados. Mas, uma vez que iniciamos os Quatro Passos, não agimos mais automaticamente, sem pensar de acordo com as mensagens falsas. Saberemos o que está acontecendo e pararemos de reagir como marionetes. Nosso espectador imparcial nos manterá em contato com a realidade, dizendo-nos o que é bom e o que é ruim, da mesma forma que a língua diz o que é doce e o que é amargo e os olhos dizem o que é vermelho e o que é verde. Olharemos para nós mesmos e seremos capazes de chegar à conclusão de que o que gera essa sensação ruim é o cérebro travado. Ao notarmos que essa sensação não tem um significado mais profundo, que é apenas um alarme falso, seremos capazes de ignorá-la e seguir em frente. Mudamos de marcha e *realizamos outro comportamento*. E, como já teremos antecipado e planejado tudo, saberemos de antemão qual comportamento realizar.

ISSO NÃO SIGNIFICA NADA

Se acreditarmos nas mensagens falsas do TOC, perderemos tempo nos inquietando com bobagens, como quando alguém sem querer esbarra em nós e nos questionamos se isso foi o suficiente para ficarmos contaminados. Sem os Quatro Passos como ferramentas para nos tranquilizar, porém, a sensação é tão forte que podemos acreditar nela.

O que *não* podemos fazer logo de cara é achar que, da noite para o dia, vamos conseguir parar de realizar os vários comportamentos compulsivos que temos. Primeiro, temos de escolher um deles e esperar quinze minutos antes de responder a nossos comandos tolos. Talvez seja bom começar pelo que causa menos estresse. Podemos fazer uma lista, como uma espécie de medidor de estresse – veja o Capítulo 8.

Como somos humanos, levamos vantagem na largada. Os cachorros, por exemplo, podem ter um transtorno que os faça lamber patas, pelo e pele compulsiva e destrutivamente – condição que, conforme descobriu a doutora Judith Rapoport, do Instituto Nacional de Saúde, pode ser tratada com as mesmas medicações para o TOC. Aos cães, no entanto, não se pode dizer que tais impulsos são causados pela dermatite canina, originada no cérebro, e mandá-los redirecionar a atenção cavando no quintal. Já nós temos a capacidade de observar o próprio comportamento, usar o espectador imparcial para aumentar nossa atenção plena e tomar decisões ponderadas sobre como vamos avaliar e responder aos sinais que o cérebro nos envia.

Nossos pacientes na UCLA desenvolveram as próprias técnicas para evitar as compulsões: um estala os dedos das mãos, outro dá palmadinhas no próprio rosto, etc. Cada um faz o que funciona.

Ao redirecionar a atenção, no início observamos um fácil progresso. Mas, depois de várias semanas, teremos de fazer um esforço maior. Não poderemos mais nos apegar ao cronômetro mental programado para cinco ou dez minutos. Teremos de aumentar a tolerância ao desconforto, e uma ideia muito boa para isso é usar alguma recompensa – um ingresso de cinema, um iogurte ou um sorvete – se conseguirmos esperar pelo menos quinze minutos antes de agir de acordo com um pensamento obsessivo. Então, deve-se registrar o sucesso no diário da terapia cognitivo-comportamental. Muitas pessoas percebem que esse registro é a maior das recompensas. Uma paciente que lutava havia anos contra o transtorno de dismorfia corporal, condição relacionada ao TOC, decidiu que não estava mais disposta a viver com as luzes apagadas e os espelhos cobertos com jornais para evitar se arranhar a fim de se livrar de falhas imaginárias na pele. Para cada quinze minutos que resistia a esse impulso, dava-se 25 centavos para comprar roupas novas. Isso definitivamente ajudou.

Quando as coisas ficarem difíceis e a tarefa de redirecionar a atenção nos sobrecarregar, tenhamos em mente que haverá uma recompensa mais adiante. À medida que o tempo passa, juntamos mais experiências por praticar diligentemente os Quatro Passos, transformando o funcionamento do cérebro. Ao redirecionar a atenção, driblando o TOC – aceitando-o pelo que ele é, não pelo que ele não é –, entenderemos que a vida não depende de controlar aquelas sensações intrusivas e que o mundo não vai ruir se o TOC não for embora.

TIRANDO A ANSIEDADE DO CAMINHO

Realizar uma atividade que requeira atenção total é uma excelente maneira de distrair os sintomas. Provavelmente era isso que Howard Hughes estava fazendo ao pilotar seu avião. Hughes não tinha medo de voar, mas ficava apavorado ao pensar em tocar uma maçaneta que ele imaginava estar contaminada. Na época, seus amigos ficavam perplexos com seu comportamento, mas, se analisarmos em termos do que hoje se sabe sobre a doença, não é difícil entender. A maçaneta lhe dava um medo mórbido da morte, mas ele não associava o avião à contaminação, portanto não tinha medo ao voar, que, ao contrário, funcionava para ele como terapia cognitivo-comportamental. No avião, ele redirecionava a atenção para uma atividade que exigia concentração total. Para uma pessoa com TOC, a ação mundana de tocar uma maçaneta "suja" pode causar o pensamento pavoroso de que um desastre é iminente. Em curto prazo, a sensação de medo é incontrolável, provavelmente porque é causada pela ativação do giro cingulado. Mas ela pode ser driblada e, dessa forma, controlada.

Depois de um tempo, os Quatro Passos se tornam quase automáticos. Michael, que tinha a obsessão de que suas calças estavam muito apertadas, diz:

– Os Quatro Passos me deram a disciplina de que precisava. Aprendi a dizer a mim mesmo: "Faça isso hoje e amanhã se sentirá melhor. Faça isso amanhã e se sentirá melhor no dia seguinte." Os Quatro Passos eram um guia para iniciantes. Agora, é como se eu continuasse os fazendo, mas sem pensar neles. Acho que a maioria das pessoas improvisa o que funciona para si, mas continua fazendo o método básico. Não temos de pensar que precisamos realizar o primeiro passo nem que nosso problema é bioquímico. Apenas temos em mente nosso problema, sem precisar nomeá-lo. Sabe que temos de fazer outra coisa, improvisamos, mas sempre tentando melhorar. Criamos exercícios que ajudarão a nos ajudar.

Esse é um bom conselho para uma terapia cognitivo-comportamental de nível intermediário.

Às vezes, diz Michael, redirecionar a atenção é como expulsar o pensamento do cérebro, é como se algo estivesse entrando e saindo dele, numa sensação boa, bem diferente da do TOC. Ele diz que a atividade física é útil para driblar os maus pensamentos e que, se pudesse, jogaria basquete 24 horas por dia. Quando o nível de ansiedade de Michael está baixo, seu poder de concentração se torna muito intenso e ele é capaz de realizar o trabalho como estenógrafo extremamente bem. As pessoas se surpreendem com o fato de ele ser ótimo profissional mesmo tendo TOC, e a isso ele sempre responde que se sente bem ao fazer aquilo de que gosta. À medida que a doença regride, ele se torna mais otimista em relação a arranjar outro emprego. Durante um tempo, não podia ler muito porque os sintomas o invadiam, fazendo com que lesse e relesse cada página, mas agora ele lê vorazmente e aprende coisas novas. Ele revela:

– Posso ler mais livros agora em um mês do que lia em um ano. Com a terapia cognitivo-comportamental, entendendo cada dia mais o que é o TOC, e lidando melhor com ele, espero ter mais sucesso no trabalho.

Em sua batalha contra o TOC, Michael acha que já avançou 70% do caminho, mas que precisa continuar se esforçando. Hoje entende que jamais alcançará os 100%, mas se esforça para chegar perto disso. Diz ser importante não ter objetivos inatingíveis, e sim apenas alcançar o que puder e perceber que a ansiedade não vai matá-lo.

Para Michael, ir religiosamente à terapia em grupo é como fazer a tarefa de casa, parte de sua terapia cognitivo-comportamental contínua. Em resumo, é uma vigilância. Ele, contudo, abandonou a ideia de que sua missão principal era tentar ajudar os outros do grupo que ainda não haviam atingido seu nível de sucesso. Com a melhor das intenções, uma vez levou o cartão de visitas do dedetizador que carregava consigo, imaginando que seria uma terapia de exposição eficaz para outros com medo de pesticidas, afinal, havia funcionado para ele. Em vez disso, algumas pessoas enlouqueceram, o que o fez perceber que não pode ajudar todo mundo.

Uma lição importante a ser aprendida com a experiência de Michael como "terapeuta" é que cada pessoa precisa lutar contra o TOC em seus próprios termos e no próprio ritmo.

Jack, que superou a compulsão de lavar as mãos, lembra que lhe dei uma armadilha chinesa na qual, quanto mais se puxa os dedos, mais ela os prende. Para nos livrarmos dela, temos de nos acalmar e usar o cérebro. O mesmo se dá com o TOC: tendemos a entrar em pânico e começamos a empurrar e puxar do jeito errado. O que se deve fazer para manter a calma é usar os Quatro Passos para destravar o cérebro. Para Jack, isso exigiu muita perseverança. Ele admite:

– Eu preferia que uma força maior chegasse e fizesse as coisas por mim. Eu tinha problema com a bebida, pois o álcool me tornava uma pessoa diferente e eu não tinha de encarar a mim mesmo nem fazer esforço para mudar. Isso se adequava à minha personalidade.

Antes de buscar tratamento na UCLA, Jack estava tomando medicação, sofrendo os efeitos colaterais terríveis e tendo pouco progresso na luta contra o TOC. Olhando para trás, diz que seu médico agiu como se estivesse tentando matar um vírus e que uma vez lhe disse para não interromper a medicação só por causa das dores de cabeça, pois não se abandonava um barco em razão de um pequeno vazamento. Isso o fez perceber que não poderia depender de uma substância química para melhorar. Anos antes, havia desenvolvido intolerância ao álcool.

Jack enfrentou os fatos:

– Eu estava ficando sem opções, tinha de começar a depender de mim mesmo. O inverno estava chegando, e eu não conseguia suportar a ideia de ter mãos secas e rachando de novo. Algo precisava ser feito. Até então, eu achava que ter as mãos assim era melhor do que suportar a ansiedade se não cedesse. Mas comecei a questionar se valia a pena e passei a tentar não ceder aos pensamentos de que minhas mãos estavam sujas e contaminariam tudo. Fiquei ansioso no começo, mas descobri que, quanto mais tempo nos seguramos e descobrimos que nada acontece, mais fácil fica. Passamos a entender isso quando ignoramos as obsessões. A terapia ajudou porque era difícil continuar encontrando o grupo sem mostrar nenhum progresso, e, sempre que progredimos, somos encorajados a continuar, para não deixar o restante do grupo na mão.

"Descobri que, quando eu ignorava os pensamentos desagradáveis e intrusivos, a intensidade diminuía. Ao prestar atenção neles, passavam a me incomodar. Também tentei reduzir as checagens excessivas que fazia ao sair com o carro. Foi difícil, pois há muitos medos associados ao que pode acontecer a uma casa ou a um carro desprotegido. Estar limpo e proteger o que é nosso são preocupações reais que todo mundo tem. Só que, com o TOC, não sabemos quando parar. Eventualmente, precisamos nos afastar da casa e do carro depois de dizermos a nós mesmos que fizemos tudo que podíamos para garantir que estavam seguros. Quando o TOC fica muito ruim, olhamos para a porta trancada ou a janela está fechada e, mesmo assim, não temos a sensação reconfortante de que tudo está bem, por isso, de alguma forma, precisamos nos assegurar de que está."

"Não temos controle absoluto sobre as coisas. Tudo o que podemos fazer é darmos o melhor e identificar quando já fizemos o suficiente. A quantidade de checagens pode aumentar ou diminuir, conforme o estresse pelo qual estejamos passando, mas não podemos deixá-lo sair do controle e temos de nos dar crédito por cada pequena melhora. Como aprendi no grupo, quanto mais se muda o comportamento, mais os pensamentos se alteram."

Às vezes Jack achava difícil saber se o que estava vivendo era mesmo TOC. Por exemplo, um sintoma comum às pessoas doentes é guardar objetos inúteis, mas ele tinha o problema inverso: tornou-se obcecado por se livrar de coisas das quais imaginava que não precisaria mais. Primeiro, livrar-se das coisas lhe dava prazer, mas depois a situação saiu do controle e se tornou uma preocupação. Ele não sabia quando parar de rearranjar e separar as coisas. Foi então que decidiu que isso provavelmente era um sintoma da doença. E estava certo; afinal, se achamos que é o TOC, é TOC. A realidade não provoca a mesma sensação.

Jack ficou no grupo por três anos e continua praticando a terapia autodirigida. Hoje, estima que os sintomas tenham diminuído 90% e lava as mãos apenas quando há necessidade.

ENCARANDO O INIMIGO

Christopher, que tinha obsessões com contaminação e pensamentos blasfemos, criou uma técnica de autoterapia inusitada. Quando seus vizinhos entravam em férias, pediam-lhe que passeasse com o cachorro. Para alguém com aversão à contaminação, passear com um cachorro "sujo", numa rua "suja", é um desafio. Ele passou a encarar o problema pegando um pouco de terra e esfregando nas mãos e nos braços. Feito isso, concentrava-se em passear com o cachorro. Ao regressar, ele não se permitia lavar a terra até que saísse para o trabalho ou fosse dormir. E nunca desenvolveu compulsão por lavar. Seguindo a orientação do espectador imparcial, tinha uma visão clara da realidade.

Como Christopher trabalha numa cozinha, precisa lavar as mãos frequentemente. Durante um tempo, teve a obsessão de que, ao lavá-las, desenvolveria uma compulsão. Isso, todavia, não o impedia de lavar – de novo, era auxiliado pela terapia cognitivo-comportamental autodirigida. Como a realidade não imita as sensações do TOC, ele sabia que lavar as mãos por necessidade não era sinal de TOC. Uma de suas tarefas era colocar molho de tomate nas pizzas, o que lhe parecia difícil, pois desenvolvera a obsessão de que o molho de tomate era sangue. Mas não tinha escolha e tinha de fazer repetidamente todos os dias, o que funcionava como terapia de exposição constante. Com o tempo, ele superou esses pensamentos.

Amy, que tinha um medo mórbido de escrever algo obsceno ao pegar uma caneta ou um lápis, lembra-se do momento de triunfo sobre essa obsessão. Em seu aniversário, a família foi a um restaurante italiano jantar e ela entrou em pânico quando o *maître* os colocou sentados perto dos garçons, onde canetas, lápis e blocos de anotação estavam claramente visíveis. Ela quis fugir, mas se manteve firme, disse a si mesma que agiria como uma pessoa normal e que conteria o medo. Ao fazer isso, redirecionou a atenção para a comemoração do aniversário e para socializar com o restante da família. Ao lutar contra o TOC, estava dando a si o melhor presente de aniversário possível. Por meio da terapia cognitivo-comportamental autodirigida, Amy superou a obsessão. É interessante observar que, quando sua máquina de escrever quebrou, ela não a consertou e se forçou a usar canetas e lápis, acelerando a recuperação.

Brian, que tinha medo de ácido de bateria, soube que precisava de ajuda profissional quando a obsessão chegou ao ponto de ele pedir que um amigo físico descobrisse por quanto tempo o ácido se prenderia aos pneus de seu carro depois que tivesse passado por um derramamento. Só a título de curiosidade, o amigo estimou que os traços de ácido desapareceriam em quatro giros do pneu.

Hoje, Brian é capaz de ver a obsessão como bizarra, mas ainda lembra a agonia das noites em que seguia a polícia e os bombeiros, limpando derramamentos reais ou imaginários de ácido no asfalto. Ao recordar isso, sente-se um idiota e fica envergonhado por imaginar que alguém possa tê-lo visto com baldes e bicarbonato de sódio.

Como muitos outros que sofrem de TOC, ele buscou ajuda quando se cansou daquele absurdo, pois passou a não conseguir fazer mais nada na vida, a não ser pensar em ácido de bateria.

Brian diz que o método dos Quatro Passos é a única ferramenta boa para pessoas como ele, que precisam usar a mente para superar as dificuldades. Ele reitera:

– Precisamos assumir que não há outro jeito, o que para mim foi a parte mais difícil. O ácido estava por toda parte: no meu quarto, nas paredes de casa...

O transtorno pode deixar uma pessoa com tanto medo de poeira quanto Brian tinha de ácido. É difícil precisar quão ridículos os sintomas podem ser.

Com a ajuda dos Quatro Passos e alguma medicação, Brian conseguiu driblar a maior parte das obsessões. Seu jardim é o local onde melhor realiza o redirecionamento da atenção. O princípio geral é simples: se temos um *hobby*, devemos explorá-lo o máximo que pudermos a fim de redirecionar a atenção.

O PODER DA DISTRAÇÃO

Anna, estudante de filosofia que interrogava o namorado incansavelmente em virtude de seu medo infundado de que ele fosse infiel, se lembra:

– Redirecionar a atenção foi essencial para minha recuperação, mas foi um passo muito difícil de aprender. Esperar é a última coisa que queremos quando a vida parece depender de uma compulsão. Distrair-me fazendo outra coisa ajudou.

Mesmo que eu não conseguisse me concentrar muito em outra atividade, deixar o tempo passar tinha um efeito salutar. Normalmente, quando consigo esperar quinze minutos e tento outros quinze, tenho um controle maior de mim mesma. Quem tem compulsão às vezes pode se retirar do lugar onde realiza os rituais, mas se retirar fisicamente dos próprios pensamentos é impossível.

Ainda assim, descobriu que a regra dos quinze minutos, embora difícil de implementar, permite dar um passo atrás e constatar que uma obsessão é o TOC, não uma questão de conteúdo significativo.

Usar períodos mais curtos, como um minuto ou trinta segundos, é perfeitamente aceitável, sobretudo no começo. A chave é continuar fazendo observações mentais e renomear, dizendo que é apenas o TOC e que não há nada errado de verdade. Ao dirigir conscientemente os pensamentos para outras questões, Anna aprendeu com o tempo que era capaz de resistir aos impulsos de fazer ao namorado todas aquelas perguntas malucas e redirecionar a atenção para longe dos impulsos, em vez de colocar mais energia neles, como fazia antes do tratamento. Consequentemente, a intensidade dos ataques diminuiu num período de meses, e os pequenos ganhos se somaram numa melhoria significativa em sua saúde mental.

Embora ainda tenha obsessões compulsivas em maior ou menor grau, dependendo dos estresses da vida, Anna agora consegue deixar os pensamentos passarem pelo cérebro, em vez de permitir que se infiltrem e infectem tudo. Por exemplo, quase toda vez que vê uma faca afiada, pensamentos ou imagens fortes invadem sua mente. A obsessão com facas não tinha nenhuma relação com o ciúme. Ela diz:

– De forma totalmente involuntária, imagino a faca cortando minha própria carne, e essa visão é vívida o suficiente para me fazer estremecer. Ou, se há alguém junto comigo, tenho o pensamento de que estou esfaqueando a pessoa. Mas como agora sei que esses pensamentos são indesejados e sem sentido, deixo-os passar sem tentar entendê-los, como fazia antes. Não permito que arruinem minha paz de espírito. Meu sucesso em implementar os Quatro Passos aumentou bastante à medida que ganhei a confiança de que podia vencer. Não estou livre do TOC, mas a maior parte do tempo lido com ele, em vez de permitir que me domine.

Essa é uma ótima descrição do princípio de "Não sou eu, é o TOC".

Karen, acumuladora compulsiva, também descobriu que redirecionar a atenção é um dos Quatro Passos mais eficientes. Ela aconselha:

– Devemos fazer algo de que gostamos e nos envolvermos com isto: plantar uma horta, ler um conto, fazer um arranjo de flores, andar de patins... O impulso compulsivo passa se redirecionarmos a atenção e o comportamento. Se ele voltar, talvez não seja mais tão forte. Nesse caso, alteramos de novo nosso comportamento. Uso essa técnica quando encontro um bazar de garagem ou uma lata de lixo atrativa. Se consigo segurar a compulsão por tempo suficiente, o bazar terá terminado e outra pessoa terá pego o item da lata de lixo. Provavelmente, estarei cansada e o impulso terá passado.

À medida que nosso comportamento muda, a atitude se transforma. O sabor de cada sucesso tem uma doçura única, que nos impele a mais sucessos. Toda a visão muda de negativa para positiva, da escuridão para a luz.

Depois de dois anos limpando e jogando coisas fora, Karen e o marido já avançaram três quartos no caminho para ter uma casa sem lixo. Ela agora tem a enorme satisfação de ter uma casa arrumada e um jardim bonito, para o qual pode convidar os amigos. Mas diz:

– Consegui uma recompensa ainda maior. De certa forma, cruzei uma linha invisível na minha mente e disse a mim mesma que iria vencer, e essa foi a verdadeira sorte grande. A promessa da terapia se realizou. Os velhos pensamentos perturbadores podem reaparecer, mas nunca mais terão o mesmo poder sobre mim. Os frutos do sucesso e da autoconfiança são muito mais doces do que a falsa promessa de segurança que estocar coisas me dava. Tenho as ferramentas da terapia e o poder de acreditar num Deus que se preocupa com o que acontece comigo. Esse pensamento me conforta e dá força.

A nova Karen, hoje, começou um pequeno negócio, é bem-sucedida e está otimista quanto ao futuro. Esse é o poder da fé baseada no conhecimento pessoal e na experiência.

NUNCA AGIMOS DE ACORDO COM PENSAMENTOS INAPROPRIADOS

Algo que os pacientes na UCLA aprendem logo é que não importa quão reais pareçam os pensamentos obsessivos com conteúdo perigoso, eles nunca agirão de acordo com eles. *Ninguém nunca faz nada moralmente repreensível por causa do TOC.* Lara, cuja obsessão de cometer algum ato violento era tão forte que tinha pavor de pegar até uma faca de manteiga, hoje entende:

– Nunca agi de acordo com um pensamento obsessivo que machucaria alguém. Não vou nem quero. Sei que tenho controle sobre pensamentos e impulsos, não importa quão fortes e perturbadores sejam.

É importante lembrar que o TOC não domina nossa força de vontade, pelo menos não de modo a nos levar a fazer algo que acreditamos ser errado.

Lara também aprendeu o princípio básico da terapia cognitivo-comportamental:

– Quanto mais luto para fazer as obsessões desaparecerem, mais fortes elas ficam. Então, mudo o foco e penso em outra coisa: um projeto, um livro, um programa de televisão. Altero os pensamentos, aliviando os sintomas. Se eu puder redirecionar meu comportamento e minha energia para outro caminho, normalmente conseguirei realizar outra tarefa.

Quando as obsessões pioram, tende a sentir pena de si mesma, pensando que não tem mais controle sobre elas.

– Nessas horas, mudo o foco: ligo para alguém, começo a cozinhar, vou à academia. Mas nem sempre tenho sucesso, e às vezes tenho de suportar a tempestade. É difícil fugir das obsessões. Elas vão comigo aonde vou, como uma bagagem. Então preciso trabalhar duro para não prestar atenção nelas.

Mais uma vez, redirecionar a atenção para outra coisa, mesmo que por períodos breves, pode ajudar muito com obsessões difíceis, ainda que apenas para provarmos a nós mesmos que o pensamento ruim não precisa sair completamente de nossa cabeça antes de redirecionarmos a atenção. É isso que quero dizer com driblá-lo.

No caso de Lara, há uma dicotomia interessante. Embora as compras sejam uma das compulsões contra as quais luta, às vezes as usa como forma de se distrair dos pensamentos perturbadores.

– Saio para não ficar em casa, para me ocupar. Vou fazer compras basicamente porque não quero voltar para casa e ficar sozinha com minhas obsessões, porque sei que elas ficam piores em casa. Se eu estou na rua, olhando em volta, posso suprimi-las um pouco.

De modo geral, ao fazer isso, ela está redirecionando a atenção para longe das obsessões.

Para Carla, cuja obsessão terrível era a de que ia matar a filha pequena, os Quatro Passos hoje são tão automáticos que segui-los é como escrever o próprio nome ou beber água. Quando os praticamos constantemente, o dia todo, eles se ativam automaticamente, como uma lâmpada que acende, e essa é nossa maior defesa. É então que a transmissão no cérebro começa a se tornar automática de novo.

Manter-se ocupado faz parte da defesa. Carla está no conselho da escola de sua filha e coleta roupas para distribuir aos necessitados.

– Quando fazemos coisas positivas às pessoas, sentimo-nos fora de nós mesmos, ainda que isso não faça o TOC ir embora. Não digo a ninguém que sofro com a doença, que faz parte de mim. Inclusive, tomo remédio todos os dias. Mas quero que as pessoas entendam que existe vida além do TOC e que a merecemos. Não devemos acreditar que fizemos algo ruim ou que Deus não estava conosco quando o TOC apareceu.

Esse é um belo exemplo do tipo de aceitação espiritual que faz todos os aspectos dos Quatro Passos funcionarem melhor.

Jill, que tinha medos terríveis de contaminação e limpava a casa inteira com álcool, também aprendeu essa lição essencial e diz que, quando não está trabalhando, o TOC piora, pois tem mais tempo para deixá-lo piorar. Ao contrário, quanto mais ocupada está, mais saudável fica. Agora que a doença está sob controle, ela está pronta para voltar à ativa. Ela parou de trabalhar um tempo como corretora de imóveis para se tratar. Na época, o horário flexível lhe dava tempo para cuidar da doença e criar as duas filhas, agora adultas. Hoje, diz estar preparada para fazer algo mais criativo. É um grande salto para alguém que já esteve tão oprimida que não conseguia sair de casa e tinha de limpar o ar que respirava com esfregão e álcool.

Gary é atormentado desde a adolescência por pensamentos intrusivos que lhe diziam para atacar pessoas com quem estava conversando ou fazer comentários rudes e inapropriados, algo que ele nunca fez, conforme aprendemos. Entretanto, só o fato de pensá-los o arruinava. À medida que passou a trabalhar os Quatro Passos, com dosagens baixas de medicação como boias de braço, Gary foi capaz de redirecionar a atenção para outros comportamentos por períodos gradualmente maiores. Driblando assiduamente os pensamentos do TOC, descobriu que passava cada vez mais tempo repetindo frases sem sentido e fazendo rituais que chegou a achar que fossem uma resposta para fazer os devaneios violentos sumirem. Sua vida social começou a melhorar depois que ficou mais confiante em lidar com os pensamentos incômodos enquanto falava com outras pessoas. Na verdade, usou a interação social como ferramenta para redirecionar a atenção: conheceu gente nova e se tornou mais amigável com os conhecidos no trabalho. Depois de quinze meses de terapia cognitivo-comportamental e medicação, conseguiu largar o remédio. Não mais temeroso de deixar as pessoas se aproximarem, está namorando pela primeira vez em anos e, como parte do passo de redirecionar a atenção, fazendo trabalho voluntário para o Projeto Aids L.A.

Joanne, que em determinado momento ficou emocionalmente descontrolada como resultado dos pensamentos sombrios que a sufocavam, lembra-se claramente do dia em que experimentou pela primeira vez a sensação de fazer a mente destravar. Até aquele momento, não fazia ideia da sensação que lhe traria. Em suas palavras:

– Meu cérebro não sabia o que era sentir aquilo. Todo mundo sempre me dizia para viver o momento, mas isso é difícil quando se está preso nele. Aprendi que, para mim, o tempo não pode parar, ainda que por um instante. Hoje em dia, tento sempre seguir adiante, e minha vida é muito diferente. De fora, talvez eu não tenha mudado muito, pois ninguém sabia os tormentos que se passavam na minha cabeça. Mas agora me sinto alegre, posso me concentrar nas coisas que quero fazer, ser quem nasci para ser, viver uma vida. Quando a voz sombria dentro da minha cabeça começa a me incomodar, sei do que se trata, redireciono a atenção para outra coisa e digo a mim mesma para mudar o foco. Adquiri as ferramentas para me ajudar e ter controle sobre a voz que afetava tudo na minha vida.

Joanne aprendeu que tem domínio sobre o distúrbio. Se, no início do tratamento, as pessoas podem ser ensinadas a redirecionar a atenção e a ignorar os pensamentos intrusivos driblando-os, mesmo que por poucos minutos, isso lhes dá uma sensação de controle, muito útil e que deve ser fortalecida e encorajada. No início, mesmo passos muito pequenos são significativos. É assim que se aprende que não é necessário controlar totalmente os pensamentos intrusivos ou os remover por completo da consciência para ter um progresso funcional significativo por meio da terapia. No princípio, o grande esforço para dar um pequeno passo no sentido de redirecionar a atenção será suficiente para dar um maior mais adiante. O mesmo nível de esforço consegue resultados maiores à medida que o tempo passa, pois o cérebro está se transformando quando trabalhamos os Quatro Passos.

Jenny, que por quatro anos lutou contra inúmeras obsessões, inclusive a de que a radiação nuclear ia passar dela para outras pessoas, hoje é capaz de colocar tudo isso na perspectiva apropriada e até consegue fazer piada com as técnicas de evitação que antes usava para lidar com o TOC. Uma vez, desenvolveu a obsessão, até comum, de que havia atropelado e matado alguém enquanto dirigia. Para tentar resolver o problema, decidiu não ter um carro e passou a inventar histórias para justificar isso, como dizer que não podia dirigir à noite porque não enxergava bem ou que estava sem dinheiro para manter os custos de ter um.

Quanto à compulsão por checagem, como não conseguia olhar para o fogão dos outros – os botões podiam estar um pouco tortos –, encontrou um modo de evitar isso também. Quando ia a festas na casa de outras pessoas, evitava a cozinha, levando um prato que não precisava ser esquentado. Nenhum de seus sintomas diminuiu de intensidade até ela encarar o problema, chamá-lo de TOC e redirecionar a atenção para outros comportamentos, mais positivos. Ela aprendeu a terapia cognitivo-comportamental como paciente externa da UCLA, e mais tarde, na terapia em grupo, foi apresentada aos Quatro Passos. Embora ainda tenha uma pequena mistura de todos os medos clássicos do TOC, hoje é capaz de seguir adiante quando as sensações a atacam, tem um bom emprego e muitos amigos, dirige e pode ir à cozinha na casa dos outros. Ela acredita que pode se mudar para qualquer lugar do mundo e escolher diferentes carreiras.

Dottie, que realizava rituais ridículos por medo de que algo terrível acontecesse com os olhos do filho, ficou hospitalizada durante um ano na década de 1970, o que não a ajudou muito com o TOC. Agora, ela entende que tudo foi, em grande parte, culpa sua, conquanto as técnicas que hoje temos para tratar a doença ainda não tivessem sido desenvolvidas naquela época. Ela conta:

– No hospital psiquiátrico, tínhamos terapia em grupo todos os dias, mas ninguém sabia o que havia de errado comigo, apenas diziam que era minha vez e perguntavam o que eu queria contar. Eu gostava de ajudar todo mundo, mas nunca falava sobre mim, o que é ruim.

Certa vez, saiu correndo e gritando da sessão de terapia em grupo. Ela conta:

– Foi a única emoção que demonstrei naquele hospital. Eu não falava sobre meus pensamentos obsessivos porque sabia que, se o fizesse, eles poderiam se tornar realidade.

Depois de quatro anos frequentando o programa na UCLA, Dottie parou de tomar medicação, consegue se manter num emprego de meio período e fala sobre como espera usar o que aprendeu para ajudar outras pessoas com TOC, que é o ápice do redirecionamento de atenção.

TOC COMO AFRODISÍACO?

Domingo, cujas obsessões incluíam o medo de ter lâminas de barbear na ponta dos dedos e machucar a mulher quando a tocasse, tem uma visão muito interessante, pode-se dizer única, sobre como o TOC afetou sua vida sexual. Alto, moreno e magro, com um grande sorriso, ele é atraente para muitas mulheres e teve várias namoradas antes de se casar recentemente. A entrevista que se segue aconteceu antes de seu casamento.

– É difícil por causa do TOC. Metade de mim está com a mulher, mas os pensamentos continuam, não consigo me concentrar, e o tempo continua passando. Embora eu esteja com a mulher, minha mente está em outro lugar, então não chego ao orgasmo. As mulheres acham bom porque o sexo dura muito mais tempo, pois não paro. Elas me dizem que sou uma espécie rara de homem.

A respeito dos tipos de pensamentos obsessivos que tem durante o sexo, ele responde:

– Pode ser algo como: "Será que fechei a porta da frente, tirei o rádio do carro, dei comida ao cachorro?".

Sobre se as parceiras percebiam que sua mente não estava totalmente com elas, ele sorri e diz:

– Elas perguntam se estou presente e respondo que, num segundo, estarei. Digo para aproveitarem e elas entendem.

Embora novas obsessões tendam a surgir mesmo quando se superam outras, ele acha que, como recompensa por sua diligência ao fazer os Quatro Passos, está no meio do caminho na batalha contra o TOC. Quando um dos pensamentos terríveis invade sua mente, ele respira fundo e diz a si mesmo que consegue fazer aquilo:

– Não posso esperar quinze minutos toda vez que estou mal porque esses quinze minutos se transformarão em duas horas. É uma obsessão atrás da outra. Se esperar quinze minutos, vou ficar sentado e não farei nada o dia todo.

Assim, ele elimina da mente a possibilidade de realizar as compulsões e continua fazendo o que precisa. Na UCLA, chamamos isso de reavaliação ativa.

Nem todo mundo tem uma força de vontade tão grande quanto a de Domingo, mas ele não é o único que foi capaz de usar os Quatro Passos como uma espécie de ponto de partida para a terapia cognitivo-comportamental e aprender com o tempo que não precisa mais realizá-los como se recitasse uma litania. Com a prática, pessoas como Domingo podem pular os passos renomear e reatribuir, que acontecem automaticamente, e ir direto para o redirecionamento a atenção, como resultado de terem reavaliado ativamente o pensamento ou impulso intrusivo como TOC.

Esse, é claro, é o objetivo final.

PONTOS-CHAVE PARA LEMBRAR

- ✓ O passo 3 é redirecionar a atenção.
- ✓ Redirecionar a atenção significa mudar as respostas comportamentais a pensamentos e impulsos indesejados e concentrar a atenção em algo útil e construtivo. Deve-se realizar outro comportamento.
- ✓ Esse é o passo em que não há ganho sem sofrimento e no qual precisamos ser ativos, não passivos.
- ✓ Use a regra dos quinze minutos: drible os sintomas fazendo algo saudável e prazeroso por pelo menos quinze minutos. Depois, faça observações mentais sobre como os sintomas mudaram e tente redirecionar a atenção por mais quinze minutos.
- ✓ Use o espectador imparcial, que fortalecerá a mente.
- ✓ Quando mudamos nosso comportamento, mudamos nosso cérebro.

PASSO 4: REAVALIAR
"LIÇÕES APRENDIDAS COM O TOC"

> Passo 1. RENOMEAR.
> Passo 2. REATRIBUIR.
> Passo 3. REDIRECIONAR A ATENÇÃO.
> **Passo 4. REAVALIAR.**

> Passo 4: **Reavaliar** é uma consequência natural da prática diligente dos três primeiros passos. Com a prática, logo percebemos que os pensamentos obsessivos e comportamentos compulsivos são **distrações inúteis que devem ser ignoradas**. Com esse *insight*, seremos capazes de reavaliar, *desvalorizar* os impulsos patológicos e afastá-los até que comecem a desaparecer. À medida que o cérebro começar a trabalhar melhor, ficará mais fácil ver o que obsessões e compulsões de fato são. Nosso cérebro vai funcionar de maneira muito mais normal e automática. Como resultado, a intensidade dos sintomas diminuirá.

Quem tem TOC sofre tanto que pode buscar no fundo da alma uma resposta à pergunta "Por que eu?". Com frequência, acaba pensando que é uma pessoa terrível por ter esses pensamentos ruins.

Se não reavaliarmos ativamente esses pensamentos como falsas mensagens do cérebro, sem qualquer significado espiritual, certamente ficaremos abatidos e com raiva de nós mesmos. A chave é perceber que o pensamento está ocorrendo *apesar* de nossa vontade, e não *por causa* dela.

Uma pessoa religiosa, por exemplo, pode examinar um pensamento obsessivo de blasfêmia e entender que não tem nada a ver com ter sentimentos contra a Virgem Maria ou Jesus Cristo, e sim com o TOC. Com esse conhecimento, deve-se enxergar isso como uma oportunidade para reafirmar a fé por meio do autoexame espiritual. Saber que pensamentos de blasfêmia não passam de reflexos de uma doença – e que não são reflexo de pureza ou integridade espiritual – é preponderante para desenvolver a capacidade de driblá-los.

O princípio geral incorporado em reavaliar é: *quanto mais percebemos do que de fato se trata os sintomas do TOC, mais rapidamente podemos desconsiderá-los como um lixo ao qual não se deve prestar atenção.* A prática dos primeiros três passos gradualmente remove o medo e a ansiedade que a doença causa quando as mensagens falsas são tomadas literalmente. À medida que aprendemos que o TOC não precisa controlar nossos comportamentos ou pensamentos, passamos a desvalorizá-los e podemos ignorá-los como nada além de uma praga incômoda. Quanto mais conscientes e *de maneira ativa* conseguirmos reavaliá-los como absurdos, mais rápido realizaremos os passos de renomear, reatribuir e redirecionar a atenção, bem como a função de "transmissão automática" do cérebro retorna com mais firmeza. Reavaliar ajuda a mudar o comportamento. Além disso, à medida que se entende a doença de modo mais claro e usam-se os Quatro Passos como a arma para derrotar esse inimigo, ganha-se nova habilidade de Reavaliar a vida e os sentimentos sobre si mesmo e os outros.

Lara explica desta forma:

– Ter TOC me transformou num ser humano mais intenso, sensível e compassivo. Tornei-me humilde por causa do transtorno. Isso construiu meu caráter mesmo quando fazia sofrer minha alma, meu coração e minha autoestima. Da mesma forma, permitiu-me lutar mais, procurar o bem e a verdade dentro de mim. Tornou-me menos crítica em relação aos outros que sofrem.

"DEUS ME AMA"

Tendo as ferramentas para lutar contra o TOC – saber que ele nunca mais vai assumir o comando de nossas vidas –, passa-se a pensar no tempo e na oportunidade que se perdeu de olhar para o futuro com renovado prazer pela vida. Com frequência, experimenta-se um despertar espiritual.

Joel, em grande parte livre das compulsões de contaminação e acumulação, diz que, pela primeira vez em anos, há um valor intrínseco na vida e que nunca teve o tipo de depressão em que quisesse se matar, mas que a vida era enfadonha. Carla fala sobre a gratidão pelo fato de a filha – com quem ela tinha a obsessão de que poderia matar – ser hoje uma menina feliz e saudável. Embora Carla seja muito religiosa, nos momentos mais sombrios, questionou se havia um poder superior capaz de perdoá-la por esses pensamentos horríveis. Agora, entende que Deus a ama e reavaliou a vida. Sem mais querer se remoer, está animada, determinada a fazer algo mais significativo do que apenas trabalhar para pagar as contas. Diz:

– Quero que minha vida faça a diferença e quero ajudar os outros. Ter TOC me levou a trabalhar mais duro. Há muitas pessoas com necessidades. Sinto que fui poupada, como se tivesse essa doença por um motivo, e agora preciso fazer a diferença.

Deus certamente sabe a distinção entre o que está no nosso coração de verdade e o que é apenas uma falsa mensagem do cérebro. É importante nunca esquecer esse ponto. O autotratamento cognitivo-comportamental apresenta uma oportunidade real para reafirmar a fé na capacidade de Deus de saber quem realmente somos. Só quando nos permitimos encarar os pensamentos de blasfêmia – e desconfiar dos sentimentos mais profundos sobre a capacidade de Deus de saber o que é real e o que não é – é que desenvolvemos uma sensação de autodepreciação. Como todas as batalhas que valem a pena, no fim é um teste de fé.

Precisamos lembrar continuamente que isso não é um pensamento de blasfêmia, um reflexo do que sentimos, e sim um sintoma do TOC no qual não acreditamos.

Numa revista religiosa conservadora, Christopher, que sofria de pensamentos de blasfêmia recorrentes, leu um artigo que afirmava ser errado receber a comunhão na mão, embora seja uma prática comum hoje na Igreja Católica e que ele havia seguido desde a infância. Como é muito conservador por natureza, ficou com medo de que isso ofendesse Deus e, por muito tempo, passou a recebê-la diretamente na boca. Ele também ficou obcecado com o fato de que quase todo mundo ao seu redor, sem saber, estava cometendo essa terrível ofensa e recebendo a comunhão na mão. Essa obsessão fez com que se sentisse tão mal que ele passou a temer a missa de domingo, que o deixava nervoso já na sexta-feira ou no sábado. Finalmente, obrigou-se a assumir o risco de ofender Deus confrontando a obsessão e recebendo a hóstia na mão. Na primeira vez, começou a suar e seu coração bateu tão forte que ele podia ouvi-lo. Mas, é claro, Deus não o puniu.

Os sintomas do TOC muitas vezes têm um conteúdo ou uma nuance religiosos nas pessoas de fé, algo que nem sempre é apreciado adequadamente. Por exemplo, o fato de Christopher ter ido buscar ajuda profissional pela primeira vez e ser questionado rudemente ao tentar explicar que considerava os sintomas uma forma de possessão demoníaca deve servir como um alerta para a comunidade psiquiátrica. Muitos psiquiatras hoje são incapazes de ter empatia com pensamentos religiosos na mente de alguns fiéis. Inteligente e compreensivo, Christopher entendeu que tinha uma doença e que esses pensamentos terríveis não tinham nada a ver com influência demoníaca. Por meio do autoexame espiritual, antes mesmo de consultar um psiquiatra, ele já sabia que não estava sob influência de poderes demoníacos e imaginava sofrer de uma condição neuropsiquiátrica. A natureza estressante da interação inicial entre ele e o psiquiatra que não o compreendeu provavelmente foi reflexo da ignorância e da arrogância do profissional.

FUGINDO DA ARMADILHA DO TOC

No contexto dos Quatro Passos, reavaliar pode ser compreendido como um complemento a renomear e reatribuir. Ao se recusarem a acreditar no que os sintomas dizem, as pessoas com TOC passam a considerar sensações e impulsos incômodos um lixo tóxico do cérebro. Fazer isso lhes permite driblar o pensamento tão rapidamente que renomear e reatribuir se tornam praticamente automáticos. Elas não precisam mais mudar a marcha manualmente, uma a uma, para passar a outro comportamento. Agora, reconhecem as sensações do TOC pelo que são e quase no mesmo momento em que ocorrem. O autotratamento contínuo resulta na diminuição da intensidade dos sintomas, que, por sua vez, aumenta a reavaliação, diminuindo o esforço necessário para descartar os sintomas como lixo e redirecionar a atenção para um comportamento positivo.

Eis uma forma racional de conceitualizar isso:

- ✓ O autotratamento com os Quatro Passos leva a mudanças no cérebro, que resultam na redução do medo e na diminuição da intensidade dos sintomas.
- ✓ Isso tende a aumentar a reavaliação dos sintomas, porque torna mais fácil vê-los como realmente são, o que, por sua vez, intensifica os passos de renomear, reatribuir e redirecionar a atenção e leva a mais mudanças no cérebro. Assim, um padrão terapêutico de retroalimentação positiva é estabelecido.

✓ Durante o passo de redirecionar a atenção, a química do cérebro se transforma, o que faz com que o impulso diminua, tornando mais fácil reavaliar.

✓ A reavaliação facilita renomear e reatribuir, bem como leva a redirecionar mais a atenção, o que causa mudanças no cérebro e uma redução maior dos sintomas, gerando mais reavaliação, e assim por diante.

O resultado normalmente é uma clara redução na intensidade dos sintomas e uma melhora perceptível nas respostas comportamentais que controlam pensamentos e impulsos que ainda possam restar.

A técnica de terapia comportamental tradicional de fazer com que o paciente atormentado pela ansiedade "a suporte" passivamente por uma hora ou mais, esperando-a diminuir, depois da exposição a um estímulo que causa intensos impulsos, não é um método de autotratamento facilmente alcançável para aqueles que sofrem de TOC. O que essas pessoas podem fazer mais prontamente é modificar a técnica de terapia comportamental tradicional praticando a prevenção de resposta autodirigida, usando os Quatro Passos por períodos cada vez maiores. Isso significa dizer a nós mesmos que é apenas o TOC, ou seja, renomear, depois reatribuir a um problema no cérebro, redirecionar a atenção para um comportamento construtivo e prazeroso, em vez de lavar as mãos ou checar a porta, e, por fim, reavaliar o significado desses pensamentos.

Ao reavaliarmos, percebemos que os impulsos obsessivos não são importantes e que podemos lidar com eles. Em essência, isso é *desvalorizar* os pensamentos tolos. Ao esperar quinze minutos e tentar aumentar essa extensão de tempo, damos a nós mesmos o espaço para driblar o TOC. Quinze minutos de terapia cognitivo-comportamental autodirigida com os Quatro Passos são mais eficazes para superar os impulsos do que apenas sentar e esperar. Uma mente poderosa, que se desenvolverá ao praticar os Quatro Passos, será cada vez mais capaz de observar mudanças positivas sutis e compreender suas profundas implicações, que consistem em saber que estamos mudando o método como o cérebro funciona ao alterarmos nosso comportamento e que estamos retomando o controle de nossa vida.

Anna, a estudante de filosofia com medos irracionais de que o namorado fosse infiel, diz que sua recuperação dependeu, em parte, de poder olhar para os impulsos sob uma nova luz:

– Aprendi a identificar meus sintomas como TOC, em vez de achar que fossem pensamentos importantes que deveriam ter seu significado profundo decifrado. À medida que o processo de Renomear se tornou mais automático e aprendi como é improdutivo agir de acordo com as obsessões e ficar pensando nas obsessões, ficou mais fácil ignorar as peças que a doença sempre pregava em mim.

Ela acha útil personificar o TOC como alguém inteligente e dissimulado que tenta nos enganar. Uma vez que os pensamentos perturbadores e intrusivos de Anna são por natureza impossíveis de resolver – como alguém pode ter certeza de que o marido é fiel em ação e pensamento? –, suas obsessões não podem ser contornadas com o pensamento e trazem muito sofrimento. Ela diz que agora vê os truques do distúrbio, aprendeu a driblá-lo e não é mais levada à obsessão e ao comportamento compulsivo como antes. Praticar os Quatro Passos lhe trouxe não só alívio, mas uma sensação maior de autodomínio e confiança para lidar com a maioria dos problemas.

UMA BATALHA DA VONTADE

Como as obsessões nos seguem e não podemos fugir delas como de um forno ou uma porta, é mais difícil driblá-las. Como disse um paciente certa vez, não conseguimos abandonar nosso cérebro. As obsessões não podem sempre ser refutadas pela lógica. Por exemplo, um avião pode cair depois que uma pessoa ignora a voz interna que a manda ceder a uma compulsão. O fato de não haver conexão entre o acidente e o fracasso da pessoa ao ceder à compulsão pode não ser provável, mas sabemos que ceder a comportamentos compulsivos baseados num medo obsessivo de que um avião caia – ou de que haja um terremoto ou qualquer outra calamidade – torna a vida infernal.

Sugiro que reavaliemos as obsessões com a ajuda de duas etapas dos passos de renomear e reatribuir: *antecipar* e *aceitar* (os dois As). O primeiro A nos lembra de que os pensamentos obsessivos vão ocorrer centenas de vezes por dia e que não devemos nos surpreender com eles, mesmo que sejam violentos e extremamente perturbadores. É incrível que pessoas com TOC tenham o mesmo pensamento mil vezes por dia e ainda assim fiquem ansiosas e perturbadas por isso, caso não se esforcem para prevê-los conscientemente. Ao antecipar os pensamentos obsessivos, reconhecemo-los assim que surgem e os renomeamos imediatamente. Dessa forma, ao mesmo tempo os estaremos reavaliando. Aprenderemos a passar ao próximo pensamento, embora os obsessivos continuem lá.

À medida que fizermos isso, o segundo A entrará em cena. Quando aceitamos que nosso problema é uma condição médica tratável, não nos permitimos nos voltar contra nós mesmos e criticar nossos motivos internos. Não queremos que aquele mau pensamento esteja presente, mas aceitamos que ele *existe apesar de nós, e não por nossa causa.* Pacientes com obsessões tendem a indagar o que vai acontecer se tiverem um comportamento inadequado, como socar ou violentar sexualmente alguém. Eles se veem sendo levados para a prisão, algemados, enquanto todo mundo os insulta. Então, é muito importante reavaliar ativamente as obsessões, em vez de deixar que isso aconteça sozinho, como costuma ocorrer quando lidamos com compulsões. Sabemos que não vamos realizar tais atitudes porque não queremos, pois se trata apenas de uma falsa mensagem do cérebro que não pode tomar conta de nossa vontade.

Lara, que é subjugada por pensamentos violentos com facas, foi confrontada por um amigo psicólogo sobre como sabia que não agiria de acordo com eles, pois certamente Charles Manson e Jeffrey Dahmer, por exemplo, também tinham obsessões. Ela, porém, agora entende que os dois eram psicopatas e não sentiam culpa, enquanto ela tem sentimentos e não quer sofrer as consequências. Além disso, é difícil crer que esses dois homens fossem de fato obcecados, no verdadeiro sentido do TOC. Eles não recebiam mensagens falsas do cérebro, e sim ruminavam sobre maldades que *queriam* fazer. Lara e eu conversamos sobre essa diferença, e ela me disse que não faria nada porque não queria machucar ninguém. Ela está certa.

FÁCIL FALAR, DIFÍCIL FAZER

Como médico, tenho muita admiração ao observar as pessoas lutarem para superar suas obsessões. Muitas vezes, pacientes me dizem que é fácil falar, mas difícil fazer. Entendo como é difícil e nunca vou dizê-los para fazer de forma superficial e casual. É um trabalho duro, mas as recompensas são grandes. Além disso, é uma batalha que não pode ser evitada, porque o TOC não dá paz; esta deve ser conquistada.

O objetivo final, claro, é que as ansiedades desapareçam para sempre. Na UCLA, descobrimos que usar intervalos de tempo *progressivos* que gradualmente aumentam até os quinze minutos ou mais, dividindo a tarefa em partes administráveis, reavaliando a situação enquanto se está ansioso e observando as mudanças na resposta, tornam esse objetivo mais atingível. Pode-se tentar criar uma série de intervalos juntos para aumentar o tempo de atraso de resposta. Escrever num diário as atividades durante o redirecionamento da atenção e da reavaliação, bem como conquistas que se quer acompanhar, reforça bastante esse processo. À medida que observamos cada redução na ansiedade e registramos quais atividades fizeram com que ela diminuísse, esses sinais de progresso fortalecerão nossa determinação a perseverar no trabalho duro de fazer os Quatro Passos. Como resultado, veremos cada pequena melhora como uma vitória, em vez de enxergarmos nossa inabilidade para superar as ansiedades da primeira, segunda ou terceira vez como sinal desencorajador de fracasso. Estaremos, assim, ajudando a nós mesmos, sendo nosso próprio terapeuta.

Uma das ironias do TOC é permitir que algumas pessoas adquiram uma grande capacidade de percepção a pequenos detalhes. Anos de práticas rituais parecem criar habilidades que aumentam os poderes de observação e memória. Contudo, essas mesmas pessoas lamentam o tempo perdido lidando com obsessões e compulsões.

Michael, que tem obsessão de que suas calças estão encolhendo, afirma sem rodeios:

– O TOC matou meu sucesso. Sou inteligente e tinha muito potencial em várias áreas, mas ele me matou. Acordo de manhã e dirijo um Dodge Colt 1983 até meu trabalho como estenógrafo que não suporto mais. Foi o TOC que fez isso, e eu o odeio porque ele não me permitiu fazer o que eu gostaria de fazer.

Num esforço para entender melhor como isso afetou sua vida, Michael lê bastante sobre doenças mentais e suas causas, buscando respostas para o porquê de ter desenvolvido o TOC. Ele se pergunta:

– Foi mais do que bioquímica o fato de eu ser uma criança de 8 anos triste na escola, ou foi resultado de fatores emocionais e outros elementos degenerativos, como a genética? Quero saber como cheguei ao ponto em que estou hoje e como posso um dia chegar ao ponto em que quero estar. É um mistério incrível que preciso continuar estudando por conta própria. Acho que é uma parte do processo de recuperação. Às vezes, tenho vontade de pegar uma faca, enfiar na cabeça e cortar a parte doente do meu cérebro.

Ele costuma acordar no meio da noite se perguntando por que não faz mais por si mesmo. Muitos pacientes, de fato, relatam ter padrões de sono interrompido, o que os deixa sempre cansados. Se esses padrões forem crônicos, a possibilidade de ao TOC ter se somado um quadro depressivo deve ser seriamente considerada.

Houve um tempo em que Michael acordava sentindo que havia corrido uma maratona enquanto dormia. A medicação, como complemento à terapia cognitivo-comportamental, o ajudou a dormir melhor e aumentou seu desempenho no trabalho, pois também atua sobre a depressão.

PERDENDO UM VELHO AMIGO

Quando as pessoas reavaliam os sintomas com sucesso e tomam o controle das próprias vidas, não é incomum passarem por um período de luto. Jeremy, por exemplo, que tinha medo de que o álcool tivesse contaminado sua comida, se lembra:

– Senti um vazio como nunca sentira antes. Por anos, o TOC havia comandado e sido minha vida. Eu pensava nele mais do que em qualquer outra coisa. Agora ele tinha desaparecido quase por completo, então o vazio era real. Fiquei em luto por causa dele. Essa sensação durou até que eu começasse a preencher o vazio com ações positivas, como bons pensamentos e sentimentos. Quando percebi que se tratava de um barulho tolo, percebi que podia desfrutar das minhas refeições. Não rumino mais sobre minha obsessão com comida há mais de dois anos.

Jeremy também superou o medo de usar banheiros públicos e a maioria das outras ansiedades. Diz hoje se sentir ótimo.

Outras pessoas com TOC podem usar a condição médica como modo conveniente de se desculpar pelas fraquezas ou racionalizar comportamentos essencialmente autodestrutivos. Psiquiatras, em geral, se referem a essas desculpas como "ganhos secundários". Barbara, que era obcecada com a cafeteira, trabalhava como temporária, apesar de ter um diploma com honra numa universidade da Ivy League. Ela reflete:

– Embora seja difícil admitir, posso trabalhar em empregos abaixo da minha capacidade e culpar o TOC por isso. Isso também me permite não assumir riscos. Essas são questões de autoestima, e não do TOC. Preciso observar isso, pois não posso usá-lo como desculpa a vida inteira. Eu aceitava empregos que exigiam menos capacitação não necessariamente por causa do TOC, mas porque me falta autoconfiança para realizar tarefas mais complexas. Então, faço coisas que eu poderia fazer com as mãos amarradas nas costas, algo que não exige um curso superior.

Barbara sempre teve um problema de autoestima que ela acredita não ter nada a ver com o TOC. Com problemas de alcoolismo na família, durante um tempo ela bebia demais e comia compulsivamente para lidar com os estresses de viver com um pai alcoólatra. Ela diz:

– Sei que sou inteligente e competente, mas ao mesmo tempo acho que não sou boa o bastante. É o mesmo com o TOC: sei que as portas estão trancadas e que o forno está desligado, mesmo assim não acredito. Pareço ótima, mas me saboto completamente. Não faz muito tempo, ofereceram-me um ótimo emprego, assinei o contrato e logo depois pedi demissão, usando a ansiedade como desculpa. Disse que eu era muito ansiosa, e eles desistiram. Foi muito pouco profissional da minha parte, e sei que provavelmente nunca vou conseguir outro emprego nesse ramo.

O trabalho dela com os Quatro Passos, entretanto, afastou o TOC e aumentou seu nível de conforto com a responsabilidade.

A falta de autoestima também era um problema para Carla, que conta:

– Quando se tem TOC, a autoestima é tão baixa que tendemos a dirigir nossa raiva para dentro, mesmo quando não é justificada. Às vezes, se alguém nos diz algo negativo ou alguma coisa ruim acontece, em vez de lidarmos com o problema, e apenas com ele, internalizamos. A ansiedade faz parte disso. Tendemos a questionar a nós mesmos sobre o porquê de termos feito isto ou aquilo com determinada pessoa. Com o TOC, não consideramos a possibilidade de o problema não ter a ver conosco, e ele contribui com os maus hábitos nos padrões de pensamento. Praticar os Quatro Passos pode ajudar a resolver ambos os problemas.

Embora Jill esteja, em grande parte, livre das compulsões de lavar e limpar a casa com álcool, é assídua no grupo de terapia, que a ajuda a reavaliar a vida e a perceber que ela é melhor do que muita gente. Também reforça sua determinação, já que vê como muitos usam o TOC como desculpa para não fazer nada e não tentar se tornar uma pessoa melhor. Ela quer encorajar outras pessoas com TOC a fazer os Quatro Passos aos poucos, como ela fez, a caminho da recuperação.

Em tratamento, Jill aprendeu a reavaliar os medos de morte e contaminação. Com pouco mais de 40 anos, percebeu que não podia continuar se desestruturando toda vez que alguém próximo a ela morria. Seu primeiro pequeno passo foi uma autoterapia de exposição. Ela montou uma armadilha de cola para ratos, mas, quando descobriu que um ratinho ficara preso, sentiu-se tão mal que começou a levar-lhe água, mesmo sabendo que ele ia morrer. De certa forma, fez isso para enfrentar a morte. Seu gato, que era parte da família havia onze anos, estava doente, e Jill estava usando o rato para se preparar para a morte do felino.

Foi consumida por um medo terrível de que seu gato pararia de respirar na sua frente e de que não sabia como reagiria. Da mesma forma, temia que toda a cidade ficasse contaminada. Quando o bichano morreu, Jill estava em terapia e foi capaz de lidar com isso. Ela conta:

– Até paramos no caminho para o veterinário para deixar um vídeo na locadora, pois eu não queria pagar por mais um dia. Manter a compostura daquela forma foi inacreditável para mim.

Seu maior teste aconteceu anos depois, com a morte de sua mãe. No dia em que se deu conta de que isso poderia acontecer, teve um grande debate consigo mesma sobre que roupa usar para ir trabalhar. Ela tinha em mente que, se recebesse o temido telefonema, o que quer que estivesse vestindo se tornaria instantaneamente contaminado. Por fim, obrigou-se a usar seu melhor terno de linho branco. Ao receber o telefonema, não se sentiu impelida a jogá-lo fora.

Outro obstáculo para Jill aconteceu no dia do enterro. Como acreditava que seu medo de contaminação tivesse se iniciado no velório de um amigo quando era adolescente, ela, até aquele dia, nunca mais fora a outro. Sentindo grande culpa por não querer estar no enterro da mãe, consultou um padre, que sabiamente a assegurou de que sua mãe não quereria ver a filha doente por isso. Como compensação, Jill e a filha levaram flores a uma praia e fizeram uma cerimônia privada em homenagem à sua mãe.

OPORTUNIDADES PERDIDAS

Em terapia, Josh, que era obcecado com a ideia de lançar clipes de papel sem querer na xícara de café dos colegas de trabalho, fazendo-os asfixiar, e soltar os ornamentos dos capôs dos carros, fazendo-os voarem contra o para-brisa na estrada, entendeu como a culpa, a reduzida capacidade de funcionar e as relações deterioradas com família e amigos – tudo em consequência do TOC – estavam fazendo mal tanto para ele quanto para os outros. Há profundos custos de oportunidade em realizar as compulsões. Em termos econômicos, isso significa que o tempo gasto com o TOC resulta em perda de oportunidades nos negócios e em outras áreas da vida. Parte da culpa de Josh se devia ao que ele percebia como falta de compromisso com o apoio financeiro a um abrigo para os sem-teto, então dizia a si mesmo que, se pudesse evitar a obsessão, poderia ganhar e doar mais dinheiro. Às vezes esse raciocínio ajudava. Josh estava realmente reavaliando.

O conceito de Josh de perda de oportunidades é ótimo: de fato, não há valor em ceder a uma compulsão. Mesmo que não sejamos capazes de perceber que o tempo é valioso em termos econômicos, ceder a uma compulsão para evitar uma catástrofe imaginada e ilógica não é uma boa troca, porque o esforço que empreendemos nisso nos rouba tempo, nos distancia de outras pessoas e nos impede de ter um comportamento saudável e produtivo. Não é necessário falarmos sobre salvar a humanidade; basta termos tempo para sentar e conversar com a família.

Um erro grave e comum que as pessoas com TOC cometem é ceder à compulsão achando que, se não o fizerem, vão se distrair do trabalho. Em primeiro lugar, ceder ao impulso só vai fazer a sensação compulsiva piorar, como já sabemos. Mas há outra questão: uma compulsão leva à outra. A quantidade de tempo que passamos sucumbindo a todas as compulsões pode ser gasta fazendo algo útil. Portanto, ao cedermos, não gastamos tempo apenas com as compulsões tolas, mas também perdemos a oportunidade de fazer algo útil. Então, devemos lembrar que fazer algo útil, em vez do TOC, também é redirecionar a atenção, que é a principal forma de fazer o cérebro mudar e melhorar. Isso é criar novas oportunidades.

Brian, que luta para controlar o impulso de limpar ruas à noite para retirar ácido de bateria, diz:

– O tempo que as pessoas com TOC passam fazendo coisas totalmente irracionais é um grande desperdício e nunca se recupera. Eu deveria tê-lo passado com meus filhos, em vez de ficar na rua, limpando. Todo aquele tempo foi apenas um desperdício. O TOC consome toda a nossa energia, toma muito de nossa vida. Eu ficava às vezes até uma e meia da manhã na rua, depois ia para casa me arrastando e acordava extremamente cansado.

Além do cansaço físico pela noite maldormida, Brian ficava mentalmente exausto por pensar o tempo todo nas obsessões. Ele diz que, se não fosse sócio da concessionária de carros em que trabalhava, já teria sido demitido há tempos.

No seu pior momento, antes de iniciar a terapia na UCLA, estava tão desesperado que dizia que, se morresse e lhe oferecessem a chance de viver novamente, ele recusaria, se isso significasse voltar à Terra como uma pessoa com TOC. Cada dia era de pura agonia.

– Posso dizer honestamente que odiava o nascer do sol, pois significava mais um dia com TOC, outro maldito dia para viver com medo. Rezava para ter uma doença terminal. Pedia que Deus me levasse, pois não conseguia mais suportar aquilo.

Brian passou por um período conturbado no casamento e com os filhos, algo comum a quem sofre com TOC. Hoje, ele é capaz de olhar seu progresso e falar com orgulho dos ganhos que teve ao lutar contra a doença. Sua batalha, contudo, continua constante.

"UM POUCO DE LUZ NA MINHA ALMA"

Aqueles que reavaliaram os sintomas do TOC e continuaram reavaliando a vida nos oferecem algumas percepções profundas e filosóficas, como os exemplos seguintes ilustram.

Joanne, que por anos foi atormentada por pensamentos sombrios e depressivos, descobriu que, depois que começou a praticar os Quatro Passos diligentemente, o medo começou a desaparecer e a vida começou a fazer sentido. Ela ressalta:

– Eu podia finalmente ver um pouco de luz. Pela primeira vez, consegui experimentar a sensação de mudar o pensamento, não ficar travada no momento, seguir em frente. Foi incrível. Sei o que está acontecendo comigo e consigo me ajudar. Alguns dizem que, na vida, todas as coisas ruins que acontecem têm um motivo ou uma lição. Não tenho certeza disso. Tudo que posso dizer é que, no fim, aprendi sobre compaixão e me sinto muito sortuda porque isso me ajudou a me tornar um ser humano melhor.

Seu relato também é uma descrição elegante de alguém com uma função cerebral melhorada: seguir em frente, livre do cérebro travado, não mais com a marcha enguiçada.

Lara, que construiu uma vida profissional produtiva apesar de ter TOC e síndrome de Tourette, diz:

– Desistir nunca será meu lema. Ninguém com TOC deve desistir. Concluí minha graduação, o mestrado, e me tornei psicóloga. Agora ajudo os outros na luta diária contra o TOC. Ter TOC e Tourette me ajudou a estar mais em sintonia com os pacientes. Provavelmente, sempre vou lutar contra a doença. Tudo bem. Talvez eu possa ajudar outras pessoas que têm a mesma coisa que eu. Com frequência, penso como a vida seria maravilhosa sem Tourette ou TOC, como eu seria. Infelizmente, é provável que eu nunca descubra. Mas tudo bem também.

Karen, acumuladora compulsiva que permitiu que o lixo tomasse conta de sua casa e de sua vida, estabeleceu objetivos pragmáticos e espirituais para si mesma após reconhecer que estava lidando com o TOC. Ela queria uma casa cheia de ar puro e luz do sol – por muito tempo, manteve as janelas fechadas para esconder o terrível segredo. Do mesmo modo, queria aproveitar cada minuto de lazer que teria depois que se livrasse das compulsões. Ela diz:

– Ninguém faz ideia de quanto tempo eu passava, todos os dias, rearranjando as coisas para poder guardar outras. Eram horas de frustração procurando bugigangas perdidas na bagunça. O tempo que levei para acumular todas aquelas coisas, e também para pôr tudo em ordem depois, somou quase uma década. Foram anos de incômodo, estresse e frustração, sentimentos de impotência, desesperança e luto.

O que ela mais queria era serenidade.

– Acho que esse seria o objetivo número um de qualquer pessoa com a doença, que é muito dura. Ela nos traz inquietação, atividade frenética, exaustão física, mental e emocional interna e, aparentemente, eterna.

Durante o período em que fazia a terapia cognitivo-comportamental na UCLA, passou a enxergar que não era má pessoa porque tinha de coletar coisas nas latas de lixo, e aprendeu, a despeito de não poder impedir que os impulsos surgissem, que *podia* controlar o que fazia em relação a eles. Ela conta:

– Nunca vou dizer que estou contente por ter TOC porque é um desafio grande que mudou minha vida. De fato, isso aconteceu, e sei que sou uma pessoa mais forte hoje por causa dele. Mas perdi uma década de vida, o que não pode ser restituído. Por que não consegui ver antes que as coisas materiais podiam ser substituídas, mas que o tempo perdido vai embora para sempre e não pode ser recuperado?

Karen hoje tem pouco mais de 50 anos, período em que as pessoas normalmente reavaliam a própria vida, algo que ela tenta fazer, afirmando que não vai se castigar pelos anos perdidos, pois fez o melhor que podia na época. Seu maior erro, ela hoje sabe, foi deixar o orgulho impedi-la de procurar ajuda antes que o lixo tomasse conta de sua vida. Ela afirma:

– É preciso ajuda humana para colocar nossa saúde em ordem. Confiar em outra pessoa para nos guiar por esse caminho é muito difícil, mas necessário. Devemos pedir que o companheiro, um amigo ou um familiar nos ajude. Não sejamos mais uma vítima da doença, mas vitoriosos. Assumamos o risco agora, de modo a retomarmos o controle de nossa vida. Nosso futuro está em nossas próprias mãos.

As horas do dia que os pacientes têm quando não estão mais cedendo aos impulsos também se tornaram um fator importante para Jack, que lavava as mãos compulsivamente. Ele nos conta:

– Podemos preencher grandes quantidades de tempo com o TOC, o que é um problema. Depois da terapia cognitivo-comportamental, conseguimos fazer as coisas mais rapidamente, sobretudo em casa: regar as plantas, alimentar os gatos, lavar as roupas.

Em casa, ele agora se sente no controle e gosta de fazer tudo de maneira eficiente. No trabalho, porém, essa sensação só levou a mais frustração. Jack tem histórico de falta de concentração e incapacidade de lidar com as pessoas.

– Eu me irritava e pensava que estava perdendo tempo, que poderia estar procurando um emprego que valesse a pena ou em casa fazendo as mesmas tarefas. Minha mulher dizia que ninguém se importaria se eu lavasse ou não as roupas e perguntava por que eu não procurava um trabalho melhor. Mas com o TOC há muita resistência a mudanças.

Com os Quatro Passos, Jack desenvolveu bons hábitos ao reavaliar os impulsos à medida que lutava contra a compulsão de lavar as mãos. Como ele descreve:

– A princípio, eu estava ansioso por resistir aos impulsos, mas descobri que, quanto mais consigo resistir às compulsões e descubro que nada acontece, mais fácil fica da próxima vez. Criamos um histórico de oportunidades em que nada acontece quando ignoramos as obsessões.

Hoje em dia, ele está aprendendo a reavaliar de modo geral para aumentar a autoconfiança e superar a resistência a mudanças.

– Tento trabalhar meu TOC todos os dias: alguns dos sintomas mais sutis e padrões de pensamento. Tento não dar atenção a pensamentos intrusivos nem ser muito duro comigo mesmo. É difícil nos livrarmos do problema completamente, mas temos de nos dar crédito pelas melhoras que conseguimos.

Ao aprender a tomar nota dos avanços e fazer observações mentais de autoajuda, Jack elevou seu nível de confiança. Agora, sente-se mais confortável em entrevistas de emprego e seu funcionamento geral continua melhorando.

AFIRMAÇÕES DE AUTOAJUDA

Não podemos deixar de enfatizar a importância de realizar afirmações de autoajuda como parte regular dos Quatro Passos. Em resumo, estamos trabalhando para aprender a reavaliar o TOC, desvalorizando-o, e a reavaliar as conquistas na terapia cognitivo-comportamental, valorizando-as. Por exemplo, é importante nunca subestimarmos qualquer tempo de resistência antes de uma compulsão. Claro que devemos sempre almejar melhorar, mas nunca menosprezemos as conquistas já obtidas. Para isso, manter um diário de registro ajudará.

Benjamin tem hoje pouco mais de 40 anos e luta contra as compulsões do TOC, como checar e limpar, desde que tinha 6 anos. Ele demorava mais de seis horas para lavar seu carro, pois tinha um jeito certo; a garagem, os armários e seus arquivos tinham de estar em precisa ordem; bagunça e desordem não deviam ser toleradas. Quando alguém ia consertar algo em sua casa, era um trauma, pois o estranho poderia fazer alguma sujeira ou desarrumá-la. As compulsões e ansiedades começaram a lhe tomar tanto tempo que ele não fez todas as disciplinas da graduação, atingindo o fundo do poço da produtividade.

Como Benjamin, que hoje é administrador de um distrito escolar, veio de uma família muito bem-sucedida, de pessoas eficientes, sentia-se culpado e envergonhado, estava em negação. Ele sabia que seu comportamento era anormal e pensava ser a maçã podre da família. Até descobrir que tinha TOC, ele sempre funcionara sob a ilusão de que um dia teria a vida dos sonhos, seria bem-sucedido e feliz. Portanto, foi-lhe muito difícil aceitar o fato de que a vida seria uma batalha e que as coisas não eram perfeitas.

Enquanto aprendia os Quatro Passos, passou a assumir grandes riscos, como gosta de dizer: obrigou-se a viver em meio à bagunça e a tocar objetos que antes achava estarem contaminados. Algo insignificante como deixar uma gaveta aberta e alguns papéis espalhados era uma grande vitória para ele. Ao controlar o TOC, Benjamin também começou a reavaliar a vida e repensar prioridades. Ele ressalta:

– A batalha contra a doença me tornou mais sensível e consciente em relação às pessoas com transtornos e problemas físicos. Isso também me tornou uma pessoa muito mais espontânea e realista. A vida é um risco, uma chance, uma grande oportunidade. É isso que a torna excitante e prazerosa. Foi muito difícil aceitar o TOC inicialmente, a ideia de que ele sempre estaria presente em diferentes graus. Ao mesmo tempo, agora sei que, quando ganhamos mais consciência sobre nós mesmos, tornamo-nos mais humano. O grau de aceitação de quem somos mede nosso sucesso como pessoa. Não operamos mais num mundo fantasioso de perfeição.

Hoje, segundo a avaliação do próprio Benjamin, o TOC está 80% sob controle. Entretanto, numa escala de um a dez, ele se classifica como cinco em termos de relações pessoais.

– Quero ser mais útil para os outros, ajudar mais. Antes, eu achava que ter um ambiente ordenado (uma vida ordenada, um escritório ordenado) era o bem maior, mas hoje transferi para coisas mais genuínas, duradouras e valiosas, menos materiais. Quero ser melhor com minha família, uma pessoa melhor num nível íntimo e pessoal. Nos últimos cinco ou seis anos, passei por uma grande mudança de valores que começou ao me consultar com o doutor Schwartz. Acho que a mensagem de apoio aqui é que, se temos os elementos básicos da vida sob controle, a tendência natural é ir em direção às coisas mais gratificantes emocionalmente.

Como muitos de nossos pacientes, Benjamin reavaliou a vida. Ele entende que o valor de uma pessoa é o grau segundo o qual pode aceitar e seguir em frente com o que recebeu.

PONTOS-CHAVE PARA LEMBRAR

- ✓ O passo 4 é reavaliar.
- ✓ Reavaliar significa não encarar os sintomas literalmente, pois eles não são o que parecem ser. Deve vê-los como de fato são.
- ✓ É necessário reavaliarmos de forma ativa, vendo a realidade da situação o mais rapidamente possível. Podemos fortalecer a clareza da observação com frases mentais como "Não sou eu, é apenas o TOC".
- ✓ Quando reavaliamos e desvalorizamos comportamentos indesejados, estamos fortalecendo o espectador imparcial e a mente.
- ✓ A mente que consegue observar mudanças sutis e entende as implicações dessas mudanças é poderosa.
- ✓ Uma mente poderosa pode mudar o cérebro alterando as respostas às mensagens que ele envia.
- ✓ Isso é verdadeiro autocomando, que resulta em verdadeira autoestima.

Os quatro Rs

Passo 1. Renomear
Passo 2. Reatribuir

Os dois As

Antecipar
Aceitar

Passo 3. Redirecionar a atenção
Passo 4. Reavaliar

PARTE II

APLICANDO OS QUATRO PASSOS À VIDA

Melhor é o homem paciente do que o guerreiro,
mais vale controlar o próprio espírito do que conquistar uma cidade.
– Rei Salomão, *Provérbios 16:32*

Embora mil vezes mil homens possam alguém em batalhas conquistar,
ainda assim, maior conquistador é aquele que conquista a si mesmo.
– Gautama Buda, *Dhammapada 103*

5
OS QUATRO PASSOS E A LIBERDADE PESSOAL

A luta para superar o flagelo do TOC quase sempre começa pelas razões mais pragmáticas, pois nossa vida está sendo comandada por um poder estranho que parece ser mais forte do que nós. Neste livro, meu objetivo foi ensinar as estratégias mais eficientes para neutralizar o oponente, cujos truques podem ser devastadores para quem não sabe lutar contra ele efetivamente. Como a maioria daqueles que praticam *bullying* e dos agressores, seu poder vem da capacidade de intimidar ingênuos e inexperientes.

Quando visto da perspectiva clara do espectador imparcial, percebe-se a verdadeira natureza desse oponente enganoso. Com essa percepção, o medo e o pavor começam a diminuir, e pode-se enxergar o caminho para a vitória. É para isso que serve o treinamento nos Quatro Passos.

O poder de renomear é algo que nunca deve ser subestimado, é a diferença entre saber o que é real e o que é viver com medo das sombras. Quando renomeamos, fazemos observações mentais e lembramos a nós mesmos que é apenas o TOC e que não precisamos ouvir, um processo muito poderoso é iniciado: a mudança no valor e no significado que damos ao pensamento ou ao impulso obsessivo incômodo. O poder do observador imparcial é colocado em cena, o que altera profundamente a natureza da interação entre nós e nosso oponente interno. Dessa forma, a batalha se trava em nosso gramado – a realidade –, e não no do oponente, que depende somente do engano e da ilusão. A compreensão firme da realidade é a maior aliada na luta contra o TOC, porque, no fim, o medo e as falsas mensagens são as únicas armas dele. Se reatribuirmos esses medos às nossas verdadeiras causas, como nos treinamos a fazer, e redirecionarmos a atenção para um comportamento saudável por pelo menos quinze minutos, podemos até não vencer todas as batalhas, mas, no fim, teremos vencido a guerra. Com o poder da mente, o cérebro travado dá lugar a um processo de pensamento mais livre e suave.

Os pacientes, sobretudo no início do tratamento, costumam perguntar se vão ficar curados. Como tentei explicar por meio de histórias de pacientes corajosos, a cura não pode ser garantida, especialmente se considerarmos que isso significa nunca mais ter um sintoma. Mas, se a cura significa a liberdade de nunca mais correr com medo e não ter a direção da vida ditada pelo TOC, esse objetivo está ao alcance de todos. Sei que é verdade, pois já vivi várias experiências.

O significado maior de seguir os Quatro Passos é uma mensagem sobre o que todos nós podemos conquistar quando abandonamos o medo, praticamos a atenção plena e decidimos tomar controle de nossas vidas. O aumento do controle mental e o poder de perceber pequenas mudanças, compreendendo seu significado e indo adiante face à dor e ao medo, têm efeitos de amplo alcance não só nas pessoas com TOC, mas também na vida daqueles ao redor delas. Esse poder mental pode ir além e nos levar a uma compreensão muito mais profunda sobre o significado de reavaliar a experiência interna à luz de fins e objetivos novos e mais produtivos. Ao fazermos isso, expandimos nossos horizontes mentais e espirituais de maneira que não teríamos considerado antes.

Consideremos a importância da simples pergunta "Por que estou fazendo isso?". Sob muitos aspectos, todo o método dos Quatro Passos se resume a trazer a perspectiva do espectador imparcial mais claramente quando se responde a essa pergunta. Sem dúvida, novas informações sobre como o cérebro trabalha ajudam as pessoas a responder a essa questão-chave de modo mais realista e corajoso. No entanto, parece crucial perceber que o que essas novas descobertas cerebrais têm feito é essencialmente permitir-lhes ver as próprias mentes com mais clareza, e fazer isso aumenta a capacidade de encontrar as verdadeiras metas e os objetivos.

Vivemos numa era em que muitos que se consideram pensadores sofisticados – médicos, cientistas ou filósofos – podem declarar com grande autoridade que a mente é apenas algo que, de certa forma, emerge das propriedades físicas do cérebro e é totalmente determinada por elas. Eles têm até vergonha de falar em qualquer coisa que possa ser chamada de espírito; não lhes parece sofisticado. Para eles, a ciência deve relegar o espírito e a vontade ao reino da mera superstição. A meu ver, isso é uma lástima. Pior ainda, acredito que reflita uma forma profundamente falsa de pensar, e um dos maiores feitos de nossa pesquisa com o TOC, acredito, é que ela nos ajuda a perceber mais claramente como a mente consciente difere do cérebro e não pode depender totalmente dele.

Consideremos o que se passa na cabeça de um homem que está lutando contra um sintoma do TOC usando os Quatro Passos. As obsessões intrusivas continuam incomodando e se impondo sobre ele, mandando-o lavar as mãos ou checar o forno. Antes de treinar os Quatro Passos, ele ouvia imediatamente, o que tendia a deixar o cérebro cada vez mais travado. Depois, sua resposta mental é muito diferente. Hoje ele diz que sabe que é apenas o TOC – um sistema de alarme falso no cérebro –, que preferia estar morto a ouvi-lo, e, para esquecê-lo, ouve Mozart ou pratica golfe; ele considera seus objetivos, reflete sobre suas opções, exercita sua vontade, faz uma nova escolha e adota outro comportamento. Dessa forma, altera a maneira do cérebro de funcionar. Com o tempo, a alteração será suficiente para que, com os novos avanços na tecnologia, possamos mensurar a mudança, inclusive tirando uma foto colorida.

Embora alguns acadêmicos possam dizer que esse é apenas um exemplo do cérebro mudando a si mesmo, qualquer um, com um pouco de sensatez, pode ver que a pessoa do nosso exemplo está claramente *usando o poder mental* para fazer o esforço e o trabalho necessários a fim de transformar o cérebro e vencer os sintomas do TOC. Um processo genuinamente espiritual (da força de vontade) acontece, resultando numa mudança biológica cientificamente provada no principal órgão de comunicação do corpo.

OS QUATRO PASSOS E O RESTANTE DA VIDA

A verdadeira grande mensagem para as pessoas que seguem os Quatro Passos é que, ao fortalecer o espectador imparcial e praticar a atenção plena, aumentaremos o poder mental e todos os outros aspectos da vida. A atenção plena nos ajudará no relacionamento com os outros, no trabalho, nos problemas de desatenção e imaginação excessiva. Começaremos a ver melhorias em todas as áreas problemáticas da vida em que os maus pensamentos causam sofrimento e angústia.

Por exemplo, consideremos o tempo e a energia que as pessoas com TOC gastam ruminando e se preocupando com as relações pessoais. Renomear, redirecionar a atenção e usar o espectador imparcial e a atenção plena são de particular ajuda para modular a ruminação intensa que quase todo mundo tem quando está sob estresse, como ao ficar na dúvida se deve ou não chamar o namorado ou a namorada para sair, ou ao se perguntar se nosso chefe olhou estranho para nós ou se somos bons o bastante no que fazemos. No ponto em que pensamentos como esses saem do controle e começam a tomar vida própria, tornam-se ruminações extremamente desagradáveis e podem controlar a mente de qualquer um, mas quem tem TOC é particularmente vulnerável a eles. No entanto, já vi muitos pacientes quebrarem o fluxo desses devaneios ao aprenderem o poder de renomear e desenvolverem uma habilidade técnica de fazer observações mentais. Eles, então, podem redirecionar a atenção para entrar num caminho melhor.

Pode soar engraçado dizer que temos de lembrar a nós mesmos o que estamos pensando, mas todos nós precisamos desenvolver essa habilidade mais do que imaginamos. À medida que a atenção plena aumenta e se torna natural fazer observações mentais – nas quais conscientemente observamos o fluxo de pensamentos –, percebemos quanto tempo passamos pensando coisas que nem imaginávamos. Esses princípios se aplicam a todo mundo. As pessoas com TOC que praticam os Quatro Passos desenvolvem habilidades muito úteis que quem não tem a doença pode não desenvolver. Esse talvez seja um dos lados positivos de ter o transtorno e usar os Quatro Passos para superá-lo.

O TOC pode funcionar como um aparelho de exercício na cabeça. Assim como se exercitar num aparelho aumenta a força física, trabalhar o distúrbio aumenta o uso do espectador imparcial, que, por sua vez, terá aumentado os poderes mentais e a compreensão dos nossos comportamentos e os dos outros. Além disso, o controle sobre a vida mental interna, mesmo em coisas que não têm nada a ver com a doença, aumentará bastante. Desse modo, elevaremos nossa liberdade pessoal por meio dos Quatro Passos, pois a essência de ter uma mente livre é a capacidade de domar e dirigir os devaneios incansáveis nos quais a mente desavisada inevitavelmente cai. Com a prática de observações mentais, perceberemos bem rapidamente que a maior parte do conteúdo de nossa vida mental e de nosso processo de pensamento diz respeito a temas que não conduzem a viver uma vida saudável e feliz.

Uma das coisas mais incríveis que se aprenderá ao exercitar a atenção plena e usar o espectador imparcial é quanto a mera observação do conteúdo dos pensamentos tende a dirigi-los de maneira mais saudável. Em outras palavras, saber o que estamos pensando em determinado momento tende a dirigir a mente para longe das ruminações destrutivas, direcionando-a a temas mais construtivos e saudáveis.

A atenção plena é um estado mental extremamente saudável e útil. Enquanto a exercitamos, os pensamentos doentios não surgem. Assim, quanto mais a aplicamos, mais forte a mente se torna e menos somos afetados por esse tipo de pensamento destrutivo que tende a levar à dor e ao sofrimento. Infelizmente, contudo, com uma velocidade muito rápida, a mente pode fazer a transição de uma condição saudável e atenta para uma doentia e negativa. O lado bom é que, da mesma forma, ao reaplicar a atenção plena, pode-se restabelecer um estado mental saudável rapidamente. Por exemplo, se um fluxo de ruminações doentias de desejo ou raiva, ganância ou má vontade, é quebrado ao se fazer a observação mental de que estamos tendo um pensamento relacionado à ganância ou pensando algo relacionado à má vontade e à raiva, essa quebra pode nos levar a pensamentos mais saudáveis em relação a algo funcional e útil para nós e para os outros.

Isso torna o passo de redirecionar a atenção muito mais fácil de aplicar. Conforme o tempo passa e esse processo se transforma num padrão cada vez mais natural de viver, nossa mente fica mais aguçada e tranquila, e nossa vida, mais fluida e feliz.

Para resumir: o TOC é uma maldição, mas a capacidade natural de usar o espectador imparcial e praticar a atenção plena é uma bênção. Se o TOC nos leva a desenvolver habilidades mentais saudáveis que do contrário não adquiriríamos, há um lado bom, e é para isso que servem os Quatro Passos.

PONTOS-CHAVE PARA LEMBRAR

- ✓ Mantenhamos em mente o poder de renomear, que é a diferença entre saber o que é real e viver com medo das sombras.
- ✓ Devemos sempre nos perguntar por que estamos fazendo tal coisa e mantermos a perspectiva do espectador imparcial em mente ao responder.
- ✓ Façamos observações mentais para lembrar o que estamos pensando. Só o ato de observar tende a levar os pensamentos para uma direção saudável.
- ✓ Nos momentos em que a mente estiver usando o espectador imparcial, pensamentos prejudiciais não podem surgir.

6
TOC COMO TRANSTORNO FAMILIAR

O TOC é, no sentido mais verdadeiro, uma questão familiar. De modo geral, pessoas com o transtorno não tratado se veem cada vez mais isoladas, preocupadas com pensamentos terríveis, e preferem não compartilhar o segredo com os outros por medo, vergonha ou ambos os motivos.

Dentro das famílias, isso pode ser devastador. Com muita frequência, os pacientes da UCLA dizem que estão deixando o companheiro louco, afastando os amigos, que ninguém aguenta mais e que, por isso, precisam resolver o problema.

APENAS DIGA NÃO

É comum que as pessoas com TOC passem a usá-lo como arma nos conflitos interpessoais e se tornem dependentes dos familiares mais próximos, que acabam também adotando comportamentos compulsivos a fim de manter a paz. Ao fazer isso, a família só faz as obsessões piorarem. Contudo, por desespero, normalmente acabam cedendo.

Cônjuges dizem que, quando se recusam a realizar os comportamentos bizarros, recebem chiliques e lágrimas em resposta, e muitas vezes gastam todas as energias tentando lidar com a doença da pessoa que amam. Tentar pedir que parem ou fingir que aceitam determinada compulsão como algo normal não ajuda o paciente em longo prazo. A esposa de um homem com TOC severo admitiu que às vezes não conta a verdade ao marido a respeito de onde esteve porque sabe que ele pode reagir violentamente por causa dos medos infundados. Uma vez, ela foi a um local "proibido" e pensou por um momento que o tivesse visto. Conta que começou a ter palpitações e ficou tão nervosa que poderiam até pensar que havia roubado um banco e que a polícia estava no seu encalço. Quando o marido pergunta se ela foi aonde não deveria ir, ela conta pequenas mentiras. Ela pondera:

– Se eu disser que não, ele terá um bom jantar e uma noite agradável, assim como eu, em vez de um episódio de xingamentos e bateção de portas.

Mentir torna sua vida suportável. Ela sabe que não deveria responder à doença dele assim, mas, depois de anos lidando com o TOC, está cansada e diz que é cúmplice, pois basta dizer uma palavrinha para ter uma ótima noite. Milhares de mulheres podem se ver numa situação semelhante à dela. O que ela faz é compreensível, perfeitamente humano. Mas, na verdade, isso sabota o progresso do marido. Quando ela assimilar os Quatro Passos e trabalhar para ajudá-lo a praticá-los, ambos ficarão bem melhor: ela parará de ser cúmplice e começará a ser uma terapeuta comportamental. A mensagem para os familiares é: não sejam cúmplices do TOC, e sim da terapia cognitivo-comportamental.

Uma criança com TOC pode desestruturar a vida dos familiares, acordando-os muitas vezes à noite com demandas, ditando onde devem sentar e a que horas devem fazer determinada coisa. Com frequência, os pais permitem ser sugados por esse tipo de comportamento porque sentem culpa acumulada, convencendo-se de que são responsáveis pela doença da criança. Como veremos, tanto o ambiente quanto a genética influenciam na maioria dos casos, mas os fatores biológicos são a *principal* razão para o desenvolvimento do transtorno, da mesma forma que características emocionais e ambientais, com frequência, são as mais importantes para determinar se uma pessoa fará a terapia e melhorará.

TOC COMO ARMADILHA

Embora os familiares não possam forçar a pessoa com TOC a ficar bem, *podem* cuidar das próprias vidas, recusando-se a participar dos sintomas, a ser prisioneiros nas próprias casas ou a ser o que no jargão psiquiátrico se chama de codependentes. O confronto nem sempre é agradável, mas o resultado é que o paciente estará apto a melhorar. No fim, tudo se resume a saber se o familiar está ajudando ou impedindo o doente de fazer os Quatro Passos.

Consideremos uma família na qual um dos membros tenha obsessão por contaminação. Partes da casa podem se tornar proibidas para a família inteira. O doente mantém todo mundo fora desse local em virtude de um medo terrível de que sujem a área e de que ele tenha de limpá-la de modo compulsivo.

Ironicamente, quando as compulsões com limpeza ficam muito graves, cômodos inteiros podem ficar sujos, porque o doente tem medo de começar a limpar e não permite que ninguém entre no local.

Em alguns casos, não raros, a família acaba indo morar em barracas no quintal. Mesmo quando a obsessão não chega a esse estágio, o espaço utilizável dentro da casa tende a reduzir-se cada vez mais. Além disso, alguns objetos também se tornam proibidos, como pratos e talheres, e algumas peças de roupa.

É importante que o parceiro imponha limites. Depois do terremoto de 1994 em Los Angeles, Olivia começou a ficar com a ideia fixa de que a água da privada estava entrando na máquina de lavar. Ela checava e pedia que o marido colocasse a mão dentro do vaso sanitário, só para ter certeza. Quando conversei com os dois, aconselhei-o a dizer à esposa que iria verificar, mas que não colocaria a mão na privada. Ele também a lembrava de renomear e reatribuir, dizendo que não havia água, que era apenas um pensamento obsessivo, uma mensagem falsa de seu cérebro. Sugeria-lhe que os dois checassem juntos só para espantar a compulsão e depois seguissem em frente. Após alguns dias, era hora de dar mais um passo e perguntar à mulher se ela tinha certeza de que queria que ele fizesse aquilo, se não era preferível redirecionar a atenção para outro comportamento. A estratégia deu certo e, com o tempo, o impulso diminuiu bastante.

Quando os pacientes pedem que outras pessoas os ajudem nas compulsões, podem estar tão sobrecarregados de pensamentos intrusivos que sentem precisar de mais mãos para realizar os rituais. Por outro lado, podem ter uma intenção velada da qual não estão conscientes: criar conflitos pessoais. Por exemplo, se os doentes querem incomodar alguém, vingar-se de algo real ou imaginado, ou se percebem ser impotentes no relacionamento e que o TOC lhes dá poder, tornam-se menos motivados a lutar contra as sensações desconfortáveis que causam. Além disso, quando sentem que seu sofrimento está sendo menosprezado ou subestimado por outros membros da família, podem tentar se vingar, tornando a vida deles infernal, quer de propósito, quer inconscientemente. É uma guerra psicológica.

Na terapia cognitivo-comportamental, impomos um limite imediatamente, explicando à pessoa e à família que aquilo não é um comportamento aceitável. Envolver parentes no tratamento é essencial, tanto para o apoio quanto para educá-los no que se refere ao transtorno.

QUEM É ESSE ESTRANHO?

Com o tempo, por meio da prática fiel da terapia cognitivo-comportamental autodirigida, podem-se fazer mudanças no cérebro e superar os sintomas do TOC. Mas, conforme melhoramos, a dinâmica familiar pode mudar, normalmente com consequências psicológicas devastadoras. Papéis podem se inverter, e o parceiro antes impotente pode mostrar seu poder. Outros podem se ressentir de que a pessoa melhorou porque agora a família precisa enfrentar a própria realidade e as fraquezas, que podem não estar relacionadas ao TOC. O paciente deixa de ser a desculpa para os fracassos da família ou para quem faz tudo para agradar. Ele passa a ser alguém com renovada autoestima, demandando ser tratado como membro funcional da família. De repente, há um estranho no ninho.

Dessa forma, quando o doente começa a melhorar, a família pode inconscientemente começar a sabotar o tratamento. Por exemplo, ao longo de anos, uma mulher com TOC fazia o marido correr para o chuveiro assim que chegava em casa do trabalho porque achava que ele estava contaminado. Quando a esposa começou a melhorar com a terapia, ele preferiu continuar fazendo isso a correr o risco de vê-la bem de saúde e se afirmar de maneiras mais preocupantes.

O doutor Iver Hand, distinto psiquiatra da Universidade de Hamburgo que estuda o TOC há vinte anos, acredita que as questões de intimidade sejam um dos principais fatores para a manutenção da doença e que se tenha um ganho secundário com ela – ou seja, que se possa usá-la para manter os outros distantes emocionalmente. Na UCLA, demonstramos que as pessoas podem ser ensinadas a abandonar o TOC sem lidar com questões de intimidade, mas esses ganhos secundários são o principal motivo pelo qual algumas não respondem ao tratamento. Em outras palavras, se alguém com TOC tem um padrão arraigado de evitar os outros, também encontrará motivos para evitá-los ao fazer a terapia cognitivo-comportamental. Embora eu esteja convencido de que o transtorno é mais biológico do que emocional, existe uma interface entre os dois. Em terapia, o doente precisa ser honesto em relação a esses assuntos subjacentes se quiser alcançar o máximo de efeitos benéficos.

ESGOTAMENTO EMOCIONAL

Na UCLA, nossos pacientes nos ensinaram muito a respeito das manifestações não biológicas do TOC: como ele afeta relações pessoais, objetivos profissionais e caminhos de vida.

Christopher, que tinha pensamentos terríveis de blasfêmia, é jovem, solteiro, e gostaria de ter uma namorada, mas não sabe se uma mulher "normal" poderia se sentir atraída por ele. Ele diz:

– Sigo a regra de que não posso ter um relacionamento com mulheres que tenham TOC ou outro tipo de transtorno mental. Não posso porque não quero que o TOC ou as doenças mentais tomem parte da minha vida mais do que já fazem.

Michael, que tem obsessão de que suas calças estão apertadas, até recentemente se sentia desconfortável na maioria das situações sociais, incapaz de "se encaixar", e os relacionamentos com mulheres não eram exceção. Ele acredita que o TOC, do qual sofre desde a infância, esteja na raiz desses sentimentos de inadequação social. Na escola, tendia a se distrair por causa das compulsões, como contar repetidamente, e, embora soubesse que havia algo errado, nunca se sentiu capaz de falar com os pais sobre isso. Como consequência, eles atribuíam o mau desempenho escolar do filho ao fato de ele ser "preguiçoso e um pouco problemático", uma pessoa ruim.

Kyle, que tinha pensamentos violentos contra si mesmo e os outros, teve uma experiência ainda pior na infância. Seus pais o responsabilizavam, dizendo que seus comportamentos estranhos eram o Diabo dentro dele.

Em retrospecto, Michael gostaria de ter se sentido mais livre para contar aos pais sobre seus pensamentos malucos. Ele afirma:

– Mas tenho certeza de que teriam me mandado para uma instituição e não entenderiam o que estava acontecendo. Até hoje, meu pai não entende direito. Não acho que a doença mental esteja incluída no seu vocabulário.

Michael provavelmente esteja certo, haja vista que pouco se sabia sobre a doença há 35 anos e que, mesmo hoje, muitos ainda não a entendam.

Ele ansiava por comunicar aos pais o que sentia, mas nunca conseguiu. Conta que, ao longo de toda a vida, só queria que alguém o entendesse, lamentasse e reconhecesse seu esforço para melhorar. Mas, como não ouviu tais palavras, nunca se sentiu totalmente amado ou aceito, aprendendo a represar os próprios sentimentos. Conforme foi crescendo, esse traço piorou. Ele relata:

– Algo que vejo em comum entre as pessoas com TOC é que os sentimentos ficam amortecidos. Quando entro num relacionamento, imediatamente me fecho e me saboto. E é aí que o transtorno fica mais forte. No momento em que queremos sentir algo, tudo o que sentimos é o TOC.

Os medos podem ser muito mais fortes do que quaisquer outras emoções, inclusive o amor e a tristeza. Por exemplo, uma mulher de idade no grupo de terapia tem uma obsessão relacionada à morte tão forte que se sente desconfortável indo a qualquer lugar onde pessoas tenham morrido, mesmo que séculos antes. As férias de família em Tombstone, Arizona, foram traumáticas para ela, pois tudo o que vestira ou levara havia se contaminado. Ela se afastou de amigos porque eles não conseguem entender seu silêncio quando eles perdem pessoas queridas. No entanto ela não suporta dar telefonemas de condolências ou mesmo para dizer que sente muito. Racionalizou que, ao evitar isso, estava mantendo o nível de ansiedade baixo, mesmo com o risco de perder amigos. Esse não é um pensamento muito claro, conquanto seja compreensível que alguém esteja disposto a fazer a troca, ainda que não se trate de uma troca verdadeira, pois, ao não telefonar, ela está apenas fazendo com que o medo intenso e obsessivo aumente. Se quiser que desapareça, precisa enfrentá-lo. Outra mulher foi incapaz de dizer adeus ao pai quando ele estava morrendo porque as compulsões a impediam de sair de casa e chegar ao hospital a tempo.

Recentemente, as coisas viraram para Michael, que tem praticado os Quatro Passos fielmente, reforçado pela frequência regular no grupo de terapia. Por anos, usou medicação como complemento à terapia, mas passou a acreditar que ela estava anulando sua personalidade, que o deixava amortecido, suprimia seus sentimentos, e para lutar contra o TOC deve-se extravasá-los.

Não obstante o transtorno esteja sob controle, Michael queria ir além: abandonou a medicação e passou a se sentir melhor logo depois de tomar essa decisão. Conquanto tenha sentido aumento dos impulsos desde então, usa os Quatro Passos para controlá-los efetivamente e, pela primeira vez em anos, está sentindo emoções profundas. Ele se lembra:

– Quando minha mãe morreu alguns anos atrás, não chorei nem um pouco. Mas quando meu jogador de beisebol favorito, Mickey Mantle, morreu, depois de eu ter largado os medicamentos, fiquei muito chateado, chorei e fui capaz de expressar meus sentimentos.

Ao fazer isso, ele percebe que o nível de TOC é muito baixo, ao passo que, quando suprime os sentimentos, a ansiedade aumenta.

O isolamento sentido pelos pacientes é, em grande parte, resultado da decisão de guardar o terrível segredo dos outros pelo máximo de tempo possível. Michael, por outro lado, gosta de contar às pessoas que tem TOC.

– É uma sensação muito libertadora, uma verdadeira catarse. Dizemos que somos loucos e perguntamos como a pessoa está.

Ele, porém, também aprendeu que a maioria das pessoas não liga para seu problema ou o bombardeia com uma lista de sintomas físicos e mentais próprios.

CONTAR OU NÃO CONTAR

Barbara, que tinha a obsessão de não ter desligado a cafeteira, contou para todo mundo quando recebeu o diagnóstico, pensando que, se as pessoas soubessem o pior sobre ela e ainda assim a achassem legal, estaria tudo bem. Mas logo aprendeu a ficar calada. No trabalho, as pessoas respondiam fazendo piadas ou olhando perplexas e perguntando por que ela não parava quieta. Barbara percebeu que ser direta sobre seu problema foi um passo errado na carreira, algo que, infelizmente, acontece com frequência.

Benjamin, que antes tinha de viver num ambiente totalmente organizado, diz que não vê nada produtivo em falar sobre o problema por causa da falta de compreensão dos outros sobre transtornos mentais. Ele não conta para colegas de trabalho ou novos amigos, por exemplo, mas foi franco com a namorada e a família, que responderam positivamente. A decisão de ser honesto com a família foi difícil, pois, como são bem-sucedidos social e profissionalmente, havia construído uma parede de tijolos em volta de si mesmo, na tentativa de esconder deles o transtorno. Depois que abriu o jogo, porém, sentiu um grande alívio. Ele narra:

– Depois que me abri, eles se abriram ainda mais. Teve um efeito cumulativo positivo. A resposta deles foi muito mais empática e compreensiva do que eu havia imaginado. Não preciso carregar mais essa defesa enorme. Sou uma pessoa muito mais aberta, capaz de admitir outras fraquezas e rir de mim mesmo. As pessoas respeitam os outros quando estes aceitam a si mesmos como são, e todos têm alto nível de tolerância para uma doença física quando veem que o doente está tentando funcionar e interagir da melhor forma que pode.

Benjamin observou que os outros podem sentir na pessoa com TOC uma preocupação e falta de espontaneidade que inibem a intimidade. À medida que ele se controla cada vez mais e está menos preocupado consigo mesmo, espera expandir sua autoestima aos contatos sociais:

– Sei que preciso driblar o TOC, funcionar como as outras pessoas. Tenho responsabilidade com elas. Constantemente, me pergunto se é o TOC que está me impedindo de ser uma pessoa amorosa, questiono se posso ter impacto sobre a vida dos outros, ajudar, ser cuidadoso e mais empático.

Nem todo mundo, é claro, teve uma experiência tão positiva. Christopher descobriu que os pais nunca de fato entenderam seu problema e apenas o aconselham a ter bons pensamentos o tempo todo. Essa falta de compreensão leva a encontros tensos com o pai sempre que o assunto vem à tona. Ele diz que, em determinado momento, foi forçado a ver um médico porque supostamente não tinha um problema e a questão psiquiátrica já havia ido longe demais. Vários meses depois, persuadiu os pais a permitir-lhe entrar no programa da UCLA, onde lhe apresentei os Quatro Passos. Ele continua progredindo e é um paciente regular.

Os pacientes com TOC frequentemente falam sobre ser extremamente introvertido, temer a agressão e ser incapaz de lidar com pessoas agressivas. Jack, que lava as mãos compulsivamente, saltou de emprego em emprego até que aprendeu:

– Não gosto de lidar com pessoas. Há empregos nos quais me saio pior. Tive um temporário como caixa bancário e foi terrível. Os clientes exigiam velocidade e simpatia, enquanto eu estava apenas me concentrando no que deveria fazer. Definitivamente, eu não era um caixa simpático.

Ele também deu aulas por um tempo, função em que se exigem assertividade e disciplina, que não são seus traços fortes.

USANDO AS COMPULSÕES PARA CONTROLAR

Numa entrevista para este livro, o doutor Iver Hand confirmou que aqueles com casos clínicos de TOC podem se acomodar em empregos humildes, que não demandam muito. Ele revela:

– Pessoas com TOC podem ser muito bem-sucedidas na profissão certa, como mecânico ou programador de computadores. O transtorno, na verdade, pode ajudá-las a fazer um bom trabalho. Mas se elas recebem uma promoção, não têm capacidade de liderar e não sabem lidar com competição. Em poucos meses, pessoas que eram felizes na vida profissional desenvolvem compulsões que as tornam incapazes de ir ao trabalho.

Sem dúvida, fatores ambientais e genéticos desempenham um papel no desenvolvimento do TOC. Várias pacientes me disseram que cresceram em lares liderados por um pai muito rígido ou por uma mãe dominadora – que pode ser o resultado de um TOC não diagnosticado – e acreditam que esse passado tenha contribuído para que tivessem autoestima muito baixa. Para compensar, Hand descobriu que essas pessoas podem desenvolver compulsões de controle, têm de ser perfeitas, como forma de controlar o ambiente social. Ainda assim, ele diz que ninguém sabe por que algumas pessoas que cresceram sob as mesmas condições mais tarde desenvolvem TOC e outras não, ou desenvolvem transtornos distintos. As provas científicas para um padrão biológico de herança genética, todavia, se tornaram muito fortes.

A baixa autoestima pode ocasionar o fracasso das pessoas. Um homem com TOC que, por exemplo, diz a si mesmo que nunca vai se casar porque ninguém vai querer lidar com isso cria uma situação para que isso de fato ocorra, retirando-se do ambiente social, e acaba sozinho.

Muitas pessoas com baixa autoestima desenvolvem personalidades agressivas latentes. São inseguras, mesmo que mantenham uma vida social e profissional, mas não têm as habilidades sociais reais e desconfiam das pessoas ao redor. Num casamento, se tiverem predisposição biológica, podem desenvolver comportamentos obsessivo-compulsivos para controlar os parceiros. Ou, como autodefesa, uma criança que cresce num ambiente emocionalmente tumultuado pode desenvolver TOC como arma de contra-ataque. Elas constroem seu pequeno mundo seguro, como diz Hand.

Às vezes, essas crianças vão responder com ódio e podem buscar afeição em outras partes, talvez dos colegas. Em entrevistas com famílias com TOC, Hand vê muita raiva e agressividade entre os membros.

– É horrível, assustador. A família inteira diz que teve pensamentos de matar o outro.

O TOC tem uma parcela de culpa nessas questões, mas pode não ser o principal, e os problemas reais subjacentes aparecem durante o tratamento.

PROCURANDO AMOR

Quando um pai ou uma mãe tem TOC, a criança pode crescer guardando raiva e ressentimento por não ter tido uma vida normal e ter participado dos rituais bizarros dos pais. Dottie, que lavava as coisas excessivamente para tentar se livrar do medo de que algo aconteceria aos olhos do filho, explicou-lhe, quando ele tinha idade suficiente, que tinha TOC e que fazia coisas malucas porque não conseguia se controlar. Mas quando o filho foi para a faculdade, chateou-a muito, ao dizer que não aguentava mais. Mãe solteira, ela fizera tudo que podia pelo filho para tentar compensar o tumulto que criava.

– Pensei que fosse uma boa mãe, mas alguns anos atrás ele me disse que me achava a pior de todas as mães. Foi como se alguém tivesse pegado uma faca e me esfaqueado, a pior coisa que alguém já me disse. Se ele entende ou não, agora não importa: fiz o melhor que pude.

A história de Karen, acumuladora compulsiva, é um forte argumento a favor do papel do ambiente e da genética no desenvolvimento da doença. Seu pai demandava a perfeição de todos na casa, embora ele mesmo estivesse longe de ser perfeito. Sem dúvida, ele tinha o TOC clássico: obsessões de checagem e contaminação, compulsão exagerada com não desperdiçar nada. Karen "aprendeu" o TOC. Ele lhe mostrava como checar os botões do fogão da mesma forma que lhe dava lições sobre os perigos de bactérias e vírus. Ela lembra que cuidar de um estrepe era quase como fazer uma cirurgia: havia toda uma rotina para garantir que nenhuma infecção se desenvolvesse. Quando Karen não atendia às ordens do pai, o semblante dele se contorcia de raiva e ela sabia que ia apanhar. Em busca de seu afeto, ela encontrou uma forma de atingi-lo. Como o pai insistia para que a família comprasse tudo de segunda mão, geralmente em bazares de igreja, e levava Karen ao lixão da cidade para que pegasse coisas que ele prometia consertar, ela passou a catar objetos nas latas de lixo nas ruas e levá-los para casa. Suas descobertas sempre resultavam na aprovação do pai. Karen diz que, na meia-idade, aquelas ideias e aqueles valores da infância voltaram para assombrá-la e quase arruinaram sua vida.

A maior parte do tempo, Karen compensava a falta de afeição em casa sendo a garota boazinha, tirando sempre a nota máxima na escola e obedecendo às demandas ridículas do pai. Ainda assim, ele não facilitava as coisas. Um dia, ela disse à mãe que o odiava. Certa de que ele a ouvira, ela ficou com medo de voltar da escola naquele dia e enfrentar as consequências. Ao retornar, encontrou-o morto no chão da cozinha: ele tivera um enfarte. Karen tinha 15 anos, e sentiu que havia matado o pai, como se tivesse apontado uma arma para seu peito e puxado o gatilho. Daí em diante, passou a se esforçar ainda mais para ser perfeita, pensando que de alguma forma isso deixaria as coisas bem entre ela e o pai. A busca por perfeição teve um grande custo: ela desenvolveu anorexia nervosa, uma compulsão por comer demais e passar fome, que acabou por levá-la para um hospital psiquiátrico no dia de sua formatura no colegial, quando seria homenageada como a garota com a maior média geral.

Crianças geralmente respondem rápido à terapia. Uma menina de 11 anos, sem histórico de doenças psiquiátricas, desenvolveu obsessões e compulsões depois de passar pelo primeiro terremoto logo após a família se mudar para o sul da Califórnia. Ficou obcecada com a ideia de que os pais seriam feridos se ela não estivesse com eles. Havia uma base lógica para seus medos, pois a casa da família era próxima ao epicentro do terremoto e sofreu alguns danos.

Ela desenvolveu distúrbios de sono e comportamentos compulsivos. Se antes era uma menina tipicamente bagunceira de 11 anos, depois começou a arrumar a escrivaninha e seus pertences de determinada maneira e criou um ritual segundo o qual tinha de escrever por trinta minutos antes de dormir a frase "Nada vai acontecer com a mamãe e o papai". Da mesma forma, levava um copo de água para o criado-mudo toda noite, convencida de que isso manteria sua mãe, seu pai e seu coelho seguros. Como seu pai era psiquiatra, imediatamente reconheceu que ela tinha um problema e buscou ajuda profissional cinco semanas depois de os comportamentos começarem. Na análise, o terapeuta lhe disse que ela estava desenvolvendo TOC e explicou todos os detalhes da doença. A menina também foi informada de que deveria resistir às compulsões ou elas ficariam piores. Depois de três meses de tratamento, os sintomas praticamente desapareceram. Pais menos conscientes poderiam ter continuado a alimentar o TOC da criança, pensando se tratar de uma fase que passaria, o que poderia ter lançado a família num caos emocional.

UMA DOENÇA COMPARTILHADA

Frequentemente, os familiares acostumam mal os pacientes com TOC. O marido de Karen, por exemplo, permitiu que o lixo se empilhasse na casa até que tivessem apenas um caminho estreito para andar. Fazia anos que não recebiam a visita de amigos. Ainda assim, ele tolerava seu comportamento bizarro. Será que ele também estava doente? O doutor Hand acredita que sim, pois somente pessoas com problemas psicológicos severos deixariam a situação sair de controle. Ele menciona o caso de um casal que se mudou seis ou sete vezes, pensando que as coisas seriam diferentes na nova casa, mas não demorava até que o novo lugar ficasse cheio de lixo.

Hand insiste para que a família se envolva no diagnóstico, desde que ele decida o grau de envolvimento na terapia. O doente pode ser muito habilidoso em esconder quaisquer outros problemas, como a dificuldade de relação, e resistir à investigação excessiva do terapeuta. O médico afirma:

– Eles têm medo, desenvolvem uma atitude de impotência, têm seus problemas, que não podem ser resolvidos. Quando estão num relacionamento estável, a relação normalmente é doente enquanto estão doentes. Ambos os lados não têm esperança de que uma melhora real seja possível, mas ao mesmo tempo têm muito medo de estragar tudo, então preferem viver um relacionamento ruim.

O que Hand chama de "dinamite interacional" com frequência se desenvolve nas famílias. Esse termo significa que o paciente guarda rancores antigos e, em momentos cruciais e inapropriados, utiliza o TOC para atacar o parceiro por causa de alguma violação real ou percebida da relação. Assim, uma explosão repentina de comportamentos compulsivos muito intensos pode ocorrer, perturbando a vida dos outros membros da família, causando estresse e irritação.

Hand relata algumas histórias de seu consultório em Hamburgo: uma mulher que vive com a filha e o genro reclamava constantemente com a filha pelo fato de achar que a casa não estava limpa o suficiente. Por fim, a filha desenvolveu uma compulsão defensiva. Ao arrumar as camas, ficava horas e horas alisando os lençóis e esquecendo cada vez mais o restante da casa. Quando a mãe tentava romper esse hábito da filha, as duas brigavam, e a mãe ameaçava ter um ataque cardíaco. Na realidade, Hand descobriu, essa era apenas a batalha culminante de uma guerra antiga por dominação. A luta por poder, na qual a mãe insistia que a filha fosse uma dona de casa melhor, se desenvolveu num paradoxo no qual a filha usava as compulsões para ter vantagem.

Outra mulher se tornou obcecada com a crença de que, vinte anos antes, seu marido tivera um caso. Ao confrontá-lo, chamando-o de porco sujo, ele negou. Por fim, ela foi hospitalizada com sintomas patológicos de ciúme. Ao voltar para casa, desenvolveu a compulsão por limpeza que tornou 80% da casa inabitável, pois, por mais que passasse dezesseis horas por dia a limpando, só conseguia deixar 20% "limpo o bastante". Quando o marido chegava do trabalho, ela pedia que ele se despisse, dava-lhe um banho e o desinfetava da cabeça aos pés. Seu raciocínio era que o caso antigo o havia deixado sujo e, embora não pudesse limpá-lo da sujeira interna, *podia* limpá-lo da externa. Isso lhe dava uma sensação de controle. Na terapia, ela revelou que o que a consumia mais do que o suposto caso do marido era o fato de a filha de 6 anos, sua favorita, demonstrar afeto pelo pai "errante". A mulher melhorou e parou com os rituais de limpeza, mas disse que isso só aconteceu porque havia desenvolvido artrite nos joelhos, um diagnóstico que nunca foi confirmado. Até persuadiu o marido a entrar num grupo de dança com ela, pois o exercício, dizia, seria bom para a artrite.

Outro caso era o de um homem que tinha necessidade premente de repetir sentenças simples, sem parar, por horas a fio. Fazia isso na frente da esposa, para que ela pudesse assegurá-lo de que pronunciara todas as palavras de cada sentença e que sua voz tinha a entonação certa. Quando sua mulher tentava dissuadi-lo, ele trancava as portas. Por fim, passou a trancar a esposa dentro do banheiro enquanto ficava do lado de fora repetindo as frases. Esperando ser libertada, ela às vezes gritava "bom" ou "correto" através da porta. Isso só o fez piorar, porque ele achava que ela não estivesse sendo honesta. Um dia, a mulher conseguiu fugir de casa, entrou no carro e saiu. Ele a seguiu, jogou-se na frente do carro e a forçou a parar. Ela parou.

Em tratamento, Hand diz aos pacientes que eles precisam encontrar vantagens e desvantagens de se apegar ao TOC. Se estão em terapia não porque querem, mas porque alguém os obrigou, o tratamento é inútil. E acrescenta que o terapeuta e a pessoa devem trabalhar juntos, a fim de desenvolver estratégias de terapia cognitivo-comportamental. Por exemplo, a dona de casa que se vinga do marido por meio de compulsões de limpeza deve tomar ciência de que o relacionamento pode ser reorganizado para que ela tenha os mesmos benefícios de poder sem o comportamento do TOC. Essa técnica pode ser pensada como uma ampliação de reatribuir – não é *apenas* o cérebro que está fazendo com que a pessoa seja atormentada por sintomas do TOC, mas o fato de a doença estar sendo usada como mecanismo para manipular outras pessoas na vida interpessoal. Esse é o elemento do "ganho secundário", e reatribuir pode ser usado para lidar ativamente com isso. Ao reconhecer o papel que o TOC tem na vida emocional, podem-se realizar as mudanças saudáveis que diminuem a tendência a usar os sintomas dessa forma autodestrutiva. Esse é outro exemplo de como os Quatro Passos podem ser usados para ajudar a administrar melhor o transtorno.

COMPREENDER, NÃO MIMAR

Não é verdade que TOC e relacionamentos saudáveis não se misturam, como óleo e água. Há casais que trabalham juntos, usando o programa dos Quatro Passos, a fim de construir relações estáveis, amorosas e de apoio mútuo.

Os obstáculos que a doença pode apresentar, porém, não devem ser negados. Pessoas com o transtorno podem desenvolver ansiedades sexuais ligadas ao medo de perder o controle, ter pensamentos violentos segundo os quais nunca vão agir ou a obsessão de que uma sexualidade selvagem e incontrolável será deslanchada. O doente pode ofender gratuitamente, iniciando conflitos que muitas vezes envolvem sintomas do TOC e que resultam em evitar intimidade. No fundo, a motivação pode ser evitar o risco de ser machucado ao se abrir emocionalmente – a velha questão da autoestima.

Outro caso relatado pelo doutor Hand foi o de um adolescente que desenvolveu comportamentos bizarros com a comida. Ele só comia um peixe raro e caro e tinha de ser alimentado pela mãe sob um ritual. Da mesma forma, os pais só podiam conversar entre si na sua presença e sobre temas escolhidos por ele, que regrediu mentalmente e começou a fazer xixi na cama todas as noites. Significativamente, todos os sintomas surgiram depois que o pai admitiu ter um caso e ameaçou romper o casamento. Ao ficar doente, o garoto conseguiu o que queria: o pai terminou o caso. O menino, contudo, tornou-se cada vez pior, evitando amigos adolescentes e se isolando do mundo. O pai se mantinha em casa, mas o casamento era apenas no papel, não havia afeição mútua. A mãe cuidava das necessidades emocionais dedicando-se ao filho, o que fazia os sintomas aumentarem. O adolescente usava a doença para dominar os pais: manteve-os unidos, mas à própria custa. Todos adoeceram, e a história não teve um fim feliz. O garoto melhorou bastante no tratamento familiar, mas depois teve uma recaída. Os déficits sociais que desenvolveu se mostraram desastrosos quando ele tentou se reconectar aos colegas. A mãe voltou ao papel de cúmplice do TOC e a família continuou como sempre.

Por fim, outro caso é o de uma mulher que foi procurar ajuda com o doutor Hand depois que os vizinhos reclamaram pelo fato de ela fazer muito barulho ao destrancar a porta do apartamento. Ela dizia que só queria saber como acalmar os vizinhos. Na terapia, começou a falar sobre a compulsão de traduzir a Bíblia. Quando jovem, entrou para um mosteiro, ansiosa para se retirar dos contatos sociais cotidianos. Na ocasião, deu aos monges uma parte do dinheiro que havia herdado. Um ano depois, quando saiu de lá desiludida, eles se recusaram a devolver a quantia. Pouco depois, ela começou a traduzir a Bíblia, com a intenção de mostrar ao papa que todas as traduções existentes estavam erradas, já que haviam fornecido as orientações éticas para os monges que a haviam tratado mal. Traduzir a Bíblia se tornou sua única missão de vida. Secretária que trabalhava meio período, ela vivia como freira em seu apartamento, traduzindo, traduzindo e enviando o trabalho ao papa. Mas suas compulsões a traíam. Em vez de se vingar dos monges, desenvolveu comportamentos bizarros que se tornaram o único propósito numa vida solitária.

ENFRENTANDO O TOC JUNTOS

Quando as famílias trabalham juntas, os resultados positivos podem surgir. Uma paciente me disse que ela melhorou com a ajuda do marido, que os dois juntos enfrentaram a doença.

Lara, que tinha pensamentos violentos com facas, diz que tendia a se retrair quando estava obsessiva, a se tornar triste. Seu marido diz que lhe pedia que parasse de ficar obcecada, pois podia ver a engrenagem funcionando na sua cabeça. Renomear ajuda a trazê-la de volta à realidade. Ela conta que o marido ficava chateado ao vê-la sofrer e que é seu protetor. Quando passavam na TV as imagens de alguma tragédia, como um acidente de avião, como ele sabia que a esposa era atraída por eventos catastróficos, dizia-lhe que não precisava assistir àquilo, pois já tinha medo de voar – outra chamada para a realidade. Cuidadoso e compreensivo, o marido não deixa o TOC assustá-la. Às vezes, contudo, a doença age de formas difíceis de explicar. Ela e o marido conversaram sobre adotar um bebê, mas Lara tem a obsessão de que a criança adotada vai se machucar de alguma forma, que sempre estará em perigo: sofrerá um acidente, ficará doente, será sequestrada ou morrerá. Portanto, a decisão foi postergada.

Carla, que tinha a obsessão de que mataria a filha pequena, lutava com problemas de intimidade no casamento. Ela diz:

– Essa era a última coisa sobre a qual eu podia pensar. O TOC toma 24 horas do meu dia. Eu estava apenas tentando sobreviver e funcionar. Era muito difícil para ele entender nosso relacionamento e como mudei.

Antes da doença, ela era uma maravilha: lidava com o trabalho, o trabalho voluntário, e cuidava dos pais. Quando desenvolveu o TOC, passou a não dar mais conta de tudo e se tornou frustrada, descontando a frustração no marido. Isso o deixou intrigado, porque, ao longo de catorze anos de casamento, a mulher sempre cuidara de tudo. De uma hora para outra, passou a depender de ajuda até para as próprias necessidades. Lara admite:

– Infelizmente, eu não tinha tempo para lidar com o que estava acontecendo comigo e com ele, não compartilhava o que estava se passando na minha cabeça, pois os detalhes eram muito assustadores.

Familiares podem ajudar muito oferecendo apoio, compreensão, gentileza, paciência e encorajando os pacientes a fazer os Quatro Passos. Mas devem ter em mente que não podem mimá-los nem ceder à doença da pessoa. O apoio é essencial, e cada melhora deve ser reconhecida. Os pacientes precisam se sentir bem, pois isso já não é mais tão comum em suas vidas, e deve-se evitar criticá-los, porquanto são críticos o bastante consigo mesmos. Também não devem ser pressionados a melhorar rápido demais. O objetivo será alcançado com o auxílio de muitos passos pequenos, não de grandes saltos. Haverá vezes em que o parceiro se sentirá cansado e sem paciência, necessitando de um tempo próprio. Isso é normal. Não deveria haver sentimentos de culpa relacionados a isso, e o próprio doente pode encorajar a decisão do parceiro.

Jack, que lava as mãos compulsivamente, e a mulher tiveram momentos difíceis no casamento antes de ele buscar ajuda. Tanto ela quanto a filha estavam cansadas de ouvi-lo perguntar constantemente se haviam lavado as mãos. Ele hoje entende que, ao perguntar isso, era como dizer a elas que estavam sujas. Sua mente doente imaginava que a esposa fosse contaminar as refeições que preparava, e essa ideia quase o enlouquecia. Mesmo assim, ele se forçou a parar de perguntar se ela havia lavado as mãos. Embora ainda se incomodasse, percebeu que criaria uma situação ainda mais desagradável, como a mulher pedir o divórcio. Essas percepções costumam ser grandes motivadores para aderir aos Quatro Passos.

Em tratamento, Jack mencionou a frustração com o fato de a família parecer não se dar conta de quanto ele estava melhorando, pois queriam que o TOC desaparecesse imediatamente. Sua mulher dizia que reconhecia seu esforço, mas que ele ainda a deixava louca. Antes do diagnóstico, ela ficava brava com o marido, dizendo que suas mãos iam cair de tanto lavá-las, mas imaginava que ele fosse apenas um pouco esquisito. Hoje, ele ri e revela:

— Quando há um diagnóstico e o problema passa a ter nome, as pessoas sabem que podem nos amolar por aquilo que estamos fazendo. Antes, como não sabem o que estava acontecendo, evitam fazer perguntas. Deve ser difícil viver com alguém que quer nos transformar o tempo todo, saber o que estamos fazendo no banheiro, por que estamos lavando as mãos de novo. Isso me deixaria louco. Certa vez, ela começou a chorar e disse que gostaria de poder me ajudar. Respondi que ela estava me ajudando ao não ser intolerante com minha doença e não permitindo que eu cedesse à compulsão, o que tornaria o TOC pior.

A mulher de Jack decidiu que não o acompanharia às sessões de terapia, pois não queria ter contato com pessoas que agiam igual ao marido. Ele não a pressionou, e acredita que ela tenha tido um pouco de medo, pois antes achava que eram apenas manias dele, mas de repente descobriu que se tratava de um transtorno mental e não queria pensar sobre isso.

Karen lembra que ficava tão deprimida, tensa e frustrada durante os ataques do TOC que se tornava extremamente irritável.

— Meu marido me chamava de chata, o que me enfurecia, uma vez que eu já estava sobrecarregada. Então eu respondia que ele era especialista no assunto, pois havia muitas pessoas chatas na família dele.

As brigas aumentavam e a vida sexual diminuía. Na terapia, ela descobriu que o marido também tinha TOC, o que explicava por que tolerava toda aquela acumulação ao longo dos anos.

Como os dois conspiravam juntos no ritual de coletar lixo, não havia choque de realidade, de modo que a situação chegou ao limite. Velhos amigos de outra cidade foram visitá-los, mas não puderam entrar na casa e ficaram conversando no quintal. Quando amigos do Canadá ligaram para dizer que estavam chegando à cidade, Karen e o marido combinaram de encontrá-los na casa de sua mãe. Mesmo assim, temiam que eles passassem em sua casa sem avisar.

– Estacionei nossos carros a alguns quarteirões de distância para que pensassem que não estávamos em casa. Íamos nos deitar assim que escurecia, para que não fossem atraídos pelas luzes e parassem lá em casa.

O marido de Barbara era amoroso e compreensivo em relação às compulsões de checagem da mulher, embora achasse difícil entender. Mas quando ela chegou em casa e anunciou que tinha a sensação de ter atropelado alguém naquela manhã ao dirigir para o trabalho, ele perdeu a paciência.

– Aquela foi a gota d'água para ele. Foi tão ridículo, bizarro e desconectado da realidade que ele se assustou e perdeu as estribeiras.

Conquanto ela suspeitasse se tratar de apenas mais uma obsessão, o marido explodiu, dizendo que, se ela tivesse atropelado alguém, teria ouvido um baque e visto um corpo na rua. Ela ficou surpresa com a reação extremada dele. Pouco depois, leu uma matéria no jornal que descrevia uma pessoa com TOC severo que tinha os mesmos sintomas. Enfim, Barbara descobrira o que tinha.

À medida que Barbara progredia na terapia autodirigida, o marido desempenhava bem seu papel. Ele se recusava a checar coisas para ela a menos que ela estivesse completamente exausta. Nessas ocasiões, fazia alguma piada e dizia que havia checado. Isso, na verdade, é uma forma de renomear. Ela diz:

– Ele sabe que não consegue me consertar, que preciso me consertar sozinha, então nunca se envolveu demais. É uma pessoa extremamente tolerante, bem ajustada, normal. Se eu tivesse me casado com alguém como eu, com várias questões familiares disfuncionais, teria sido um desastre. Ele teve de lidar com outros problemas, não só com meu TOC. Eu era alcoólatra e tive de me recuperar disso, tinha um problema terrível de autoestima e várias questões antes do TOC.

A mãe de Barbara tinha TOC leve e costumava mandar a filha verificar várias vezes se o fogão estava desligado. Ela admite que nem entrava na cozinha; apenas afirmava que estava tudo certo. Por ironia, anos mais tarde, era Barbara quem pedia que o marido checasse o fogão.

Hoje, o TOC de Barbara é muito leve e está sob controle. Mas, quando mais precisou, o marido estava lá para ajudá-la.

– Eu podia desabafar que ele se sentava e, pacientemente, conversava comigo até que eu me sentisse melhor.

Às vezes, o marido lhe dava um choque de realidade, dizendo que ela não estava se conectando com o mundo, vivia num casulo, não tinha envolvimento com o mundo nem com outras pessoas e que não se importava com isso. De fato, tudo que Barbara queria era ficar deitada nos fins de semana. De uns tempos para cá, ela teve um filho e largou o emprego. Hoje, sente-se menos estressada, tenta manter contatos sociais e está se tornando mais interessada nas questões cotidianas.

A regra dos quinze minutos ajuda muito a aumentar a comunicação entre os membros da família e a pessoa com TOC. Se os familiares a encorajarem, de modo terapêutico, a esperar quinze minutos, dizendo que ambos sabem que aquela compulsão é causada pela doença e que em breve passará, o paciente conseguirá reavaliar a situação no fim desse período. Essa intervenção deve ser realizada com boa vontade, senão pode tornar a situação cada vez pior.

NÃO PRESSIONEMOS, NÃO APRESSEMOS

Como tiveram anos de prática, os doentes sabem esconder a doença quando é para benefício próprio. Inúmeras pessoas nos contaram que, por muitos meses, num relacionamento íntimo, não tinham motivo para suspeitar que o parceiro fosse acometido por um transtorno mental, ainda que houvesse algumas pequenas manias, que facilmente eram ignoradas e racionalizadas. Kathy, namorada de Domingo, conta que, no início do relacionamento, quando o parceiro tinha um dia ruim por causa do TOC, ela não sabia quase nada sobre a doença e acabava fazendo as escolhas equivocadas e o deixando mais irritado. Às vezes, Domingo levava na brincadeira, pedindo-lhe que tirasse a roupa e ficasse na sua frente, para que sua mente conseguisse pensar em outra coisa. Nos dias muito ruins, por mais que quisesse ajudá-lo, ela diz que nem se uma bomba explodisse ao lado do companheiro ele seria capaz de desviar a atenção de suas paranoias. Kathy ri ao relatar:

– O engraçado é que nosso cachorro tinha os mesmos comportamentos ansiosos. Dizem que os animais captam nossa personalidade. É esquisito. Mas o cachorro era muito grudento, queria estar perto de nós o tempo inteiro. Criamos um monstro. Quando tínhamos de sair e ele precisava ficar em casa, sua respiração se tornava ofegante, ele começava a lamber e ficava com um olhar atrapalhado. Isso me lembrava as sensações de ansiedade de Domingo, e eu lhe dizia que os dois eram iguais. Não há, contudo, provas clínicas que demonstrem que os cachorros de pessoas com TOC desenvolvam a doença.

Mudanças podem ser traumáticas para pessoas com TOC, assim como qualquer perturbação na rotina. De modo geral, elas resistem à ideia de viajar, sobretudo quanto têm obsessões de contaminação, pois viajar significa usar banheiros públicos e dormir em camas onde estranhos dormiram. Domingo comprou uma bicicleta de 500 dólares e a equipou do jeito que queria, mas, quando Kathy sugeriu saírem um dia para as montanhas, ela praticamente teve de arrastá-lo para fora de casa. Ele lembra:

– Eu estava com medo de arranhar a bicicleta. Mas a parte engraçada é que, quando fui para as montanhas, de repente senti que o problema não era com a *minha* bicicleta, então pude pedalá-la sem problemas, sem me importar se ela iria quebrar ou arranhar. O TOC é estranho.

Embora Domingo e Kathy morem juntos como um casal, cada um tem o próprio quarto. Ela costumava brincar e chamar o aposento dele de mausoléu, um espaço no qual ele tinha sua preciosa coleção de objetos de arte organizados de modo específico. Ela não mexia em nada, pois sabia que, se, por exemplo, resolvesse limpá-los, isso o deixaria maluco e o faria checar um a um para garantir que nada tivesse sido danificado. Da mesma forma, ela não lava as roupas de Domingo, pois tende a manchá-las de cloro, o que também o enlouquece.

Kathy passou a ver que a resistência do companheiro a mudanças tinha um lado positivo em sua vida. Ela nos disse:

– Se ele não tivesse TOC, provavelmente teria dez namoradas, pois ele é, por natureza, muito promíscuo. Mas, por causa do TOC, e essa é a parte que amo, ele é fiel. Se ele quisesse me trair, teria de me contar, porque tem a questão da contaminação. Ele com certeza me contaria se tivesse tocado outra pessoa.

Domingo confirma a teoria da mulher:

– Depois que me acostumo a alguém, minha ansiedade diminui bastante. Com uma pessoa nova, precisaria começar tudo de novo. Quem tem TOC se apega às coisas, pois há segurança na familiaridade.

Kathy costumava frequentar nosso grupo de apoio à família, onde se encontrava com pais e familiares de outros pacientes, muitos dos quais haviam vivido o inferno causado pela doença. Ela conta:

– Eles perguntavam o que eu estava fazendo com Domingo. Não conseguiam entender por que eu estava envolvida com ele, haja vista que não tinha nenhuma obrigação, pois ele não era meu filho. Eu respondia que, com ou sem TOC, gostava dele por suas boas qualidades.

Embora os dois tenham passado por momentos difíceis, o instinto natural de Kathy é se esquivar, se retrair, quando percebe as obsessões. Ela achava que não conseguiria lidar com a situação pelo resto da vida e, ao me perguntar o que deveria fazer, eu lhe disse que, caso escolhesse ficar com Domingo, precisaria se envolver com o tratamento.

Depois de cinco anos, Domingo e Kathy se separaram por motivos outros que não o TOC. Nessa época, ele teve uma recaída do tratamento, pois, admitiu, se acostuma rapidamente às pessoas e às coisas, mas, quando algo sai do *script*, tem dificuldade para retomar a vida normalmente. Há pouco tempo, por ironia, casou-se com uma mulher que conheceu numa loja de comidas saudáveis quando foi comprar o suplemento para ganho de peso que Kathy insistia que ele continuasse tomando. A primeira vez que sua atual mulher o encontrou, disse-lhe depois, sentiu que havia algo diferente e interessante nele. Domingo logo abriu o jogo com a parceira e contou-lhe tudo sobre o TOC, a respeito do qual ela nunca ouvira falar nem entendeu muito bem. Mas está aprendendo. Domingo pediu que a mulher nunca o pressionasse nem o apressasse, pois ele poderia ficar agressivo. Ele explicou que fica bravo quando as pessoas o apressam porque elas não entendem pelo que está passando, como quando leva um tempo enorme para calçar um par de meias ou tomar um banho. Ele também se perde em ruminações. Por exemplo, se ele vir uma mancha de *ketchup* nas calças, pode ficar obcecado achando que é sangue e passar muito tempo encarando a peça de roupa até que sua mente entenda que é apenas *ketchup*.

"Não me apresse" é um bom conselho para qualquer um que viva com uma pessoa que luta contra os sintomas do TOC.

JILL E AS FILHAS

Quando a filha mais velha de Jill, Erica, tinha 11 anos, sua melhor amiga morreu num acidente de carro. Ela ficou devastada – as duas haviam trabalhado juntas numa imobiliária e, com frequência, compartilhavam confidências no jantar após o expediente –, mas não conseguiu ir ao necrotério para identificar o corpo de Marilyn nem foi ao enterro. Se tivesse ido, todo o seu mundo teria se tornado "contaminado".

No dia em que Marilyn morreu, Jill voltou para casa e encontrou as filhas – além de Erica, Tracy, de 8 anos – na porta. As três choravam, porém Jill pediu que as meninas se afastassem dela, alegando que ela estava suja. Então, tirou as roupas ali mesmo e entrou no chuveiro.

Depois desse dia, ficou dentro de casa durante semanas, não conseguia ir a nenhum lugar no qual tivesse estado junto à amiga por medo de contaminação. Por mais de 25 anos – desde que era adolescente e teve de ir ao enterro do melhor amigo do namorado –, Jill sofreu de medos de contaminação ligados à morte. Embora só fosse diagnosticada anos mais tarde, sofria de TOC severo.

No dia do enterro de Marilyn, o impensável aconteceu. Sabendo que Jill estava devastada com a perda, amigos foram até sua casa levar uma cesta de frutas. Ao olhar pela janela e vê-los parados do lado de fora, ela pediu que Erica e Tracy não abrissem a porta. Aquelas eram as pessoas que haviam identificado o corpo de Marilyn no necrotério, portanto estavam contaminadas, assim como a cesta de frutas. Por esse motivo, Jill, as filhas e a casa ficariam contaminadas se aquelas pessoas entrassem. Ela conta:

– Foi horrível. Tudo o que eu podia fazer era ficar lá parada e dizer que não aguentava mais. Entretanto eu queria aguentar, de modo que disse a Erica para abrir a porta, pegar a cesta, levá-la ao banheiro e ficar em pé na banheira. Depois que meus amigos foram embora, Erica continuava em pé na banheira, segurando a cesta de frutas. Eu não sabia o que fazer com isso, pois tanto ela quanto a cesta estavam contaminadas.

Foi a filha quem a trouxe de volta à realidade, ao gritar que a mãe não podia simplesmente fazer Marilyn descer pelo ralo.

Jill disse a Erica para colocar a cesta em cima da geladeira, onde podia vê-la mas não tocá-la, e depois tomou um longo banho. A cesta ficou sobre a geladeira por bastante tempo, até que ela decidiu jogar as frutas fora. Aquele dia, no entanto, ficou marcado na cabeça de Erica e Tracy, que recentemente ouviu a mãe contar a história.

Hoje com 22 anos, só há pouco tempo Tracy foi capaz de esquecer a raiva que sentiu da mãe pelo que causou a ela e à irmã quando eram crianças: rituais bizarros de limpeza, mudanças de cidade e de estado em busca de um lugar que não fosse "sujo" e a vergonha de tentar explicar para os amigos que eles nunca poderiam ir à casa delas.

Jill se casou aos 18 anos. Aos 20, já tinha as duas filhas. Alguns anos mais tarde, ela e o marido se divorciaram e o estresse se acumulou. Agora solteira, tentava manter o emprego e estava doente. Ainda que não soubesse do que se tratava, sabia que não era normal falar com parentes através de uma porta fechada ou proibir as filhas de beijar o avô porque ele era açougueiro e havia tocado em sangue. Triste e deprimida, não saiu de casa por meses a fio, exceto para fazer compras e levar as garotas a algum lugar.

Por dezesseis anos, cortou todo o contato com a mãe, o pai e os irmãos, acreditando que estivessem contaminados. Não podia falar com eles nem ao telefone. Jill, Erica e Tracy se mudaram várias vezes, porque ela achava que bairros e cidades inteiras estavam contaminados.

Tracy hoje ri ao lembrar que tinham sempre de encontrar um apartamento com dois *closets*, pois um deles sempre ficaria contaminado. Esse era o modo de Jill lidar com o fato de que as filhas precisavam ir à escola, onde poderiam se contaminar. Ela criou uma rotina para mantê-las limpas, assim como a casa. Quando as garotas voltavam da escola, Jill abria a porta para que entrassem, pois elas não podiam tocar na maçaneta. As meninas, então, andavam na ponta dos pés pela casa até o "*closet* sujo", onde tiravam as roupas e deixavam as mochilas. Depois, iam, também na ponta dos pés, até o banheiro tomar banho. Se tivessem tarefa de casa, a rotina era um pouco mais complicada: tinham de fazê-la no *closet*, com a porta aberta, e depois tomar banho. Jill, é claro, nunca chegava perto do "*closet* sujo". Tracy lembra que, se ela ou a irmã tivesse de usar o banheiro enquanto faziam a tarefa, precisavam tomar banho – para manter o banheiro limpo –, voltar ao *closet* para terminar a tarefa e, então, tomar um novo banho.

Erica e Tracy frequentavam uma escola particular e perderam um ano inteiro quando as finanças da família ficaram apertadas. Jill sempre viveu numa situação difícil. Quando ficava doente, não conseguia trabalhar, pois passava todo o tempo fazendo limpezas. As três se mudaram várias vezes porque ela não conseguia pagar o aluguel.

Durante a infância, as meninas imaginavam que isso fosse comum na vida de qualquer pessoa. Mais tarde, contudo, tiveram dificuldade em explicar o comportamento peculiar da mãe para os amigos, que deviam achar estranho o fato de nunca serem convidados a entrar. Tracy recorda:

– Mamãe inventava histórias para contarmos às pessoas, como dar desculpas para isso ou aquilo. Isso me incomodava muito. Quando meus colegas perguntavam por que minha mãe não podia nos levar para patinar, eu respondia que ela simplesmente não podia.

Quando Tracy estava no terceiro ano, toda a escola se tornou "contaminada". Se ela ou a irmã tivesse de ir à sala da diretora, era uma dupla contaminação. Tracy diz:

– Estudávamos numa escola católica e eu era muito religiosa naquela época. Eu rezava para Deus a fim de não ser chamada na diretoria, porque sabia que, em casa, teria de passar por todo aquele absurdo extra.

Uma ida à sala da diretora significava dois ou quatro banhos quando chegassem em casa – sempre um número par.

Tracy começou a mentir. Quando interrogada por Jill, dizia que não estivera na sala da diretora, mesmo quando havia estado. Às vezes, tirava escondido um livro do "*closet* sujo" para estudar no quarto.

Ao descobrir que as filhas estavam mentindo, Jill ficou com raiva e tudo passou a ficar sujo, porque ela não sabia onde as meninas haviam estado ou o que haviam tocado. Quando Tracy estava no nono ano, quebrou o silêncio e contou para a melhor amiga as coisas estranhas que a mãe fazia. Sentiu-se muito aliviada por isso. A amiga, é claro, contou para as outras garotas. Não demorou para que as meninas da escola começassem a fazer piada, perguntando se poderiam entrar no *closet* com Tracy, que não achava nada engraçado.

As meninas odiavam o TOC da mãe, mas aprenderam a usá-lo para obter algumas vantagens. Diziam-lhe que, se ela não podia deixar as amigas frequentarem a casa, tinha de lhes dar dinheiro para sair. Embora Jill estivesse lutando para se manter financeiramente, fazia o que as filhas queriam.

Evidentemente, não havia lógica na obsessão de Jill por contaminação, o que era confuso para as garotas. Tracy se lembra de, junto com a irmã, ter perguntado à mãe como determinada coisa estava suja em um momento embora não estivesse antes. Quando uma pessoa contaminada telefonava, Jill passava horas limpando a parede perto do telefone, enquanto pratos sujos se empilhavam na pia. Ela relata:

– Era isso que deixava minhas filhas muito incomodadas. Às vezes eu tirava todas as minhas roupas antes, para não ter de lavá-las depois. Então, elas voltavam para casa e me encontravam lá, nua, com uma toalha de papel e um frasco de álcool. Era bizarro. Elas me chamavam de alcoólatra e, claro, vê-las ficarem chateadas me deixava chateada. É terrível quando os filhos têm vergonha de nós.

Tracy diz:

– Eu a odiava e dizia isso para ela o tempo todo. O TOC dela afetava cada pequena coisa na minha vida: as mentiras para as pessoas, o conflito que eu sentia... Quando me mandava tomar banho quatro vezes, eu dizia a mim mesma que só faria aquilo porque a amava. Mas, ao fazê-lo, eu ficava com mais raiva. Ainda sou assim agora. Fiquei com muita raiva dela, mas eu a amo e não quero magoá-la.

Certa vez, Tracy e uma amiga decidiram passar a noite num cemitério. No momento em que Jill perguntou, como sempre, aonde a filha havia ido, Tracy contou a verdade. Nas semanas seguintes, a mãe não conseguiu tirar este trio maléfico da cabeça: cemitério-morte-contaminação. Quando a amiga de Tracy foi visitá-la depois, durante o tempo que Jill estava fora, sabia que tinha de mentir sobre isso, pois não haveria álcool suficiente no mundo para limpar a casa de novo. Tracy diz que iam à cidade comprar literalmente caixas e caixas de álcool. Naquele estágio, tudo o que a mãe fazia era limpar.

A situação saiu do controle e as garotas estavam cansadas. Tracy tinha 16 anos e a família estava morando na Carolina do Norte quando a grande explosão aconteceu. Erica confrontou Jill e disse que ela e a irmã estavam mentindo para a mãe havia anos, fazendo coisas que ela dizia para não fazerem e não fazendo aquilo que ela mandava fazer. Elas disseram que não viveriam mais daquela forma, que não teriam aquela vida, e foram embora para a casa de amigas da escola. Jill ficou devastada. Sabia que não podia tê-las consigo se a traíssem, mas estava muito doente para entender o que havia feito às filhas.

Erica, que tinha 19 anos, não voltou mais. Morou de aluguel com a irmã durante um tempo. Tracy, porém, voltou para a casa da mãe porque sentia falta dela, amava-a e sabia que ela estava sofrendo.

Essa volta, é claro, desencadeou um processo de desinfecção massivo, uma vez que Tracy estava muito contaminada. Jill se lembra:

– Até o gato eu limpei. Desinfetava todos os livros, página por página, e os álbuns de fotos. Meus certificados da escola foram lavados com álcool e tiveram de ser jogados fora. Foi péssimo. Fiquei com raiva da minha irmã por ter contado à mamãe tudo aquilo, porque ela destruiu tudo e precisei voltar e juntar os cacos.

Jill, infeliz e deprimida, pensava que a vida poderia ser melhor na Flórida. Por isso, decidiu dirigir até o sul, mas primeiro todos os pertences tiveram de ser lavados com álcool antes que ela os guardasse num depósito.

Eram as férias de primavera. Enquanto a mãe ia para a Flórida, Tracy planejou ir para Montgomery, no Alabama, visitar umas amigas de escola. Mas, como sabia que, para Jill, Montgomery era "muito sujo", resolveu mentir e disse à mãe que ia visitar outros amigos em Savannah, na Georgia. Elas planejaram se encontrar na Flórida, mas Jill, desconfiada, resolver ligar para as amigas da filha. Seus piores medos haviam se confirmado: Tracy fora para Montgomery. Jill se sentiu traída pela segunda vez, ainda muito confusa por causa da doença. Tracy agora estava contaminada, e as duas não poderiam mais morar juntas. A filha lembra que a mãe não falava com ela e com a irmã nem por telefone.

Depois de um tempo, Jill e Tracy conseguiram superar os problemas e dividiram um apartamento perto do *campus* da UCLA, onde Tracy estudava. Jill ficou anos sem falar com Erica, que tinha dificuldade em perdoar a mãe. Hoje, a mais velha vive numa área diferente do país, e ambas só se viram uma vez nos últimos cinco anos. Só se falam por telefone. Jill reitera:

– Ela ainda tem muita hostilidade guardada, mas as coisas melhoraram. Ela não me culpa mais por separá-la da família. Entender que tenho essa doença aliviou muito a pressão e ela me perdoou. Ela sabe que é uma doença, e não eu.

Embora Jill e Tracy não tenham resolvido totalmente seus conflitos, estão trabalhando para isso. Quando as compulsões da mãe a afetam, ela fica com raiva, pois não quer ser diferente. No fundo, ela tem um pouco de medo de ter tendência ao TOC, tem problema para lidar com a morte e é extremamente preocupada com o que come.

Jill compartilhou com Tracy o que aprendeu sobre o transtorno e seu tratamento comigo e com outros membros do grupo. Recentemente, ela levou uma multa, o que a fez participar de um programa de aulas de trânsito em casa. O problema era que ela não podia tocar no manual por causa da velha obsessão de contaminação com documentos oficiais, que começou na época do divórcio. Quando Erica tinha 16 anos e quis tirar carteira de motorista, teve de esperar três anos, porque Jill não conseguia ir ao departamento de trânsito, que era um prédio oficial.

Durante o programa de trânsito, Tracy virava as páginas para a mãe. No fim, disse que ela precisaria assinar. Jill assinou. Aproveitando a situação, Tracy encorajou a mãe a tocar no manual, dizendo que lhe daria uma bela estrela dourada. Mesmo muito ansiosa, Jill estendeu a mão e tocou o manual. Após tocá-lo, sentiu mãos e braços ficarem vermelhos e uma coceira entre os dedos, mas sabia que aquilo era extremamente importante para sua terapia cognitivo-comportamental.

Hoje, suas obsessões estão em boa parte sob controle e ela não limpa mais a casa com álcool. A morte da mãe, dois anos atrás, causou uma recaída, e seus familiares, que ela acreditava estarem limpos, de repente se tornaram contaminados novamente.

Ela, porém, está trabalhando nesse problema, praticando a terapia todos os dias, e diz sempre ter tido um forte instinto de sobrevivência.

BRIAN E A MULHER

Durante a maior parte dos seus catorze anos de casamento, Sara dividiu Brian com o TOC, o medo mórbido de ácido de bateria e a necessidade compulsiva de limpar vias públicas para evitar ser contaminado.

Sara não mede as palavras ao falar sobre o marido, a doença e sobre como ela essencialmente destruiu o casamento:

– O TOC arruinou minha vida, sequestrou meu marido. Ele rouba nosso amante, nosso companheiro, nosso amigo; rouba nosso tempo, nosso dinheiro e nossa energia; leva tudo que tiver para ser levado e não dá nada em troca. E nunca diz obrigado.

Sara e Brian se conheceram no escritório em que trabalhavam e levaram seis anos para se casar. Durante todo esse tempo, ela não notou nada estranho nas atitudes dele. Mas, logo após se casarem, passou a perceber pequenos comportamentos peculiares, como quando ele lhe pedia que não andasse em certos lugares, não dirigisse em determinados locais nem usasse alguns tipos de sapato. Ela, porém, pensou se tratar apenas de algumas excentricidades.

Havia também os banhos demasiado longos, que ela atribuía ao fato de ele ser muito limpo.

O choque de realidade se deu quando estavam casados havia um ano e aconteceu um derramamento de bateria no trabalho, que deixou Brian tão enlouquecido que ele foi parar no hospital.

Noite após noite, ele ficava deitado na cama, à espreita para saber se havia algum acidente próximo. Estava sempre em alerta, pronto para pegar um balde, bicarbonato de sódio e dirigir até a cena do acidente para começar a limpá-la.

Às vezes, ele estava no meio de uma frase quando ouvia as sirenes, dava um salto e desaparecia por cinco horas, esquecendo-se até de fechar a porta em meio ao pânico.

A família, que incluía o filho dele e o filho dela de casamentos anteriores, foi destruída pelo TOC. Brian relata:

– Meus filhos não faziam ideia do que estava acontecendo. Tudo que sabiam é que o pai tinha um medo mortal de baterias e ácido de bateria e que eu não estava preparado para sair em público. Foi terrível. Se minha mulher quisesse, poderia ter me deixado sem se sentir culpada. Eu não poderia fazer nada.

Os meninos não podiam levar amigos em casa porque Brian não tinha como saber por onde haviam passado de carro e aonde iriam em seguida. Uma vez, voltando da escola, contaram a Sara que haviam feito experimentos e derramado ácido sulfúrico por toda parte. Ela, claro, escondeu essa informação do marido, pois sabia que ele pegaria os meninos e começaria a esfregá-los. Olhando em retrospecto, Brian diz que o filho estava ansioso para entrar para os Fuzileiros Navais, mas acha que, na verdade, ele só queria ficar longe do problema.

À medida que o TOC progredia, Brian não conseguia mais trabalhar.

– Eu estava uma pilha de nervos, sentia que havia ácido sobre mim e não conseguia me limpar. Ele estava no meu quarto, nas paredes. Um dia, um amigo da minha mulher foi à minha casa e fiquei sabendo que ele havia passado por uma rua onde acabara de acontecer um acidente, portanto o ácido também estava nos pneus do carro dele. Passei a noite inteira lavando os carpetes com bicarbonato de sódio e água, além de ter alugado um aspirador de água no mercado. Cheguei a um ponto em que a obsessão estava totalmente fora de controle.

Passava noites inteiras limpando as ruas, acordando exausto e começava tudo de novo. Nessa época, Sara estava tão confusa que não sabia dizer se ela e o marido eram loucos.

Algumas vezes, Brian assistia à televisão até altas horas da madrugada, tentando de certa forma postergar o amanhecer, pois sabia que teria outro dia difícil.

Procurou ajuda psiquiátrica, mas recebeu uma lista de diagnósticos errados, incluindo esquizofrenia. Passou mais de quarenta dias em dois hospitais psiquiátricos diferentes, mas nada adiantou. Ninguém fazia ideia do que havia de errado com ele, de modo que a solução parecia ser receitar um monte de coisas para fazer dormir.

Brian não se lembra praticamente de nada dos primeiros cinco meses de 1985.

– Sara me disse depois que pessoas que conhecíamos haviam morrido durante aquela época, enquanto eu estava deitado na cama, fora de mim. Tive ondas terríveis de depressão e chorava freneticamente porque estava enlouquecendo por dentro.

Uma noite, enquanto assistia a um programa na televisão, apareceu uma matéria sobre pessoas com TOC. Sara lembra que ficou aliviada ao descobrir que aquele problema tinha um nome. Foi então que o sinal de alerta de Brian tocou. A matéria mencionava o programa da UCLA, e Brian telefonou para mim. Ao falar comigo, ficou tão aliviado que chorou.

Brian é um caso clássico e severo de TOC. Seu progresso tem altos e baixos, dependendo de quão fielmente toma a medicação, pratica os Quatro Passos ou a terapia cognitivo-comportamental e frequenta os grupos.

Quando trabalha duro, ele é capaz de manter os sintomas sob controle, mas ainda não aprendeu a lição mais importante: que só a vigilância constante derrota a doença. Até que aprenda, sofrerá as consequências, e Sara terá de sofrê-las com ele. Quando as compulsões estão muito fortes, ele usa toalhas de papel e sacos plásticos para abrir as portas, e não deixa ninguém ir à igreja, pois lá há um homem que é dono de uma fábrica de baterias. Se Brian toma a paroxetina na dosagem prescrita, consegue lutar contra a depressão e as tendências suicidas.

Quando se sente capaz de enfrentar as consequências – que quase sempre incluem explosões de raiva –, Sara tenta forçá-lo a confrontar a realidade e a reconhecer que o que o está incomodando não é o ácido de bateria, e sim o TOC. Às vezes, ele admite, mas, na maior parte do tempo, não. Ela diz que o TOC é um monstro gigante que fica sentado em um canto os devorando e que eles deveriam perceber isso.

Viver com o problema do ácido, por si só, é difícil o bastante. Sara diz que ele arruinou mais coisas tentando prevenir uma contaminação do que se os dois fossem borrifados diariamente com o ácido. A entrada da casa e o gramado estão inundados de bicarbonato de sódio e amônia, pois ele limpa até debaixo dos arbustos. As pias estão cobertas de amônia, e Sara teme que os canos se desintegrem.

Ela declarou que eles gastam de trezentos a quatrocentos dólares por mês em bicarbonato de sódio e amônia e que fica triste com esse desperdício. Além disso, roupas, sapatos e carpete rapidamente se estragam. Brian transformou seu par favorito de sapatos azuis num verde horrível por mergulhá-los em amônia.

Para piorar, o dinheiro que desperdiçam por causa das compulsões de Brian lhe faz falta. Ele era sócio de uma concessionária de carros vítima da recessão e da implantação de uma grande via expressa no início dos anos 1990, um desastre financeiro que o deixou quebrado. Por causa do TOC, seu desempenho no trabalho desde então é irregular. Seu atual emprego de vendedor requer que dirija bastante, e ele não consegue manter compromissos com os clientes quando começa a achar que terá de dirigir em ruas em que pode ter havido um derramamento de ácido.

Embora o dinheiro seja curto, Brian ainda se sente compelido a comprar coisas de que não precisa. Seu guarda-roupa é cheio de ternos e gravatas que ele nunca usou, porque não quer que as roupas se contaminem. Uma vez, Sara foi a uma loja de departamentos para comprar-lhe um presente de aniversário e, indecisa, pediu uma ideia à vendedora, que sugeriu uma gravata. Sara acabou escolhendo outra coisa. Quando a vendedora estava registrando a compra, viu o nome no cartão de crédito e brincou, dizendo que ele de fato não precisava de gravatas. Ela reconhecera o nome do homem que não parava de comprar gravatas.

Brian compra martelos e outras ferramentas, a ponto de certa vez ter de alugar uma garagem para guardar todas as quinquilharias que acumulava. Sara observa que poderiam ter pagado a faculdade do filho dele com tudo o que já gastou por causa da doença.

Ele compra sem parar e logo é tomado por um sentimento de culpa, fazendo-o privar-se de coisas básicas, como xampu e corte de cabelo. Depois, porém, recompensa-se na mesma medida, e esse ciclo vicioso de comprar e economizar nunca acaba.

Ainda assim, o maior fardo para a família é o emocional. Sara desabafa:

– Quando se está doente do pescoço para baixo, todo mundo ajuda. Mas quando a doença é mais para cima, há essa vergonha. Uma mulher que fica com o marido em estágio terminal é uma santa, mas já me disseram que devo estar louca por ficar com Brian. Eu lhes pergunto se eu não deveria ser gentil com ele caso tivesse pólio ou alguma doença cardíaca.

Ela admite que, com raiva e frustrada, já pensou em abandoná-lo.

– Já entrei no carro e dirigi até o tanque ficar quase vazio, sem saber aonde estava indo, até que encostei e me perguntei o que estava fazendo. Quando digo que quero o divórcio, ele começa a tomar muito remédio, liga para o médico e volta a ir ao grupo. Mas só faz isso quando a crise conjugal explode.

Muitos motivos a fazem se manter casada. Aos 56 anos, esse é seu terceiro casamento. Seu primeiro marido era esquizofrênico e o segundo era alcoólatra. Encara como um compromisso, diz que ele precisa dela e que mesmo o instável, quando constante, se torna seguro.

Nos momentos em que Brian não está sob os efeitos do TOC, é um homem gentil, amoroso e charmoso, com quem ela se casou, o homem que era antes de ficar sufocado pela doença e incapaz de pensar em outra coisa além das próprias necessidades.

Sara odeia o papel que é obrigada a desempenhar no casamento.

– Eu me tornei a mãe, o cão de guarda, a crítica: persigo, reclamo, tento controlar, choro e acabo desistindo, restando apenas apatia e tristeza. É um desperdício dele, meu, de tempo, de dinheiro, de tudo. Estou sozinha a maior parte do tempo, esteja ele em casa ou não, pois ele não pensa mais em mim. Está sempre com os próprios pensamentos, pensando em ácido de bateria. Nunca experimentei uma solidão assim, mesmo quando estava divorciada.

A maior parte do tempo, ela está contaminada, portanto a intimidade física entre os dois está fora de cogitação. Ele nem mesmo toca qualquer coisa que ela tenha tocado, usa a mesma toalha ou a mesma xícara. O problema é maior ainda porque ela trabalha numa concessionária de carros, o que, na mente de Brian, só significa ácido de bateria.

Às vezes, ela se aproxima para abraçá-lo e vê o terror em seu rosto, ou tenta pegar seu braço e ele o encolhe. Com o tempo, ela aprendeu a conter os sentimentos, não iniciar nenhuma demonstração de afeto, para não ser rejeitada. Sara lamenta:

– Não sou mais uma igual, não sou mais feminina, não sou mais um objeto de desejo. O TOC o isola como nenhuma outra doença. Ele tenta manter a família e os amigos longe. Não podemos planejar reuniões ou férias. Ele controla por onde dirijo, com quem ando, as compras, os filmes, todos os aspectos da minha vida. Nada é intocável. Se eu não tivesse senso de humor, teria acabado com a minha vida ou com a dele.

Quando o marido fica muito mal – o que acontece ao descuidar da medicação e da terapia –, ela teme que ele tente se suicidar. Diz que não quer voltar do trabalho imaginando que ele possa ter se enforcado na garagem.

Às vezes, Sara tem dificuldades de manter a sanidade. Senta-se e recita as tabelas de multiplicação, apenas para se concentrar em alguma coisa que não seja a doença do marido. Por três anos, esteve em terapia e adotou alguns *hobbies*.

Sua verdadeira força, todavia, vem de uma fé profunda combinada com a capacidade de lidar com a situação que aprendeu no convívio com um alcoólatra. Ela diz reviver os bons momentos mentalmente e os utilizar o tempo todo para superar os maus.

Ainda assim, tem de tomar remédio para controlar as palpitações cardíacas e come demais. Uma vez, quando Brian estava fora da cidade, ela pediu quilos de macarrão de seu restaurante italiano favorito, ao qual não podem ir porque é contaminado, e devorou tudo.

Há alguns anos, Brian e Sara decidiram levar os filhos para o Havaí. Brian diz que sempre sonhara com isso e que achou que fossem se divertir muito. No segundo dia de viagem, decidiram fazer uma excursão de mergulho livre. Por falta de sorte, o dono do barco pediu que todos tirassem os sapatos antes de subir a bordo e colocou os calçados dentro de um compartimento. Na hora de pegá-los, Brian ficou paralisado ao ver que, junto aos sapatos, havia baterias.

A partir daquele momento, tudo que tinham e compravam estava contaminado, o que arruinou as férias inteiras. Brian lembra:

– Os cinco ou seis dias que ficamos lá foram um verdadeiro inferno. Nem coloquei os sapatos ao sair do barco, apenas os deixei lá. Mas não podia limpar todos os lugares onde meus filhos haviam usado os tênis e não ia arrancar os sapatos dos pés deles e comprar novos.

Por muito tempo, Sara apoiou bastante Brian. Em seu maior desespero, ele considerou passar por uma cirurgia cerebral, mas ela o dissuadiu. Na época em que ele buscou ajuda na UCLA, ela havia consultado um advogado para se divorciar. Brian afirma:

– Implorei para que ela o fizesse, pois não acreditava que eu fosse conseguir melhorar e não podia fazê-la passar por isso pelo resto da vida. Falei para ela ir embora e encontrar outra pessoa.

Ela não foi. Não achava que ele fosse se virar sozinho e temia que tirasse a própria vida. Brian se lembra:

– Eu havia comprado aquele livro que fala de 450 maneiras de se matar. Aprendi a cortar os pulsos e todo tipo de coisa. Nunca tentei, mas pensei nisso. Lembro-me de dizer a um médico da UCLA que eu estava tão mal certo dia que não havia uma só pessoa naquelas camas da ala de pacientes com câncer com quem eu não trocaria de lugar.

Sara fala do cansaço e da solidão. Às vezes, exausta por lutar contra o TOC do marido, cede, embora saiba que isso não o ajude a ficar bem. Ela diz:

– Tento não ceder à doença dele, não ser codependente, não me tornar cúmplice. Mas há vezes em que a casa se torna uma verdadeira zona de guerra. Não há paz. Então, se ele acha que há ácido de bateria em determinada rua, concordo em não passar por ela para que ele possa ter um pouco de paz. Fico pisando em ovos, tentando manter tudo em ordem.

Nos momentos em que se sente forte o bastante, ela o faz confrontar a doença, e ele volta à terapia e a tomar medicação. Então as coisas melhoram bastante.

A pior parte para Sara é que os dois estão sozinhos e raras são as ocasiões em que ele é honesto a respeito do que o está preocupando – o TOC, e não o ácido de bateria. Quando isso acontece, ela se sente muito reconfortada. Na maior parte do tempo, porém, o monstro os devora e eles fingem que nada está acontecendo.

Sara gostaria de ouvir Brian dizer que ela é ótima por estar com ele, mas isso não acontece. Ela imagina que o marido não faça ideia de como a faz sofrer, afinal é *ele* que acorda à noite para limpar as ruas, não ela. Suas amigas lhe dizem para cuidar da cabeça, mas, ao pensar em Brian vivendo sem ela, acaba deixando tudo como está.

Como ele sabe onde pode conseguir ajuda, a esposa tem esperança de que, cedo ou tarde, decida vencer a doença, porque precisa – por ele e por ela. Enquanto isso, ela diz:

– Ele está desperdiçando a vida dele e estou desperdiçando a minha assistindo ao desperdício da dele. Eu o quero de volta comigo, quero que nós dois estejamos nisso juntos. Tenho certeza de que ele está sozinho, assim como eu.

Não é fácil saber por que Brian continua passando por períodos extensos em que não toma medicamentos nem vai à terapia quando é óbvio para todo mundo, inclusive para ele, que melhora significativamente ao seguir o tratamento. De uma perspectiva da psicoterapia clássica, está claro que ele tem conflitos emocionais com relação a melhorar, mas não tem sido fácil chegar à raiz do que sejam esses conflitos. O padrão de sua cooperação com o plano de tratamento é, de certa forma, esperançoso, já que os períodos de remissão têm se tornado mais longos, mas tudo continua inconsistente.

A moral desta história é que nem todo mundo se aproveita no mesmo nível da oportunidade de melhorar. Algumas pessoas se apegam ao sofrimento mais do que outras. Temos esperança de que Brian eventualmente se resolva e siga o tratamento de medicação combinado com a terapia cognitivo-comportamental que se mostrou eficiente.

JOEL E OS PAIS

Steven e Carol, ambos acadêmicos, primeiro apoiaram o interesse recém-descoberto do filho, Joel, de 14 anos, em assinar jornais de cidades diferentes.

O que eles não sabiam era que Joel não tinha interesse intelectual pelos jornais. Na verdade, ele nem sequer os lia, apenas os acumulava. Eram pilhas e pilhas de jornais que se acumulavam no quarto, gerando um verdadeiro risco de incêndio, como ele mesmo diz.

Carol lembra que, ao entrar no quarto do filho, sentia-se logo um cheiro forte de jornal impresso. Ela e Steven, então, levaram os milhares de periódicos para o quintal e pediram que Joel escolhesse os que queria guardar. Ele começou a separá-los, mas, de repente, teve um colapso nervoso e não conseguiu escolher nada, lembra Carol. Embora ele nunca os tenha lido, estava obcecado com a ideia de que tinha de preservar a informação e, por muito tempo, achou que a "coleção" fizesse sentido.

Os pais achavam um pouco estranho e não faziam ideia de que aquilo era o primeiro estágio de uma acumulação que fugiria totalmente ao controle. Carol diz:

– Começamos a encontrar recipientes velhos de comida, embalagens do McDonald's. Eu andava pela casa e as encontrava por toda parte. Primeiro, Steven pensou que o filho estivesse fazendo uma coleção e permitiu que guardasse um exemplar de cada.

Não demorou, porém, para que Joel começasse a andar pela rua mexendo nas latas de lixo de outras pessoas em busca de embalagens de comida. Também começou a guardar anúncios que vinham pelo correio. Carol tinha de pegar toda a correspondência assim que chegava em casa, levar para o trabalho no dia seguinte e jogá-las fora.

Nesse momento, os pais começaram a notar um padrão perturbador no comportamento do filho, mas ainda não sabiam o que se passava na cabeça dele. Ao olharem para trás, lembram-se de um episódio muitos anos antes que pareceu inofensivo: de uma hora para outra, Joel se interessara por gravar vídeos, mas não como uma experimentação adolescente normal. Logo ele estava gravando compulsiva e indiscriminadamente, de modo que a câmera ficava ligada o dia inteiro. Ele nunca tocou em nenhuma das fitas, porém gravar havia se tornado uma atividade que consumia quase todo o seu tempo.

Joel dizia que estava reciclando, mas Carol percebeu que nada era reciclado, apenas guardado.

Para seu alívio, a obsessão de acumulação começou a desaparecer. Joel não jogou fora os montes de lixo do quarto – ele estava muito doente para lidar com isso –, mas parou de levar mais lixo para dentro de casa. Carol e Steven pensaram que talvez tivesse sido apenas um problema passageiro e consultaram um psiquiatra, que sugeriu que as pressões da idade e a raiva podiam levar os adolescentes a fazer todo tipo de coisas estranhas.

A vida pareceu continuar normalmente por vários anos, até que, no aniversário de 16 anos de Joel, os pais o levaram para jantar em seu restaurante favorito, mas ele não conseguiu comer. Eles pediram para mudar de mesa, achando que isso fosse ajudar, mas ele só conseguiu forçar algumas garfadas. Explicou que estava pensando havia algum tempo em adotar uma dieta vegetariana orgânica e agora, de repente, se sentia confuso e com nojo da comida. Como muitos jovens, tinha interesse pelo meio ambiente e preocupações que o levavam a não querer matar animais para comer. Carol e Steven entenderam, não reclamaram e até tentaram incorporar as novas preferências alimentares do filho ao estilo de vida da família. Nesse estágio, Joel ainda bebia leite e comia carne, ocasionalmente, se outra pessoa a preparasse.

Logo, contudo, passou a exibir sinais de extrema preocupação com sujeira, lavar as mãos repetidamente, usar grandes quantidades de água e tomar longos banhos. Os pais começaram a suspeitar que, por trás dos hábitos alimentares rígidos, havia mais do que consciência ambiental. Mais tarde, entenderam que Joel considerava alimentos não orgânicos sujos. Ele perdia horas escolhendo vegetais em lojas de alimentos saudáveis. Depois de levá-los para casa, lavava-os durante horas. Mesmo quando as verduras ficavam murchas, ele não conseguia acreditar que estivessem limpas o suficiente para comer. Steven lembra que não se tratava apenas de vegetarianismo, o qual ele e a mulher até compreendiam, mas do exame minucioso de qualquer possível contaminante, em sessões longas e agonizantes. Joel estava em fase de crescimento e era muito magro para sua altura, o que fez os pais suspeitarem que ele estivesse subnutrido.

Por volta dessa época, a lavagem compulsiva estava saindo do controle. Sempre muito pontual, agora Joel não conseguia chegar à escola no horário, pois passava por rituais cada vez mais longos de lavar as mãos antes de sair de casa. O pai conta:

– As compulsões foram ficando cada vez mais longas e intensas. Ele não conseguia explicar, exceto dizer que precisava fazer aquilo. Eu não sabia o que fazer. Gritar não resolveria nada, apenas o deixaria mais ansioso e talvez piorasse as coisas. Vez ou outra, eu pensava em resolver o problema desligando o registro da casa e cortando a água, mas isso criou uma terrível consternação e, no fim, não adiantou nada, porque ele não saía de casa se não lavasse as mãos, então desenvolveu-se um ciclo vicioso. Percebi, então, que isso não estava ajudando. Além disso, eu não conseguiria desligar o fluxo de água mais do que duas ou três vezes sem quebrar o encanamento, portanto, desisti.

Foi então que Carol e Steven descobriram que, o que quer que tivesse tomado conta do filho, era mais forte do que eles.

A vida dos três virou de cabeça para baixo. Como Joel não conseguia secar as mãos em toalhas que outras pessoas tivessem usado, começou a apenas chacoalhá-las e deixar a água pingar no chão. Ao lavá-las, deixava a água subir tanto na pia que chegava a transbordar, de modo que Carol e Stephen escorregavam algumas vezes no chão molhado e tiveram de comprar esfregões grandes. As mãos de Joel estavam ficando vermelhas e esfoladas. Ao se lembrarem da situação, os pais descrevem a vida em casa naquela época como um campeonato de resistência. Joel não conseguia identificar a contaminação. Ele relata:

– Não era exatamente um medo de germes, mas uma sensação de nojo se espalhando por toda parte. Uma coisa tocava em outra, que tocava em outra.

O filho não conseguia se sentar para comer sem antes lavar mais de uma vez prato e talheres. Carol e Steven esvaziaram os armários da cozinha, revestiram-

-no, lavaram todos os pratos na máquina de lavar louças antes de substituí-los, mas o esforço foi em vão, pois Joel ainda não estava convencido de que os objetos estavam limpos.

Não demorou muito para que evitasse ir ao banheiro a fim de não precisar lavar as mãos depois. Ele relata:

– Na escola, não ia ao banheiro porque não queria que as pessoas me vissem lavar as mãos sem parar. Mesmo assim, devem ter percebido que havia algo de errado comigo, porque eu chegava à escola dez, vinte ou trinta minutos atrasado, com as mãos brancas de espuma.

Nesse ponto, Joel passou a também lavar as roupas compulsivamente. A mãe diz que ele levava de sete a oito horas para lavá-las e depois tinha de lavar a secadora antes de pô-las lá dentro, além de não confiar mais em Carol para fazer esse serviço. Após retirar item por item da secadora com uma das mãos, subia as escadas correndo em direção ao quarto, segurando-as no braço e sem tocar nada pelo caminho. Havia racionamento de água numa parte do sul da Califórnia, o que fez a família ser multada algumas vezes por exceder a cota. Steven instalou torneiras e chuveiros econômicos, mas foi inútil. Joel, que antes da doença era bastante consciente, apenas deixava a água correr por mais tempo. Os pais faziam piadas sobre Howard Hughes, mas não surtiam efeito. O adolescente usava pilhas de toalhas e quantidades gigantes de sabonetes sem base animal. Carol diz que vivia com medo de que desligassem a água da casa. Desesperado, Steven colocou uma trava na máquina de lavar roupas, mas Joel a quebrou. Às vezes, ficava perto da máquina, girando compulsivamente os controles por horas. Certa vez, sem paciência, Steven lhe deu umas pancadas, esperando trazê-lo de volta à realidade, porém no fundo sabia que isso não ajudaria. Tentou, então, tirar as toalhas que o filho havia espalhado pelo chão para absorver a água que transbordava da pia enquanto se lavava. O garoto entrou em pânico e começou a derrubar cadeiras e mesas.

Joel fora a um psiquiatra que disse a Carol e Steven que, se a situação saísse totalmente do controle, teriam de ligar para a polícia. Foi o que fizeram, ao que o adolescente respondeu dando um tapa na mãe, para tentar arrancar o telefone da parede, e saiu correndo pela porta. Quando a polícia chegou, ele não estava mais em casa.

A família havia chegado ao limite. Nesse estágio, Joel não podia tocar em nada depois de lavar e relavar as mãos, começou a usar o joelho para trocar os canais na televisão e tentava abrir a porta com o joelho para sair de casa e ir à escola. Antes acumulador de jornais, agora não conseguia ler nenhum, pois não suportava a tinta nas mãos.

Joel abandonou todos os *hobbies*, inclusive o radioamador e a jardinagem, para se concentrar nas compulsões. Ironicamente, enquanto gastava toda a energia em manter a si mesmo e a comida limpos, seu quarto se tornava caótico em consequência de sua incapacidade de tocar qualquer coisa "suja". Havia pilhas e pilhas de jornais no quintal intocadas, mas, se alguém sugerisse jogá-las fora, ele entrava em pânico e começava a gritar. Raramente sorria ou se comunicava com os pais, exceto de forma combativa e antagônica. Percebera que estava perdendo o controle da vida, que estava deixando a escola de lado – sempre fora um dos melhores alunos –, e chorava com frequência, torcendo as mãos num gesto de frustração. Estava no último ano do ensino médio, mas tinha pouco interesse nas atividades e não se inscreveu em universidades. Podia passar o dia inteiro lavando roupas e tomando banho.

Os medos alimentares de Joel estavam aumentando. Ele ainda bebia leite, mas só de uma marca. A lavagem compulsiva o deixava sem tempo para o café da manhã ou o almoço. Insistia em cozinhar o próprio jantar vegetariano, um processo longo e bagunçado, pois ele só usava uma das mãos, mesmo depois de lavar repetidamente as duas. Saladas não faziam parte da dieta, pois não conseguia deixar as verduras limpas o suficiente. Sua pele estava ficando cada vez mais irritada, mas quando Carol e Steven tentaram curar a compulsão de limpeza recusando-se a comprar mais do seu sabonete especial, passou a usar xampu para lavar as mãos. Passava a maior parte do tempo andando pela casa, com os braços dobrados e as mãos cerradas, sem fazer nada e evitando tocar nas coisas. Enquanto antes gostava de ir de bicicleta à loja de comidas saudáveis, agora tinha de ser levado até lá. Um dia, os pais chegaram em casa e encontraram Joel parado, no escuro, com as mãos cerradas, incapaz de tocar no interruptor. Seus sapatos estavam em péssimo estado, mas rejeitava a ideia de novos, pois seriam duros, sujos, e ele teria de tocá-los para calçá-los, em vez de somente pisar em cima e forçar o pé para dentro.

Carol e Steven tentaram fazer com que o filho falasse sobre suas ansiedades, mas ele ficava em silêncio ou mudava de assunto. Só conseguia falar sobre assuntos gerais e leves.

Inevitavelmente, seu rendimento na escola despencou. Antes muito organizado e com trabalhos muito bem-feitos, agora seus relatórios e artigos eram digitados de última hora, sem muita checagem ou ponderação – o teclado e o mouse ainda podiam ser tocados. Era raro se concentrar e estudar para as provas. Por sorte, ele havia se inscrito em vários *campi* da Universidade da Califórnia antes de ficar incapacitado pelo TOC e recebeu várias cartas de aceitação. Carol e Steven o incentivaram a lê-las, achando que seria bom para seu ego, mas ele não mostrou muito interesse. Por fim, depois de uma visita mecânica a vários *campi*, decidiu, sem muito entusiasmo, por San Diego. Como as notas do filho no último ano não eram muito altas, os pais temiam que a universidade retirasse a oferta – ou que, no último minuto, Joel decidisse ficar em casa e não fazer nada.

Como família, Carol, Steven e Joel raramente se sentavam juntos para uma refeição. Era muito tenso. Se um dos pais preparasse a comida na presença de Joel, havia uma longa discussão sobre estar limpa ou não. Os dois começaram a descrever a fixação do filho como "molecularismo" – se houvesse a mínima chance de um objeto estar contaminado, não importa quão pequena ou imaginária fosse essa possibilidade, ele se tornava sujo e inutilizável. O adolescente não podia usar nenhuma roupa que acidentalmente tivesse tocado o chão ou nos pais, e a compulsão por lavar as mãos aumentou. Os drenos começaram a ter vazamentos, o que obrigou Steven a colocar baldes sob eles e esvaziá-los regularmente. A parede atrás da pia estava constantemente úmida pelo fato de Joel jogar água nela para limpá-la. Centenas de toalhas de papel amassadas ficavam espalhadas pela casa. Carol e Steven estavam se tornando reféns no próprio lar. Os dois chegaram ao ponto de comer escondidos para não agitar o filho, que não podia tê-los por perto e reclamava incessantemente que a casa estava suja. Na realidade, no entanto, era ele mesmo quem a deixava daquela forma, porquanto espalhava bugigangas por toda parte.

As obsessões com comida pioraram. Como tudo era sujo – incluindo os pais –, não comia nada que tivessem cozinhado nem de seus pratos, assim como não usava seus talheres. Alimentava-se somente de refeições vegetarianas orgânicas embaladas e sucos orgânicos bebidos diretamente da garrafa. Nesse ponto, já não podia usar o telefone ou abrir a porta e tinha os filmes como única recreação. De ônibus, ia ao cinema carregando o próprio lanche.

A família vivia em eterna ebulição, o que deixava Joel frustrado e irritado. Como qualquer adolescente, tinha uma relação de amor e ódio com os pais, mas também dependia deles para coisas estúpidas, como abrir uma porta. Sentia-se exausto pelas longas horas de atividade compulsiva e por uma alimentação desequilibrada. Não dormia mais na cama, mas por vezes desmaiava numa poltrona, exausto. Conforme os rituais obsessivos se tornaram muito dolorosos, passou a dormitar num saco de dormir, a fim de evitar tomar banho e mudar de roupa na manhã seguinte.

Para piorar, desenvolveu a obsessão de que certas áreas da casa estavam infestadas de insetos imaginários. Steven teve de comprar um pacote de luvas descartáveis, porque até o computador ficava às vezes contaminado. Mesmo assim, Joel reclamava que as luvas não eram longas o bastante ou que as partículas dos insetos haviam entrado pelas luvas.

Sua turma da escola ia viajar para a Europa, mas Joel não tinha interesse em ir. Ele praticamente se arrastou no último ano do ensino médio.

Pouco antes de perder totalmente a capacidade funcional, quando ainda saía de casa, encontrou o livro *O garoto que não parava de lavar*, de Juddith

Rapoport, numa livraria do *campus*, e o leu ansioso. Mais ou menos na mesma época, Carol comprou vários exemplares da obra e os devorou, juntamente com o marido. A essa altura, o menino já não podia tocar nada que os pais houvessem tocado. A partir de então, os três tomaram conhecimento do problema de Joel, e depois de vários pedidos de informação, Carol e Steven conseguiram fazer com que o filho me contatasse na UCLA. O pai diz que foi ali que entenderam o quadro clínico completo.

Joel compreendeu que tinha um problema médico causado por um desequilíbrio químico no cérebro, mas sua força física era tão pouca que não conseguia fazer muito para combater a doença. Nessa época, ele ficava o dia todo em casa, pois não podia sair sem tomar banho e não tinha mais forças para encarar o chuveiro por oito ou dez horas. Numa manhã de sábado, Joel acordou o pai, chorando, disse que tivera uma polução noturna e que precisava tomar banho. Steven lhe sugeriu alguns atalhos que pudessem reduzir a duração do banho, sem sucesso. Naquela ocasião, o menino ficou no chuveiro por sete horas.

Joel ainda lavava as mãos repetidamente, mas não conseguia fechar as torneiras quando terminava porque não queria sujá-las de novo. Certa vez, ao voltarem para casa, os pais descobriram que a torneira havia ficado aberta o dia todo. Em algumas ocasiões, Joel os acordava à noite, implorando para que um deles fechasse o registro.

Nessa época, ele já não bebia mais água diretamente da torneira, apenas engarrafada. Com frequência cada vez maior, pedia aos pais que comprassem comida ou bebida de emergência, bem como suprimentos anticontaminantes especiais. Eles se recusavam a ceder a muitos desses apelos, dizendo ao filho que não podiam atender a todas as suas necessidades irracionais.

O ritual de banho do adolescente se tornou tão doloroso que ele parou de tomá-lo. Só a ideia de entrar debaixo do chuveiro era, na mente de Joel, um desafio tão grande quanto cruzar um deserto a pé. Certa vez, passou 21 dias sem tomar banho, e só o fez porque os pais precisaram levá-lo ao hospital. Joel se recusava a tomar remédios porque achava que eles poderiam estar contaminados. Assim, a família percebeu que a única saída seria interná-lo, pois, nas palavras do próprio menino, ele estava congelado.

Quando ele conseguia tomar banho, isso era motivo de comemoração. Como diz Steven:

– É necessário ter muita coragem para fazer essas coisas quando o TOC é grave. É fácil perguntar a alguém por que não toma um banho e sai de casa. Mas, para quem tem a doença, isso é horrível. Ele nos dizia que, ao tomar banho, se escorresse água em alguma parte que ele já tivesse lavado, teria de lavar de novo. Chegou ao ponto de quase desmaiar no chuveiro por causa do vapor quente certa vez. Seu corpo estava todo assado. Quando chegamos ao hospital, a camada externa da pele das mãos e dos braços tinha praticamente saído até os cotovelos.

Joel ficou no hospital por dez semanas, o que esgotou o crédito de doenças mentais do plano de saúde da família. Como havia concluído o ensino médio, embora ainda não tivesse 18 anos, foi colocado na ala de adultos, o que foi muito importante, porque assim ele poderia fazer parte do meu grupo. No hospital, tudo era monitorado, inclusive a duração do banho dos pacientes. Steven diz que eles tinham um funcionário grandalhão que tirava as pessoas do chuveiro peladas, na marra, e que isso era necessário. A terapia incluiu exercícios de exposição e prevenção de resposta nos quais ele era orientado a tocar objetos "contaminados", como maçanetas de banheiro.

Por semanas, Joel teve pequenas melhoras. Durante esse tempo, tomou coragem para experimentar a medicação, o que ajudou a aliviar a ansiedade. Ainda assim, houve crises no hospital. Quando estranhos tocavam suas roupas, ele pedia aos pais que o levassem embora, porque não conseguia lidar com a situação. Várias vezes, pediu-lhes que levassem roupas novas e jogassem fora as velhas. Os pais sabiam que jamais poderiam satisfazer às suas demandas, visto que as roupas novas teriam de ser levadas em pacotes descontaminados. Sabiam também que acabariam gastando todo o tempo levando roupas para o hospital e que não podiam se dar ao luxo de substituir tudo o que fora lavado pela equipe e, portanto, era inutilizável. Chegaram a pensar em lhe dar um ultimato: ou usava o que tinha, ou vestiria as camisolas do hospital. Mas sabiam que isso seria muito incômodo e humilhante para alguém com a ansiedade do filho. Por fim, chegaram a um plano para levar uma muda de roupa "limpa" a cada visita: selavam bem o pacote e entregavam a um funcionário para que esse o levasse diretamente a Joel. Isso pareceu funcionar.

Pouco antes do fim das dez semanas, Joel teve uma melhora significativa. Quando recebeu alta, estava determinado a não regredir e passou a frequentar fielmente o programa da UCLA e as reuniões semanais do grupo de terapia. Ainda sofria de ansiedade múltipla, mas era capaz de controlar os rituais compulsivos. Ao se flagrar tendo pensamentos de contaminação, redirecionava a atenção para outra coisa. As crises familiares haviam ficado para trás. Depois de cerca de seis meses na terapia cognitivo-comportamental como paciente externo, as compulsões de lavar as mãos haviam desaparecido 99%. Joel conseguiu se matricular na UCLA, embora ainda estivesse lutando contra problemas de falta de concentração.

Carol diz que o momento da verdade foi quando o filho disse que podia ser melhor do que as outras pessoas e que não conseguiria ser mais limpo que ninguém.

Ela teve certeza de que o menino ficaria bem quando fez algo impensável nos momentos de crise – tocou a válvula da privada. Steven diz:

– Joel foi extremamente sortudo de conseguir a ajuda certa, das pessoas certas, tão rapidamente. Se ele não tivesse entrado num bom programa de tratamento no início, menos de um ano depois de começar a ter os sintomas, isso teria se arrastado por anos e anos.

Ter pais que buscaram o tratamento apropriado e o apoiaram enquanto trabalhava na terapia também foi fundamental.

Carol e Steven continuam atentos a sinais de recaída e o confrontam imediatamente se percebem, por exemplo, que ele está tendo dificuldades para decidir se lavou algo do jeito "certo". Normalmente, ele consegue assegurá-los de que tudo está sob controle e se tornou muito eficiente em renomear e reavaliar ativamente. Por escolha, ainda tem uma dieta vegetariana, mas come usando pratos e talheres, como todo mundo.

Como tinha problemas de falta de concentração, Joel abandonou temporariamente a faculdade e assumiu um trabalho voluntário no Centro Médico da UCLA, o que o levou a um emprego de tempo parcial remunerado. Nas sessões de psiquiatria privadas, luta para superar transtornos como a ansiedade de desempenho. Steven resiste constantemente ao impulso de perguntar ao filho por que não faz estas ou aquelas coisas, por que não tenta se concentrar. Ele tem consciência de que isso não é fácil para alguém que passou pelo que o filho passou e que faz pouca diferença se ele vai cursar a faculdade neste semestre ou no próximo. Após um tempo, Joel se sentiu preparado para sair de casa e se matricular numa grande universidade de outro estado, onde estuda ciência da computação.

O pai diz que aqueles episódios terríveis ficaram para trás e que o filho vai se encontrar.

ANNA E O NAMORADO

A primeira memória que Anna tem de uma grande obsessão é a de um episódio num acampamento para meninas, no quinto ano do ensino fundamental. Estava ansiosa por se divertir, como havia acontecido em acampamentos anteriores. Certo dia, uma colega de barraca lhe contou sobre a irmã, que tivera uma doença grave no rim, e descreveu os sintomas em detalhes. Anna diz:

– Durante dias, a ideia dessa irmã doente que eu nunca encontrara ficou grudada na minha cabeça e se recusou a ir embora. Não fazia muito sentido eu me sentir tão mal por causa de uma estranha, mas me senti.

O acampamento foi uma experiência triste, e só depois de voltar para casa é que ela conseguiu afastar aqueles pensamentos angustiantes.

Anos mais tarde, um pensamento obsessivo igualmente inexplicável e ilógico, focado em dúvidas e medos infundados sobre a fidelidade do namorado, a fez colocá-lo contra a parede, o que quase levou ao término do relacionamento. Isso foi antes de ela descobrir que não era uma megera ciumenta, e sim uma mulher com TOC grave.

Quando criança, Anna vivia angustiada, e durante a maior parte da vida sofreu com ansiedade e insegurança. Durante o segundo ano do ensino médio, teve o primeiro romance de verdade, com um garoto bonito, um ano mais velho. A relação ficou mais séria, os dois se apaixonaram e acabaram confidenciando detalhes mais íntimos da vida um para o outro. Um dia, ele confessou que gostava de se masturbar olhando para uma foto da modelo Cheryl Tiegs de biquíni. Anna começou a ficar obcecada, imaginando-o fazendo isso sem parar, até ficar nauseada. Ela se perguntava por que idealizava aquele pensamento, mas não conseguia encontrar resposta. Mais tarde, descobriu que o motivo de o namorado não ser tão amoroso com ela se devia mais ao fato de ser homossexual do que a uma falta de *sex appeal* de sua parte. Ainda assim, foi difícil para ela se livrar da obsessão com Tiegs. Naquela época, no fim dos anos 1970, havia fotos de Tiegs em todos os lugares. Cada vez que a via, Anna sentia uma onda de repulsa combinada com um medo de que suas obsessões intensas ressurgissem.

Anna fez uma autoanálise, descobriu que era hipersensível e ciumenta por natureza e passou a duvidar de que seria capaz de ter relacionamentos com homens no futuro, visto que se abalava com questões tão triviais. Na faculdade, envolveu-se com um usuário de drogas. Conquanto tenha tentado ser mente aberta, logo começou a ruminar sobre a questão. Ela precisava saber como ele usava as drogas e com quem. De certa forma, colocou na cabeça que o problema dele com drogas era culpa sua. Esse pensamento a levou a um psiquiatra da faculdade, que, com base numa consulta de quinze minutos, concluiu que o real problema dela era ser obcecada pelos seios da mãe. Anna não conseguiu enxergar qual poderia ser a ligação entre tal obsessão e suas ruminações e os ataques de pânico cada vez mais frequentes.

Depois de um tempo, foi diagnosticada com agorafobia, um medo anormal de sair de casa, complicação comum em pessoas que têm ataques de pânico espontâneos. Ela conta que lhe disseram que seus ataques provavelmente eram oriundos do fato de ter crescido num lar perfeccionista e nunca ter aprendido a expressar a raiva efetivamente. Não obstante hoje se saiba que os ataques de pânico, assim como o TOC, acontecem principalmente em razão de fatores biológicos, a explicação atenuou seu medo de que estivesse enlouquecendo. O treinamento assertivo e a terapia de exposição a situações e lugares que produziam os ataques – como multidões ou espaços escuros – aliviaram os terríveis sintomas, a sensação de terror e o medo de que estivesse tendo um ataque cardíaco.

Conquanto ela e o namorado já tivessem terminado o relacionamento, por vezes ainda ficava obcecada em relação ao uso de drogas. No verão após se formar na faculdade, Anna foi tomada por uma obsessão nova e mais assustadora: a morte. Ela começou a se perguntar como as pessoas conseguiam passar o dia sabendo que, cedo ou tarde, a morte tornaria a existência sem sentido e começou a buscar sinais de que estivesse ficando louca.

Em todo caso, continuou os estudos e, ao longo do mestrado, conheceu Guy. Ela afirma:

– Toda vez que me envolvia com alguém, por menor que fosse o período de tempo, isso resultava em obsessões. Quando conheci Guy, minhas relações pouco saudáveis com homens no passado haviam me deixado sensível aos problemas e preocupada com as formas pelas quais um homem poderia me destruir, mesmo sem perceber. Eu sabia que tinha tendência a selecionar homens com sérios problemas e várias vezes senti os efeitos disso no meu frágil equilíbrio mental. Por ironia, foi esse desejo de me proteger que levou ao meu episódio mais intenso de TOC.

"Dessa vez eu havia selecionado um companheiro confiável, que me apoiava. Mas comecei a discutir com ele. Primeiro, fiquei obcecada com a ideia de que ele havia usado drogas, o que não procedia, e o questionava sem parar a respeito disso. Ainda que ele fosse fiel e amoroso, comecei a ficar obcecada em relação a seus romances anteriores e também ao fato de que via revistas eróticas. Várias vezes eu lhe perguntava se já havia se apaixonado antes, quando fora a última vez que viu a pessoa, por que não a encontrava mais e se ainda pensava nela."

Anna o interrogava, perguntando quando e quais revistas ele vira, por que, de onde elas provinham e quantas vezes vira. A cada uma das perguntas, exigia respostas instantâneas. Ela conta:

– Não é de surpreender que Guy odiasse essas conversas. Ele ficava irritado porque sentia que eu estava sendo desnecessariamente desconfiada. Eu ficava com raiva porque julgava suas respostas vagas e desconexas.

Ela passava horas analisando as respostas do namorado, recitando mentalmente os fatos que ele lhe contava, buscando quaisquer discrepâncias.

– Com frequência, ouvir uma resposta uma só vez não era suficiente. Se ele desse uma resposta a uma pergunta que eu já fizera e a resposta não batesse exatamente com o relato anterior, isso me causava uma tremenda angústia mental. Eu enxergava essas inconsistências como prova de que Guy fora inicialmente infiel.

O namorado se sentia confuso e maltratado. Anna se sentia vulnerável, com medo e vergonha de que não conseguisse se controlar. Quando estavam juntos havia um ano, ela começou a desenvolver doenças psicossomáticas e a contemplar o suicídio de forma abstrata. Ela havia lido sobre um homem com problemas mentais que dera um tiro na própria cabeça e, miraculosamente, havia se curado, eliminando a parte podre do cérebro, um relato distorcido e equivocado, e fantasiava sobre uma cura similar para si. Estava convencida de que era uma megera, ciumenta, exigente, difícil e infeliz – e que odiava essa pessoa.

Guy morara na Europa durante um tempo e, certa vez, os dois resolveram fazer uma viagem percorrendo os lugares por onde ele havia passado e se reunido com velhos amigos. Anna foi consumida por uma necessidade de saber exatamente o papel que cada um deles havia desempenhado na vida do namorado. Perguntava-lhe há quanto tempo conhecia as amigas e se saíam juntos na época do ensino médio. Guy relata:

– De início, eu sempre respondia, mas, na quinta ou sexta vez que ela fazia a mesma pergunta, eu achava estúpido e lhe indagava por que estava me perguntando aquilo. Ela dizia apenas que precisava saber para ter certeza.

Às vezes, Guy respondia de modo automático, sem pensar muito, achando que isso a satisfaria. Depois, em conversas casuais, Anna mencionava que o que ele estava falando naquele momento não condizia com o que dissera dias ou meses antes, e reiniciava a sessão de perguntas.

Na sua cabeça, havia duas possibilidades: ou Guy estava mentindo ou ela estava enlouquecendo. Como ela não anotava os detalhes, não tinha certeza de que as discrepâncias nas respostas do namorado eram reais ou imaginárias, portanto queria que ele provasse que ela havia apenas imaginado que as histórias eram diferentes.

Para tentar resolver a questão, Anna anunciou que passaria a registrar tudo que Guy lhe dissesse, mas ele bateu o pé e disse que ela não deveria fazer isso, pois não seria uma boa ideia. Ele conta:

– Se ela me perguntasse se eu já havia saído com tal pessoa e ficado bêbado, eu responderia sim ou não. Mas se eu dissesse que não e depois ela me perguntasse quando fora a última vez que vi a pessoa, eu provavelmente não saberia dizer com o nível de detalhes que ela exigia, o que faria com que houvesse uma nova sessão de perguntas.

Durante os primeiros anos do relacionamento, os dois fizeram várias viagens para a Europa, onde a família dele morava. Mesmo que não soubesse na época, Guy usava terapia cognitivo-comportamental para ajudar a namorada. Quando muito cansada, Anna ficava mais propensa a ter as obsessões, de modo que ele passou a levar isso em consideração na hora de planejar as viagens. Ele também preparava as atividades diárias com antecedência, pois sabia que, quando ocupada, ela não fazia todas aquelas perguntas tolas.

Na segunda viagem ao exterior, eles ficaram numa pequena casa da família de Guy, o que foi um erro, pois sua mãe achou Anna muito problemática e se mostrou pouco paciente com os estranhos problemas da mulher, visto que ela própria tinha preocupações maiores, como o fato de o marido ter sofrido um ataque cardíaco pouco tempo antes. Percebendo que não era muito bem-vinda, as obsessões de Anna se exacerbaram. As duas batiam de frente o tempo todo, criando um clima péssimo. Ana lembra:

– Perdi o controle e queria me matar. Eu estava ficando cada vez mais obsessiva e fazendo coisas malucas. Comecei a ficar obcecada por tentar descobrir tudo sobre ele antes de eu aparecer, embora ele sempre tenha levado uma vida pacata.

Ela lhe interrogava a respeito de todas as mulheres com quem saíra: como eram, o que haviam comido juntos, aonde haviam ido, se haviam se sentado para comer ao meio-dia ou quatro minutos depois, sobre o que haviam conversado. Anna estava mentalmente perturbada.

– Eu não fazia ideia do que estava acontecendo e me sentia péssima porque estava torturando meu namorado com todas aquelas perguntas malucas. Ele ficou muito chateado e achava que eu fizesse aquilo para me divertir ou algo do tipo, que eu não confiasse nele, o que de certa forma era verdade. Mas nenhum de nós sabia o que eu tinha, não fazíamos ideia. Eu já havia feito terapia por causa dos ataques de pânico, mas aquela sensação era algo totalmente novo. Eu sabia que havia algo errado e que precisava ir a um psiquiatra, mas eu estava na Europa, portanto teria de esperar o fim do verão.

A título de informação, é sabido que de 10% a 15% das pessoas com TOC sofrem também de ataques de pânico.

Anna sabia que Guy era muito legal e confiável. Ela nunca presenciara um comportamento inapropriado dele e jamais o vira bêbado. No fundo, tinha noção de que, em virtude de suas inseguranças, estava tentando sabotar um relacionamento maravilhoso. O que ela não sabia era que tinha TOC. Naquele verão, durante seu pior momento, Guy lhe pediu em casamento, algo de que hoje, ao se lembrar, ela ri. Logo depois, contudo, ambos começaram a ter sérias dúvidas sobre o futuro juntos. Anna se lembra:

– Tínhamos várias discussões em que eu gritava com ele, dizendo que ele havia mentido, pois eu lhe perguntara se algo acontecera determinado dia e ele respondera errado. Eu pensava que teria de terminar o relacionamento, uma vez que ele estava mentindo.

Na realidade, Guy estava apenas tentando se livrar das perguntas, já que não se lembrava da resposta, ao passo que ela sabia.

De volta a Los Angeles, buscaram ajuda e foram encaminhados a mim no Instituto de Neuropsiquiatria da UCLA. Nessa época, moravam juntos e estavam em períodos estressantes da vida, ela no mestrado e ele como professor numa academia – emprego ao qual não conseguia dedicar total atenção. Hoje, Guy olha para esse período como uma espécie de torpor. Diz que os dois estavam tentando superar aquela confusão e que não sabia se o problema era Anna ou se ele era incompetente como professor.

Diagnosticada por mim com um caso clássico de TOC há nove anos, Anna foi uma das primeiras pacientes a quem pude explicar, com alguma certeza, que o problema era causado pelo desequilíbrio químico que eu chamo de cérebro travado. Ao saber que tinha uma doença mental, ela ficou muito aliviada e ansiosa para começar o tratamento. A terapia cognitivo-comportamental dos Quatro Passos ainda não estava totalmente desenvolvida, mas pela primeira vez apliquei a regra dos quinze minutos de forma sistemática.

Enquanto alguns parentes às vezes tentam sabotar o tratamento do paciente porque têm medo de que ele mude e passe a não poder ser mais usado como desculpa para as questões familiares, ou por qualquer outro motivo, Guy estava ansioso por ajudar a namorada. Ele entendia que aquela não era a pessoa por quem se apaixonara, que ela não fazia as maluquices por vontade própria e que estava sofrendo. No início do tratamento, teria sido mais fácil para ele apenas responder às perguntas dela, mas ele se deu conta de que, se o fizesse, não a ajudaria a melhorar. Assim, estabeleceu algumas regras básicas: responderia a uma pergunta, não a várias, e a faria esperar quinze minutos antes de responder à outra. Os dois brigavam e Anna chorava, mas Guy aprendeu que a regra dos quinze minutos era mais do que um período de espera: era o reconhecimento implícito de que as perguntas eram ridículas, causadas pela doença. Ele relata:

– Foi difícil para ela escolher em quem confiar. Quando eu dizia que era o TOC, ela se perguntava se eu estava só querendo me esquivar de mais uma de suas perguntas. Eu, então, lhe dizia para não se preocupar com aquilo e que, se quisesse, eu poderia responder às perguntas, mas sempre a fazia lembrar que o problema não consistia em ela de fato querer saber as respostas, e sim no TOC.

Guy conta que os primeiros três meses foram traumáticos, pois o antagonismo entre os dois cresceu. Anna saía de algum cômodo batendo a porta ou se sentava na cama chorando. Como viviam num apartamento pequeno, tinham de dar um ao outro um pouco de espaço e privacidade. Enquanto um ia à cozinha, o outro ficava no quarto. Ele reconhece que por vezes usavam a regra dos quinze minutos de modo não construtivo, como quando um se afastava do outro mal-humorado.

Conforme o tratamento de Anna progredia, Guy passou a perguntar se ela queria mesmo que ele respondesse às perguntas, e ela dizia que não. Era um grande passo. O namorado ressalta:

– Nessas ocasiões, ela ficava muito feliz. Sabíamos que não havia motivo para eu responder, pois ela já fizera a mesma pergunta no passado e eu respondera, portanto não havia nada com o que se preocupar.

Anna odiava o que o TOC havia feito e estava motivada a trabalhar duro para ficar bem. Por semanas a fio, conseguia resistir a fazer perguntas. Sabia que tinha de continuar a vida e que, se podia se livrar do problema, faria isso. No início, a troca não foi fácil: quinze minutos de espera sob uma angústia real, com a promessa de um alívio em longo prazo, contra o alívio real e imediato que sentia ao fazer as perguntas. Guy diz:

– No fundo, Anna sabia que era apenas o cérebro lhe pregando uma peça, de modo que a ânsia de seguir a compulsão diminuía muito quando ela a identificava como TOC. A cada semana, a relevância de não sucumbir ao impulso negativo aumentava. Para se manter firme, ela dizia a si mesma que precisava ficar vigilante. Eu sabia que ela estava sofrendo porque começava a verificar os detalhes da casa sem parar, retraía-se. Quando eu chegava em casa meia hora mais tarde, ela ficava muito chateada, pois eu não fizera o combinado.

À proporção que os meses passavam, a mulher se tornou cada vez mais confiante de que podia controlar os sintomas do TOC. Parceiro na terapia cognitivo-comportamental, Guy lhe confortava dizendo que ela se sentia mal em determinado dia porque o TOC estava mais forte, mas que durante a semana anterior não fora tão ruim, ou que entendia que aquela estava sendo uma semana difícil.

Anna fez dezoito meses de terapia semanal como paciente externa, com o apoio de pequenas dosagens de medicação. Durante esse tempo, ela diz:

– Guy aprendeu a lidar comigo. Antes, ficava com raiva e dizia que eu o estava torturando, pedia que parasse com aquilo. Mas depois que soube do que se tratava, dizia-me que não participaria daquela obsessão, que não me daria resposta alguma independentemente de minhas reações, e me mandava esperar quinze minutos para voltarmos a conversar. Atribuo a ele boa parte da minha recuperação. Muitos familiares não ajudam em nada, mas ele esteve o tempo todo do meu lado, apontando quando era TOC. Muitas vezes eu não acreditava, e então ele respondia com ironia, dizendo que eu estava certa e que ele é que precisava de ajuda. Eu ficava desesperada para ele responder a uma de minhas perguntas ou verificar algum fato, mas ele não cedia, o que me deixava enfurecida. No entanto, as atitudes dele foram fundamentais. Antes do tratamento, eu ficava louca, achando que ele estava tentando se esquivar. Agora, contudo, vejo como um passo positivo para meu próprio bem.

Guy explica:

– De certa forma, tivemos sorte porque eu estava diretamente envolvido nas obsessões. Não sei se, caso ela tivesse a mania de lavar as mãos, eu teria me envolvido da mesma forma. Foi fácil ver que havia um problema e participar da terapia porque eu estava envolvido.

De vez em quando, Anna ainda tem um daqueles pensamentos malucos. Deitada na cama à noite, começa a ficar obcecada com a possibilidade de o namorado ser gay, mas logo se abre para Guy e diz que sabe que é TOC, ao que ele responde que ela tem razão e volta a dormir.

Anna concluiu um programa de doutorado muito exigente, e tanto ela como Guy têm carreiras gratificantes como professores. Estão casados e felizes há quatro anos e tiveram um filho. Ela hoje descreve a vida como normal.

PONTOS-CHAVE PARA LEMBRAR

- ✓ O TOC sempre envolve a família.
- ✓ Deve-se estar ciente de como os sintomas afetam os familiares.
- ✓ Cuidemos para não usar os sintomas a fim de nos distanciarmos das necessidades de nossos familiares.
- ✓ Evitemos a todo custo usar os sintomas como forma de demonstrar raiva ou irritação com os familiares.
- ✓ Ajudemos os familiares a aprender mais sobre o TOC e os Quatro Passos para que eles consigam evitar críticas improdutivas e ser cúmplices de nossos sintomas.
- ✓ Familiares podem ser ótimos coterapeutas. Devemos encorajá-los a ajudar, e não os criticar.
- ✓ A aceitação mútua no contexto da interação construtiva conduz a um melhor desempenho nos Quatro Passos.

7
OS QUATRO PASSOS E OUTROS TRANSTORNOS
COMER E JOGAR COMPULSIVAMENTE, ABUSO DE SUBSTÂNCIAS E COMPORTAMENTO SEXUAL COMPULSIVO

Muitos perguntam a diferença entre tratar o TOC e outras disfunções, como as alimentares, e como o método dos Quatro Passos se aplica a outras condições comuns que também podem estar relacionadas ao TOC. Assim como no transtorno obsessivo, os circuitos de serotonina parecem estar envolvidos no tratamento de problemas alimentares e em outros tipos de disfunções relacionadas ao controle do impulso, como vício em jogo, abuso de álcool e drogas e comportamento sexual compulsivo.

A grande diferença entre tratar o TOC com os Quatro Passos e tratar essas outras disfunções é que, no primeiro caso, os pacientes sempre acham desagradável o impulso para realizar determinados comportamentos. Reclamam não só que lavam e checam demais, mas que se sentem totalmente cercados por esses impulsos, que eles próprios veem como inapropriado e dos quais querem se livrar para sempre.

Infelizmente, da perspectiva do tratamento, o desejo de mudar não é tão direto quando se sofre de disfunções alimentares e de abuso de substâncias, jogo compulsivo e comportamentos sexuais. Quem tem problemas comportamentais relacionados à comida, ao jogo e ao sexo pode até enxergar uma natureza excessiva e falta de controle em torno desses comportamentos, mas ninguém quer parar totalmente de comer e muitos usuários de droga prefeririam ser capazes de usá-las moderadamente. O mesmo vale para o jogo e, ainda mais, para os comportamentos sexuais. Dessa forma, o problema principal no tratamento é quanto as pessoas com tais disfunções tornam os comportamentos excessivos e problemáticos egodistônicos, ou seja, quanto creem que esses comportamentos são estranhos à própria noção de quem são e do que querem, assim como as pessoas com TOC fazem com o impulso de lavar e checar.

MOTIVOS VELADOS

Por causa dessa diferença, aplicar os Quatro Passos para disfunções alimentares, jogo compulsivo e comportamentos sexuais requer um trabalho adicional. Pessoas com problemas de controle dos impulsos precisam fazer muito mais força do que uma pessoa com TOC para esclarecer o papel que esses comportamentos desempenham em suas vidas e quando realmente querem parar de realizá-los. Pacientes com TOC também têm muitos motivos velados para se apegar aos comportamentos compulsivos como desculpa para não lidar com algumas dificuldades genuínas que a vida impõe. Esses motivos são comumente relativos aos relacionamentos com a família e ao medo de assumir uma responsabilidade pessoal maior.

Também é verdade, entretanto, que as pessoas com TOC quase não sentem prazer ao lavar e checar coisas sem parar. Elas reconhecem que essas atitudes são estranhas, de modo que admitir, ainda que em pequeno grau, que podem estar usando tais comportamentos para evitar lidar com outros aspectos desagradáveis da realidade, que causam ansiedade, costuma não ser difícil. Os outros problemas relacionados ao controle do impulso são mais complexos, sobretudo porque muitas pessoas com esses problemas sentem prazer genuíno em certos aspectos do comportamento patológico – comer, usar drogas, apostar ou fazer sexo. Tais condutas apresentam o que, na teoria clássica da terapia comportamental, é chamado de "efeitos do reforço primário". Em outras palavras, os humanos, assim como os demais animais, podem ser induzidos a trabalhar para conseguir comida, sexo ou drogas que lhe causem sensações prazerosas.

Esse fato é extremamente conhecido por muitas pessoas fora da área de saúde mental. Portanto, a principal dificuldade que temos, antes mesmo de aplicar o passo de renomear à categoria geral de problemas com controle dos impulsos, é saber quanto a pessoa quer, de fato, parar de realizar o comportamento e quanto está disposta a abrir mão do prazer experimentado, em especial quando o problema está nos estágios iniciais, antes de os comportamentos se tornarem totalmente patológicos.

Como se pode ver, superar o impulso de comer, beber, usar drogas, apostar ou realizar atividades sexuais exige mais força de vontade do que conseguir fazer com que uma pessoa pare de lavar ou checar. Aí é que está o dilema. Quando um paciente diz "Não sou eu, é o TOC", imediatamente se dá conta de que não quer checar ou lavar. A maior parte do esforço para aperfeiçoar o desempenho nos Quatro Passos gira em torno do aprofundamento da percepção de que determinado impulso é causado por uma mensagem falsa do cérebro, um trabalho muito mais direto do que com aqueles que têm problemas com alimentação, bebida, drogas, apostas ou comportamentos sexuais. O fator que determina quão aplicáveis os Quatro Passos são para problemas de controle dos impulsos é o grau segundo o qual a pessoa é capaz de separar o conceito de si mesma do comportamento que está causando as dificuldades.

CHAMANDO UM IMPULSO DE IMPULSO

Mesmo para pacientes com TOC, muito esforço é necessário para perceber a diferença entre eles e a doença. O TOC, porém, é originalmente egodistônico, ou seja, as pessoas veem o impulso de lavar e o de checar como alheios a elas mesmas. O grau segundo o qual uma pessoa com problemas para controlar os próprios impulsos percebe que estes são causados por uma doença nos mostra quão úteis serão os Quatro Passos como terapia cognitivo-comportamental. Dessa forma, pode-se começar a compreender melhor o significado de reatribuir. Embora esse passo nos ajude a entender que o impulso de lavar e o de checar sejam causados por mensagens falsas do cérebro, muitas pessoas passam a crer que essa parte do impulso está relacionada a uma necessidade emocional de evitar relações interpessoais íntimas e responsabilidades pessoais indesejadas.

Quando tomamos ciência de como esses fatores emocionais desempenham um papel em reatribuir impulsos obsessivo-compulsivos inapropriados à sua verdadeira causa, tornamo-nos mais cientes do tipo de processo mental de que uma pessoa com dificuldade para controlar os impulsos deve aprender a se utilizar. Essas pessoas precisam entender a diferença entre quem de fato são e quem *querem* ser e o impulso de comer, ficar alcoolizado, apostar ou fazer sexo de forma inapropriada. Quando passam a enxergar essa relação com mais clareza – o que pode exigir uma psicoterapia tradicional, relacionada às emoções –, são capazes de usar efetivamente os Quatro Passos e aplicar o grito de guerra do TOC: "Não sou eu, é um impulso inadequado". À medida que a percepção se aprofunda, percebem cada vez mais a diferença entre quem são e o que é o impulso para agir de determinada maneira.

Do meu ponto de vista, embora a química cerebral desempenhe um papel significativo nos impulsos inapropriados, isso não diminui a responsabilidade que a pessoa deve assumir pela forma como responde a tais impulsos. Isso vale tanto para problemas de controle dos impulsos quanto para o TOC. O fato de o cérebro estar mandando uma mensagem dolorosa com a qual é difícil lidar não diminui a responsabilidade por tratar o problema e realizar comportamentos saudáveis, em vez de destrutivos. É aí que redirecionar a atenção é também aplicável a pessoas com problemas para conter os próprios impulsos.

OLHANDO PARA DENTRO DE NÓS MESMOS

Os dois primeiros dos Quatro Passos foram criados, em grande parte, para aumentar a capacidade de redirecionar a atenção sob a própria supervisão. É este o propósito do espectador imparcial: *tentarmos observar o próprio comportamento como se observássemos o de outra pessoa*. Ao adquirirmos essa habilidade, somos capazes de redirecionar a atenção para comportamentos novos e mais adaptados. É importante lembrar que esses dois processos são interativos e reforçam um ao outro. Quanto mais redirecionamos a atenção, mais forte o espectador imparcial se torna, e quanto mais forte ele se torna, mais rapidamente somos capazes de redirecionar a atenção e transformarmos os comportamentos em algo mais funcional e saudável. Isso também se aplica a quem tem problemas para controlar os impulsos e a quem tem TOC. O desafio para as pessoas com problemas para controlar os impulsos que desejam iniciar os Quatro Passos é olhar honestamente os próprios motivos e objetivos futuros e tentar separar a vida emocional de atitudes compulsivas com comida, bebida, jogo ou qualquer outra coisa.

Ao fazer isso, passa-se a renomear e reatribuir mais efetivamente, bem como se cria um armamento adaptativo de comportamentos saudáveis para redirecionar a atenção, assim como faz uma pessoa com transtorno obsessivo.

Para resumir, pessoas com TOC levam vantagem ao iniciar os Quatro Passos porque já sabem que os impulsos para lavar ou checar não fazem parte de sua personalidade, ao passo que quem tem problemas para controlar os impulsos precisa descobrir isso. Depois disso, podem aplicar os Quatro Passos de modo similar a quem tem o transtorno obsessivo.

Cabe um conselho final àquelas pessoas com impulso de arrancar o próprio cabelo, sintoma de uma condição relacionada ao TOC: a tricotilomania. Ao redirecionar a atenção, é importante desenvolver atividades alternativas que envolvam as mãos, como fazer tricô, crochê, bordado, cerâmica, tocar um instrumento musical ou qualquer outra coisa, ainda que seja somente apertar uma bola de borracha ou as próprias mãos uma contra a outra. O doutor Don Jefferys, de Melbourne, na Austrália, indica dedais de borracha, como os usados para contar dinheiro. Esses objetos tornam muito mais difícil puxar o cabelo, levando a uma redução do impulso. No caso de algumas pessoas, também ajuda sentar sobre as mãos por quinze minutos. Como sempre acontece ao redirecionar a atenção, pode-se tentar usar intervalos cada vez maiores e observar mudanças, ainda que sutis, após os quinze minutos.

Outro ponto importante para essas pessoas é tentar perceber quando as mãos se moveram em direção à cabeça, porque quem sofre de tricotilomania às vezes puxa o cabelo sem perceber, da mesma forma que fumantes inveterados acendem um cigarro sem perceber – tudo o que já foi dito sobre abuso de drogas e os Quatro Passos também se aplica a parar de fumar.

Às vezes, como piada, digo aos pacientes com tricotilomania para criarem o hábito de dizerem coisas como: "São dez horas. Sei onde estão minhas mãos?". Isso é uma forma pela qual o espectador imparcial traz atenção plena. Comportamentos automáticos podem facilmente tomar o controle, de modo que a atenção plena é a melhor aliada para evitar comportamentos destrutivos indesejados.

> **PONTOS-CHAVE PARA LEMBRAR**
> - Os Quatro Passos podem ser aplicados a quase todo tipo de comportamento que queiramos mudar.
> - A chave para renomear e reatribuir é enxergar a diferença entre nós e o comportamento que queremos mudar.
> - Aprendamos a consultar o espectador imparcial o máximo possível em momentos de fraqueza, pois assim definiremos nossos verdadeiros objetivos e interesses.

8

OS QUATRO PASSOS E ABORDAGENS TRADICIONAIS DA TERAPIA COMPORTAMENTAL

(Em colaboração com Paula W. Stoessel, Ph.D., e Karron Maidment, R.N., Departamento de Psiquiatria da UCLA)

O tratamento do TOC foi aperfeiçoado nas décadas de 1970 e 1980 com o desenvolvimento de técnicas de terapia comportamental chamadas "exposição e prevenção de resposta". Aqui, descreverei brevemente os desenvolvimentos posteriores a essas técnicas, hoje clássicas na UCLA, na década de 1990, no contexto do nosso trabalho com os Quatro Passos de autotratamento cognitivo-comportamental.

PARTE 1: A APLICAÇÃO CLÁSSICA DA EXPOSIÇÃO E PREVENÇÃO DE RESPOSTA PARA O TOC

Comecemos por apresentar um panorama das técnicas clássicas de terapia comportamental. Não importa se o tratamento é feito no hospital da UCLA ou no centro de tratamento de TOC para pacientes externos, todos os pacientes passam pelos seguintes estágios: (1) avaliação, incluindo educação; (2) planejamento colaborativo do tratamento pelo terapeuta comportamental e pela pessoa; (3) exposição e prevenção de resposta; (4) acompanhamento pós-tratamento.

1. AVALIAÇÃO

Depois que o diagnóstico de TOC é estabelecido por uma avaliação ampla, incluindo uma entrevista estruturada, ensinam-se ao paciente os significados apropriados das palavras "obsessão" e "compulsão", como explicado na Introdução.

Após a pessoa tomar conhecimento sobre a verdadeira natureza de obsessões e compulsões, um perfil completo das obsessões e das compulsões dela é estabelecido. Na lista de obsessões estão os estímulos externos e aqueles associados a queixas físicas ou indisposições. Na das compulsões, incluem-se tudo o que é inapropriadamente evitado e todos os tipos de rituais e comportamentos, como lavar e checar.

Nesse ponto, o terapeuta explica o tratamento e apresenta as razões em termos comportamentais, como segue:

A exposição e a prevenção de resposta servem para romper duas associações habituais: (1) aquela entre obsessões e ansiedade e (2) aquela entre a ansiedade e a realização de comportamentos compulsivos numa tentativa de aliviá-la.

Além de apresentar essa abordagem comportamental clássica, o terapeuta comportamental explica a neurobiologia do TOC, como descrita no Capítulo 2, o que ajuda a conceitualizar o transtorno como um problema médico. O modelo médico liberta da culpa, desestigmatiza o TOC e ajuda a superar a vergonha. Na UCLA, enfatizamos que os aspectos biológicos do transtorno podem ser influenciados pela genética, mas que a genética e a biologia não interferem na resposta à terapia comportamental. Na verdade, esta, assim como a medicação psicotrópica (ver Capítulo 9), se mostrou eficaz no tratamento da biologia por trás do TOC.

2. PLANEJAMENTO COLABORATIVO DO TRATAMENTO

O planejamento do tratamento é um esforço colaborativo entre o terapeuta comportamental e o paciente. Cada obsessão e compulsão recebe um valor que indica as unidades subjetivas de ansiedade, ou SUDS (na sigla em inglês), numa escala de 0 a 100, na qual 100 é o que mais provoca ansiedade. Obsessões e compulsões são, então, organizadas numa hierarquia comportamental, com os itens que menos provocam medo no fim da lista e os que mais provocam no topo. Isso é exatamente o que não é feito no método *flooding*, sobre o qual falamos no início do Capítulo 1.

Geralmente, dez a quinze itens são representados na hierarquia de uma pessoa, e o tratamento começa com um SUD de cerca de 50.

Uma hierarquia hipotética para um paciente com medo de contaminação pode ser:

SUDS
100 – urina
 95 – tampa de privada

85 – válvula da privada
80 – rolo de papel higiênico
75 – maçaneta do banheiro
70 – torneiras do banheiro
50 – substâncias gosmentas, como geleia

Um paciente com preocupações de checagem pode construir a seguinte hierarquia:

SUDS
100 – bocas do fogão
95 – interruptores de luz
90 – eletrodomésticos da cozinha
85 – calefação
80 – aquecedor do banheiro
70 – fechaduras
60 – portas
50 – televisão

Essas hierarquias hipotéticas estão simplificadas com o propósito de esclarecer. Deve-se ter em mente que várias pessoas com TOC têm obsessões e compulsões muito complexas, mas o objetivo da terapia cognitivo-comportamental é o mesmo, independentemente da complexidade.

3. EXPOSIÇÃO E PREVENÇÃO DA RESPOSTA

Depois que a hierarquia é construída, a pessoa está pronta para começar o tratamento. Assim como no planejamento do tratamento, ela é encorajada a colaborar com o terapeuta a fim de desenvolver tarefas.

As exposições são conduzidas durante a sessão de terapia e novamente em casa. A primeira tarefa começa com um SUD de aproximadamente 50, e as tarefas seguintes sobem pela hierarquia até que todos os itens tenham sido contemplados. O paciente fica ansioso durante as exposições, mas a ansiedade diminui durante os próximos noventa minutos, mais ou menos.

Essas são técnicas clássicas de terapia comportamental feitas com a assistência do terapeuta.

Quando os Quatro Passos são usados no autotratamento, as tarefas se dividem em grupos menores, e a regra dos quinze minutos é usada, como descrita no Capítulo 3. Cada vez que a exposição é repetida, o nível de ansiedade diminui.

Se não houver ansiedade, a exposição não é difícil o suficiente. Se a ansiedade for insuportável, a tarefa deve ser ajustada de forma apropriada.

Na UCLA, pedimos aos pacientes com TOC que realizem exposições pelo menos duas vezes por dia e evitem ceder a uma compulsão até que o nível de ansiedade baixe. Essa exposição é repetida até que a ansiedade inicial, ou SUD, à exposição se torna suportável, então o próximo item na hierarquia é confrontado. Um exemplo de exposição inicial para um homem com medo de contaminação seria colocar geleia em sua mão e fazê-lo evitar lavá-la até que a ansiedade diminua. Ele pode começar essa exposição com um nível SUDS de 90, indicando que a geleia o deixa extremamente ansioso, e terminar, noventa minutos depois, com um SUD de 30. O terapeuta estará presente ou próximo durante o tempo todo. A segunda vez que ele realizar a exposição, o nível SUDS provavelmente estará em torno de 75 ou 80 e diminuirá para menos de 30. Os SUDS continuarão diminuindo a cada exposição.

Da mesma forma, o terapeuta pedirá a uma mulher com mania de checagem que evite verificar se a televisão está desligada até o fim da sessão. Assim como com um homem com medo de contaminação, a ansiedade inicial da mulher, ou SUDS, será alta no início, mas diminuirá com o tempo e a exposição. A intensidade dos sintomas tende a diminuir a cada exposição e prevenção de resposta subsequente. Mas, como a ansiedade inicial e os valores resultantes de SUDS podem ser bem altos à medida que a hierarquia fica mais difícil, mais assistência do terapeuta pode ser necessária.

Por meio da exposição à obsessão sem responder com uma compulsão, o paciente rompe a associação entre obsessão e ansiedade, uma vez que esta reduz sempre que a exposição à obsessão for repetida. Além disso, a compulsão não servirá mais para reduzir a ansiedade, então se quebra o ciclo entre obsessão e compulsão que antes era amedrontador e perene. Em outras palavras, o paciente precisa confrontar os medos gerados por uma obsessão e não agir para quebrar o ciclo de compulsões. Essa mudança nos pensamentos (obsessões) e nas sensações (ansiedade) é atingida por mudanças no comportamento (compulsões).

4. ACOMPANHAMENTO PÓS-TRATAMENTO

O paciente com TOC que completa todos os itens da hierarquia é encorajado a continuar o tratamento como paciente externo, ou pelo menos ter contato por telefone pelos próximos seis meses. Se um novo sintoma emergir, ele é orientado a continuar fazendo a exposição e prevenção de resposta duas vezes por dia, assim como durante o tratamento.

PARTE II: APLICANDO OS QUATRO PASSOS

Os Quatro Passos podem ser combinados com esse tratamento clássico muito efetivamente. Ao renomear regularmente, as pessoas com TOC se tornam cada vez mais conscientes dos sintomas mais sutis e do que evitam em razão disso. Renomear as ajuda a criar um perfil completo do sintoma ao preparar uma hierarquia de SUDS para a terapia comportamental. Renomear e reatribuir as permitem lidar com as respostas à ansiedade, que, por sua vez, permite que façam os exercícios de exposição e prevenção de resposta. Esse processo pode levá-las a trabalhar a hierarquia de SUDS com mais assertividade.

Ao redirecionar a atenção durante a exposição e prevenção de resposta assistida pelo terapeuta, o paciente concentra a atenção no apoio e na interação com o terapeuta enquanto espera que a ansiedade causada pela exposição a um estímulo que induz o TOC diminua. Quando trabalhamos sozinhos, como descrito no Capítulo 3, podemos redirecionar a atenção para outros comportamentos construtivos e usar a regra dos quinze minutos como um período-padrão de espera para a prevenção da resposta. Devemos sempre tentar aumentar esse período de espera ou criar vários períodos de quinze minutos na sequência. Precisamos continuar a renomear e reatribuir durante esses períodos. A ideia não é esperar passivamente, mas reavaliar ativamente os impulsos como não sendo nada além de sintomas do TOC que não permitiremos mais que controlem nossa vida. Conforme ganhamos mais controle sobre as respostas comportamentais, também melhoramos o funcionamento do cérebro. Romper o ciclo que usa a ansiedade e o medo para ligar os pensamentos obsessivos aos comportamentos compulsivos nos leva a reavaliar progressivamente obsessões e impulsos e resulta numa redução da ansiedade.

O uso da hierarquia comportamental baseada na escala dos SUDS como forma de criar exercícios estruturados de exposição e prevenção da resposta é uma excelente abordagem para fazer terapia cognitivo-comportamental e aplicar os Quatro Passos.

PONTOS-CHAVE PARA LEMBRAR

- ✓ Criemos uma hierarquia comportamental.
- ✓ Comecemos a trabalhar os sintomas que geram menos ansiedade e atinjamos o sucesso antes de seguirmos para o topo da hierarquia. Não nos sobrecarreguemos. O progresso regular e contínuo é o objetivo.
- ✓ Usemos a regra dos quinze minutos e tentemos fazer uma sequência de períodos de espera.
- ✓ Usemos os Quatro Passos o tempo todo.

9

TOC E MEDICAÇÃO

Minha pesquisa por mais de vinte anos se baseou, em grande parte, no lado biológico e medicamentoso da psiquiatria, de modo que continuo sendo um defensor do uso adequado dos psicofármacos. Mas o que exatamente é uso apropriado da medicação para tratar o TOC? Bem, posso dizer que não sou um grande fã da escola de psiquiatria que nos manda tomar tal remédio e esperar melhorarmos porque ela é muito passiva, requer pouquíssimo esforço dirigido pela pessoa e coloca boa parte da responsabilidade pelo sucesso do tratamento no fato de o médico encontrar a "fórmula certa".

Ao longo de todo o livro, várias vezes me referi à abordagem das boias de braço em relação ao uso de medicação, termo que cunhei durante meu trabalho com pessoas cuja capacidade de realizar os Quatro Passos parecia melhorar ao adicionar a medicação. Isso se refere ao fato de que, nos primeiros estágios do tratamento, muitos pacientes com TOC – de metade a dois terços deles – creem que, ao tornarem os sintomas menos intensos, a medicação facilitou o redirecionamento da atenção. Deve-se enfatizar, todavia, que todas as pessoas nos estudos de tomografia e terapia cognitivo-comportamental não utilizaram medicação alguma.

Assim, a medicação funciona como as boias de braço, que ajudam crianças a aprender a nadar: reduz o medo e torna mais fácil flutuar enquanto se aprendem as braçadas. A analogia parece particularmente apropriada porque, assim como crianças que estão aprendendo a nadar podem usar cada vez menos ar nas boias e eventualmente retirá-las, as pessoas com TOC que fazem os Quatro Passos podem usar doses cada vez menores de medicação à medida que as semanas passam e elas continuam trabalhando na terapia. De modo geral, muitas delas terminam com doses baixas ou sem nenhuma medicação. Como nossa pesquisa mostrou, fazer apenas os Quatro Passos muda a química cerebral quase da mesma forma que a medicação.

Todos os medicamentos estudados até agora consistentes no tratamento do TOC interagem no cérebro com um neurotransmissor químico chamado serotonina, que é um entre muitos neurotransmissores químicos que ajudam a transmitir sinais de uma célula nervosa para outra. Depois que um neurotransmissor é liberado por uma célula nervosa, uma das principais maneiras pelas quais se torna desativado é ao ser recolhido por uma "bomba" e levado de volta à célula nervosa. As moléculas complexas que capturam os neurotransmissores para desativá-los são chamadas de "bombas de recaptura". Um dos grupos de medicação mais prescritos pelos médicos hoje é chamado de inibidores seletivos de recaptação de serotonina, ou ISRS, que seletivamente bloqueiam ou inibem a bomba de recaptura que desativa a serotonina.

Três ISRS aprovados para tratar o TOC pela Food and Drugs Administration, agência americana responsável por regular medicamentos e alimentos, são a fluoxetina (Prozac), a paroxetina (Paxil) e a fluvoxamina (Luvox). O único outro medicamento aprovado pela agência até o momento para o tratamento do TOC é a clomipramina (Anafranil), que também é um inibidor de recaptura, mas é uma droga mais antiga, dos primórdios da psicofarmacologia, não seletiva e que age significativamente sobre outros neurotransmissores além da serotonina. Outro ISRS com um apoio científico considerável para tratar o TOC que ainda não foi aprovado para esse propósito é a sertralina (Zoloft). Provavelmente, o mais importante a lembrar para conseguir o efeito máximo do tratamento com tais medicações é que elas levam alguns meses para mostrar o resultado. O princípio geral é que devemos tomar qualquer uma delas por três meses para determinar se é ou não efetiva para nós. Em qualquer caso particular, devemos seguir as instruções do médico.

Um ponto interessante é que todos esses ISRS também são eficientes para tratar depressão, geralmente em cerca de metade do tempo que levam para tratar o TOC.

Embora demore três meses para sentir o efeito total desses medicamentos sobre o TOC – o que geralmente significa uma redução de 50% na severidade dos sintomas –, eles *podem* facilitar a realização dos Quatro Passos em bem menos tempo. Infelizmente, não há pesquisas que mostrem se a terapia cognitivo-comportamental pode fazer com que a medicação funcione mais rápido. Mas acredito, depois de tratar centenas de pacientes com TOC tanto com terapia quanto com medicação, que isso aconteça, o que faz sentido, haja vista que a terapia cognitivo-comportamental, por si só, muda o funcionamento do cérebro da mesma forma que as medicações. Não há dúvida de que muita pesquisa ainda precisa ser feita no campo da saúde mental.

Uma medicação que a agência americana aprovou para tratar ansiedade funciona principalmente ao agir sobre a serotonina, mas não sobre a bomba de recaptura. Ela é chamada buspirona (BuSpar) e, conquanto não seja particularmente eficiente na redução da intensidade dos sintomas do TOC por si só, é de bastante ajuda para as pessoas que ficam ansiosas demais quando tentam fazer a terapia cognitivo-comportamental. Ela parece ajudar, sobretudo, na parte cognitiva do tratamento, quando as pessoas ficam com tanto medo do TOC que se esquecem de renomear e reatribuir, ou quando ficam tão ansiosas que não conseguem redirecionar a atenção e perceber que não são elas, e sim o TOC. O BuSpar é uma medicação leve, em geral muito fácil de tolerar, e normalmente leva de duas a quatro semanas para começar a funcionar efetivamente. Também se combina muito bem com os ISRS e pode até bloquear alguns dos efeitos colaterais desse grupo de medicamentos, se o médico quiser usá-los juntos.

Se, portanto, estivermos deprimidos em consequência do TOC ou acharmos que poderíamos usar as boias de braço para nos ajudar a aprender os Quatro Passos, não hesitemos em conversar com nosso médico sobre a possibilidade de usar medicação. Mas é importante lembrar que nós é que temos de fazer o trabalho e que colhemos aquilo que plantamos.

PONTOS-CHAVE PARA LEMBRAR

- ✓ A medicação é como as boias de braço ou rodinhas de bicicleta: pode ajudar a manter as coisas sob controle enquanto aprendemos os Quatro Passos.
- ✓ Esperemos alguns meses para haver um equilíbrio.
- ✓ Reduzamos as doses da medicação *aos poucos*.
- ✓ À medida que a dose diminuir, os sintomas do TOC podem ficar mais fortes. Usemos os Quatro Passos para administrar nossas respostas de forma controlada.
- ✓ Conforme nosso cérebro muda ao realizarmos os Quatro Passos, a necessidade de medicação quase sempre diminui.

10
INVENTÁRIO DE AVALIAÇÃO DE OBSESSÕES E COMPULSÕES DA UNIVERSIDADE DE HAMBURGO

1) Você lava as mãos depois de sentir que chegou muito perto de um animal ou algum objeto sujo?

( ) VERDADEIRO   ( ) FALSO

2) Reposiciona toalhas de mesa ou tapetes porque acha que não estão no lugar certo?

( ) VERDADEIRO   ( ) FALSO

3) Há dias em que pensa tanto em certas palavras ou imagens que é incapaz de fazer outras coisas?

( ) VERDADEIRO   ( ) FALSO

4) Costuma ser impossível parar de repetir, mesmo que só para si mesmo, uma frase já dita?

( ) VERDADEIRO   ( ) FALSO

5) Durante o dia, pensa várias vezes no trabalho que já terminou?

( ) VERDADEIRO   ( ) FALSO

6) Percebe que não consegue parar de contar durante certas atividades?

( ) VERDADEIRO   ( ) FALSO

7) Às vezes imagina que seu (sua) parceiro(a) pode fazer algo que não gostaria que você soubesse?

( ) VERDADEIRO   ( ) FALSO

8) Há muitas atividades que não consegue concluir antes de contar até determinado número?

( ) VERDADEIRO   ( ) FALSO

9) Às vezes lhe vem, conscientemente, a ideia de se machucar ou se matar?

( ) VERDADEIRO   ( ) FALSO

10) Durante o dia, com frequência se lembra de certa palavra, imagem ou frase?

( ) VERDADEIRO   ( ) FALSO

11) Checa a limpeza de assentos públicos, como de ônibus ou táxis, antes de se sentar?

( ) VERDADEIRO   ( ) FALSO

12) Às vezes repete em voz alta o que já foi dito, embora tente evitar fazer isso?

( ) VERDADEIRO   ( ) FALSO

13) Depois de sair de casa, fica se perguntando se deixou tudo em ordem?

( ) VERDADEIRO   ( ) FALSO

14) Antes de começar a se vestir, pensa exatamente como fazê-lo?

( ) VERDADEIRO   ( ) FALSO

15) Já se pegou contando coisas sem nenhum motivo?

( ) VERDADEIRO   ( ) FALSO

16) Já houve dias em que não conseguiu pensar em outra coisa a não ser se machucar ou se matar?

( ) VERDADEIRO   ( ) FALSO

17) Lava as mãos depois de ler jornal?

( ) VERDADEIRO   ( ) FALSO

18) Observou se toca as coisas várias vezes antes ou depois de usá-las?

( ) VERDADEIRO ( ) FALSO

19) Já tocou o botão de dispositivos elétricos várias vezes e contou mesmo contra a vontade?

( ) VERDADEIRO ( ) FALSO

20) Checa livros ou revistas para ver se têm marcações nas páginas e tenta arrumá-las imediatamente?

( ) VERDADEIRO ( ) FALSO

21) Dobra o jornal do jeito que veio depois de lê-lo?

( ) VERDADEIRO ( ) FALSO

22) A ideia de que pode ficar doente, cego ou louco lhe ocorre com frequência?

( ) VERDADEIRO ( ) FALSO

23) Há dias em que só consegue pensar em machucar ou matar alguém?

( ) VERDADEIRO ( ) FALSO

24) Depois de se deitar, levanta-se de novo para checar aparelhos elétricos?

( ) VERDADEIRO ( ) FALSO

25) Contar o número de vezes que toca nos botões de aparelhos elétricos interfere no seu dia?

( ) VERDADEIRO ( ) FALSO

26) Rearranja objetos na mesa, no armário ou em outros lugares repetidamente, embora nada tenha sido tocado desde a última vez que os arranjou?

( ) VERDADEIRO ( ) FALSO

27) Verifica o endereço do remetente imediatamente antes de enviar uma carta?

( ) VERDADEIRO ( ) FALSO

RESULTADO

A. Calcule o número total de respostas verdadeiras às perguntas 3, 4, 5, 6, 7, 8, 9, 10, 13, 14, 15, 16, 22 e 23. Essas são obsessões.

Se o número total de respostas verdadeiras circulado para essas questões for

1 ou 2: Você provavelmente não tem obsessões clinicamente significativas.

3, 4, 5 ou 6: Você provavelmente tem obsessões clinicamente significativas.

7-14: Você definitivamente tem obsessões clinicamente significativas.

B. Calcule o número total de respostas verdadeiras às perguntas 1, 2, 11, 12, 17, 18, 19, 20, 21, 24, 25, 26 e 27. Essas são compulsões.

Se o número total de respostas verdadeiras circuladas para essas perguntas for

1, 2 ou 3: Você provavelmente não tem compulsões clinicamente significativas.

4, 5, 6 ou 7: Você provavelmente tem compulsões clinicamente significativas.

8-13: Você definitivamente tem compulsões clinicamente significativas.

Fonte: Doutores Iver Hand e Rudiger Klepsch, Universidade de Hamburgo.

11
DIÁRIO DE AUTOTRATAMENTO COM OS QUATRO PASSOS DE UM PACIENTE COM TOC

OBSERVAÇÃO: Um de nossos pacientes fez essas anotações sobre como aplicar os Quatro Passos para seus próprios sintomas no início do tratamento. Elas são apresentadas apenas como exemplo. Outras pessoas podem organizar seus sintomas de forma muito diferente.

ROMPA O CICLO INTERMINÁVEL.
ANALOGIA DO MONSTRO.
RECONHEÇA OS PENSAMENTOS DO TOC.

1. RENOMEIE imediatamente como:

A. pensamento obsessivo
ideia obsessiva
frase obsessiva
palavra obsessiva (número de letras, simetria, associações)
imagem obsessiva

Tipos: Violento. Sexual. Excremento. Blasfêmia. Esposa. Privação de prazer futura. Autopunição. (Escrupulosidade.) Pessoa ruim. (Culpar a mim mesmo. Intenção. Quero mesmo isso?)

Desculpas: Desejo falso, esperança. Raiva velada. Meia-verdade velada. Contaminação. Necessidade de ser perfeito. Necessidade de confessar. E se? Pessoa ruim. Necessidade de conforto.

B. Ansiedade – temporária. Culpa. Tristeza. Nervoso.

C. Compulsões mentais. Sensação certa – necessidade de. Negar. Substituir por positivo. Ruminar. Contar. Compulsões visíveis. Confessar. Buscar conforto. Bater.

2. REATRIBUIR. Condição médica. Desequilíbrio bioquímico. Teoria do portão: marcha enguiçada (núcleo caudado/putâmen/corpo estriado). Falsa mensagem: alarme de carro. Estática. Ego-alien. Doença genética.

NÃO SOU EU, É O TOC. FORA DO MEU CONTROLE. TRANSTORNO. A CULPA É DO CÉREBRO.

A. ANTECIPAR. Preparar. Não ter medo. Culpar o cérebro.

B. ACEITAR. Oração da serenidade. Postura. Não é por minha causa, mas *apesar* de mim.

3. REDIRECIONAR A ATENÇÃO. Virar (a outra face). Adotar outro comportamento. Apenas dizer *agora*. Colocar em espera/atraso as compulsões. Ignorar.

4. REAVALIAR. Desvalorizar as mensagens falsas. Quem liga se isso não vai embora? Não é real de qualquer forma. Apatia – indiferença. Humor. Sarcasmo. Não seja polêmico – é apenas química.

PARTE III

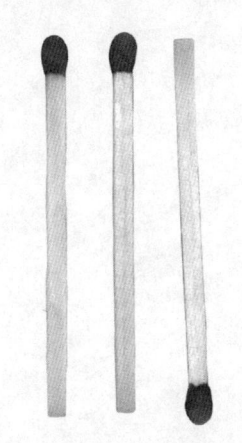

MANUAL DE AUTOTRATAMENTO PARA O MÉTODO DOS QUATRO PASSOS

Quem tem pensamentos obsessivos e comportamentos compulsivos ficará aliviado ao descobrir os avanços significativos que têm sido feitos no tratamento dessa condição. Ao longo dos últimos vinte anos, a terapia cognitivo-comportamental vem se mostrando extremamente eficaz no tratamento do TOC.

O conceito de autotratamento como parte da abordagem da terapia cognitivo-comportamental é um grande avanço. Nesse manual, ensinarei a nos tornarmos nosso próprio terapeuta. Ao aprendermos alguns fatos básicos sobre o TOC, seremos capazes de superar os impulsos para realizar comportamentos compulsivos e dominaremos novas formas de lidar com os pensamentos obsessivos incômodos.

Na UCLA, chamamos essa abordagem de "autotratamento cognitivo-comportamental". "Cognitivo" vem da palavra latina "conhecer", e o conhecimento desempenha um papel importante nessa abordagem para ensinar as técnicas básicas da terapia cognitivo-comportamental. Pesquisas mostraram que a exposição e a prevenção da resposta são técnicas de terapia muito eficazes no tratamento do TOC. Na exposição e prevenção da resposta tradicional, os pacientes aprendem, sob a orientação contínua de um terapeuta profissional, a se expor aos estímulos que intensificam pensamentos obsessivos e impulsos compulsivos e a resistir a eles, respondendo de maneira não compulsiva. Por exemplo, pessoas que têm obsessão irracional com contaminação por terra podem ser instruídas a segurar a terra nas mãos e não as lavar por pelo menos três horas. Fizemos algumas modificações nesse método para permitir que o pratiquemos sozinhos.

A técnica é chamada prevenção da resposta porque aprendemos a prevenir as respostas compulsivas habituais e a substituí-las por novos comportamentos, mais construtivos. Chamamos nosso método de biocomportamental porque usamos novos conhecimentos sobre a base biológica do TOC para ajudar a controlar as respostas ansiosas e a aumentar a capacidade de resistir aos incômodos da doença. Nosso tratamento difere da exposição e prevenção da resposta clássica de modo importante: desenvolvemos um método em quatro passos que aumenta a capacidade de realizar a exposição e prevenção da resposta por conta própria, sem a necessidade de um terapeuta presente.

O princípio básico é que, ao entender o que realmente são esses pensamentos e impulsos, aprendamos a lidar com o medo e a ansiedade que o TOC causa, o que, por sua vez, nos permitirá controlar as respostas comportamentais com muito mais eficiência. Usaremos o conhecimento biológico e a consciência cognitiva para realizar a exposição e prevenção da resposta por conta própria. Essa estratégia segue quatro passos básicos:

> Passo 1. RENOMEAR.
> Passo 2. REATRIBUIR.
> Passo 3. REDIRECIONAR A ATENÇÃO.
> Passo 4. REAVALIAR.

O objetivo é realizar esses passos diariamente. Os três primeiros são especialmente importantes no início do tratamento. O autotratamento é parte essencial dessa técnica de aprender a lidar diariamente com as respostas ao TOC. Comecemos aprendendo os Quatro Passos.

PASSO 1: RENOMEAR

O primeiro passo fundamental é aprender a reconhecer pensamentos obsessivos e impulsos compulsivos, mas não de forma superficial. Temos de trabalhar para adquirir uma compreensão profunda de que a sensação incômoda é uma obsessão ou um impulso compulsivo. Para isso, é importante ter *consciência plena* de que esses pensamentos e impulsos intrusivos são sintomas de um transtorno médico.

Embora a consciência simples cotidiana seja quase automática e normalmente bastante superficial, a consciência ou atenção plena é mais profunda e precisa, atingida somente por meio do esforço dirigido. Ela requer o reconhecimento consciente e o registro mental do sintoma obsessivo ou compulsivo. Devemos literalmente fazer observações mentais, como dizer a nós mesmos que tal pensamento é uma *obsessão*. Precisamos nos esforçar para lidar com pensamentos e impulsos intensos, biologicamente mediados, que se intrometem na consciência. Isso significa usar o esforço necessário para manter a consciência do que chamamos de espectador imparcial, o poder de observação dentro de nós que dá a cada pessoa a capacidade de reconhecer o que é real e o que é apenas um sintoma, evitando o impulso patológico até que ele comece a diminuir e desaparecer.

O objetivo do passo 1 é aprender a renomear, de modo assertivo, pensamentos e impulsos intrusivos na própria mente como obsessões e compulsões. Comecemos por chamá-los de obsessão e compulsão. Podemos dizer a nós mesmos que nossas mãos não estão sujas e, portanto, não precisamos lavá-las, de modo que o que estamos sentindo é um impulso compulsivo para lavar as mãos. A técnica é a mesma para outras obsessões e compulsões, inclusive a de checar portas ou aparelhos domésticos e a contagem desnecessária. Devemos aprender a reconhecer os pensamentos obsessivos e impulsos intrusivos como TOC.

Ao renomear, a ideia básica é: *chamar um pensamento obsessivo ou um impulso compulsivo do que realmente são*. É importante renomearmos assertivamente para entendermos que a sensação é apenas um alarme falso, com pouca ou nenhuma base na realidade. Como resultado de muita pesquisa científica, hoje sabemos que esses impulsos são causados por desequilíbrios biológicos no cérebro. Ao reconhecermos cada um deles como obsessões e compulsões, entenderemos que não representam aquilo que dizem, mas sim mensagens falsas do cérebro.

Somente renomear esses pensamentos e impulsos não faz com que desapareçam. Na verdade, o pior que se pode fazer é *tentar* fazê-los desaparecer. Isso não funcionará, porque eles têm uma causa biológica que está além do nosso controle. O que *podemos* controlar é nossa resposta comportamental a esses impulsos. Ao renomear, passamos a entender que, não importa quão real eles pareçam, o que estão dizendo não é real. O objetivo é aprender a resistir a eles.

Pesquisas científicas recentes sobre TOC revelaram que, ao resistirmos a obsessões e compulsões por meio da terapia cognitivo-comportamental, mudamos a bioquímica que causa esses sintomas. Mas tenhamos em mente que o processo de alterar o problema biológico subjacente e, em consequência, o impulso propriamente dito pode levar semanas ou meses e requer paciência e esforço persistentes. Tentar fazê-los desaparecer em segundos ou minutos só causará frustração e estresse, o que provavelmente aumentará os sintomas. O mais importante a aprender nesse tratamento comportamental é que as respostas a pensamentos e impulsos estão sob nosso controle, não importa quão fortes e incômodos sejam. O objetivo é controlar as *respostas* a pensamentos e impulsos, e não eles próprios.

PASSO 2: REATRIBUIR

A chave da abordagem de terapia cognitivo-comportamental autodirigida para tratar o TOC pode ser resumida numa frase: "Não sou eu, é o TOC". Esse é nosso grito de guerra, um lembrete de que pensamentos e impulsos do TOC não têm sentido e são mensagens falsas do cérebro. A terapia autodirigida nos permite compreender mais profundamente essa verdade.

Por exemplo, trabalhemos para adquirir uma compreensão mais profunda do motivo de o impulso para checar a fechadura ou a ideia de que nossas mãos estão sujas ser tão poderoso. Se nós sabemos que o pensamento não faz sentido, por que respondemos a ele? Entender isso é a chave para aumentar a força de vontade e nos permitir lutar contra o impulso de lavar ou checar.

O objetivo é aprender a reatribuir a intensidade do pensamento ou impulso à sua causa real, reconhecer que a sensação de desconforto se deve a um desequilíbrio no cérebro: o TOC. Admitir isso é o primeiro passo para compreender que esses sintomas não são o que parecem ser e que não devemos acreditar neles.

Dentro do cérebro existe uma estrutura chamada *núcleo caudado*. Cientistas do mundo inteiro estudaram essa estrutura e acreditam que, nas pessoas com TOC, ela pode não funcionar direito. Pensemos o núcleo caudado como um centro de processamento ou estação de filtragem das mensagens complicadas geradas pela parte frontal do cérebro, que é a usada no pensamento, no planejamento e na compreensão. Junto com sua estrutura irmã, o *putâmen*, que fica ao lado, o núcleo caudado funciona como a transmissão automática de um carro. O núcleo caudado e o putâmen, que, juntos, são chamados de corpo estriado, recebem mensagens de partes muito complicadas do cérebro – aquelas que controlam movimento corporal, sensações físicas, pensamento e planejamento que envolvem esses movimentos e sensações. Eles funcionam como uma transmissão automática, assegurando uma transição suave de um comportamento para outro. De modo geral, quando alguém decide fazer um movimento, movimentos intrusos e sensações mal dirigidas são filtrados automaticamente para que o movimento almejado seja executado de forma rápida e eficiente. Há uma mudança de marcha rápida e suave.

Durante um dia normal, fazemos mudanças rápidas de comportamento sem pensar sobre elas. É o funcionamento do núcleo caudado e do putâmen que torna isso possível. No TOC, essa filtragem suave e eficiente, bem como a mudança de pensamentos e comportamentos, é perturbada por uma falha no núcleo caudado.

Como resultado desse mau funcionamento, a parte frontal do cérebro se torna superativa e usa energia em excesso. É como ter o carro preso numa vala: giramos as rodas sem parar, mas, sem tração, não conseguimos sair. Com o TOC, muita energia é usada na parte frontal do cérebro chamada *córtex orbital*. É como se ele, que tem um circuito de detecção de erro, ficasse com a marcha enguiçada, motivo pelo qual a sensação de que algo está errado não desaparece. Temos de trabalhar para mudar de marcha. A pessoa com TOC tem uma transmissão manual falha e ela precisa mudar as marchas, o que exige grande esforço, pois o cérebro tende a ficar com a marcha enguiçada. Mas, enquanto a transmissão num automóvel é feita de metal e não pode se consertar sozinha, os doentes podem aprender a mudar a marcha por meio da terapia cognitivo-comportamental autodirigida. Ao fazer isso, consertam o câmbio do cérebro. Hoje se sabe que é possível mudar a própria química cerebral.

Reatribuir é perceber que a terrível intrusão e a feroz intensidade dos pensamentos do TOC se devem a um problema médico. Problemas subjacentes na bioquímica do cérebro fazem com que esses pensamentos e impulsos sejam tão intrusivos, por isso não vão embora. Com os Quatro Passos, podemos mudar a química cerebral. Isso leva semanas ou meses de trabalho duro. Durante esse período, entender o papel que o cérebro desempenha em pensamentos e impulsos nos ajudará a evitar uma das atitudes mais desmoralizantes e destrutivas que os pacientes quase sempre fazem: a tentativa frustrada de se livrar deles. Não há nada que se possa fazer para que desapareçam imediatamente, mas temos de agir de acordo com eles. Não os encararemos nem os ouçamos, pois sabemos que se trata de mensagens falsas do cérebro. Usemos esse conhecimento para evitar agir de acordo com eles. O melhor que podemos fazer – algo que nos ajudará a mudar o cérebro para melhorarmos em longo prazo – é aprender a colocar esses pensamentos e sensações de lado e passar para o próximo comportamento. É isto que significa mudar de marcha: mudar o comportamento. Tentar fazê-los desaparecer apenas aumentará o estresse, que piora pensamentos e impulsos do TOC.

Reatribuir também nos ajudará a evitar realizar rituais na vã tentativa de "ter a sensação certa" – por exemplo, de simetria ou completude. Sabendo que o impulso de conseguir essa "sensação certa" é causado por um desequilíbrio bioquímico no cérebro, podemos ignorar o impulso e seguir em frente, lembrando sempre que é o TOC. Ao nos recusarmos a atender ao impulso ou agir de acordo com ele, mudamos o cérebro e fazemos com que essa sensação diminua. Se literalmente encararmos o impulso e agirmos sobre ele, teremos um alívio momentâneo, mas em pouco tempo o impulso ficará mais intenso. Essa talvez seja a lição mais importante que as pessoas com TOC devem aprender.

Renomear e reatribuir normalmente são realizados juntos a fim de trazer uma compreensão mais profunda do que está de fato acontecendo quando um pensamento ou impulso causa uma angústia intensa. Usando a consciência plena, vamos além de uma compreensão superficial do TOC e entendemos que pensamentos e impulsos não passam de consequência de uma condição médica.

PASSO 3: REDIRECIONAR A ATENÇÃO

Redirecionar a atenção é onde o verdadeiro trabalho é feito. No início, podemos pensar nele como o passo em que sem dor, não há ganho. O exercício mental é como o físico. Ao redirecionarmos a atenção, nós mesmos é que devemos mudar a marcha. Com *esforço e atenção focada, faremos o que o núcleo caudado normalmente faz automaticamente*, que é informar quando temos de mudar para outro comportamento. Pensemos num cirurgião que lava as mãos antes da cirurgia. Ele não precisa esperar um alarme soar para saber quando deve parar de lavá-las. Depois de um tempo, o comportamento é automático e ele tem a sensação de que já é o suficiente. Mas as pessoas com TOC não têm a sensação de que algo está feito depois de fazê-los porque têm o piloto automático quebrado. Os Quatro Passos, porém, quase sempre dão um jeito nisso.

Ao redirecionar a atenção, a ideia é driblar pensamentos e impulsos, concentrando a atenção em outra coisa, mesmo que por poucos minutos. No início, podemos escolher um comportamento específico para substituir a lavagem ou checagem compulsiva. Qualquer um, desde que seja construtivo e prazeroso, serve, em especial, *hobbies*. Como exemplos, pode-se caminhar, exercitar, ouvir música, ler, jogar um jogo de computador, fazer tricô ou jogar basquete.

Quando o pensamento surge, a princípio, o renomeamos como obsessão ou compulsão e depois o reatribuímos ao fato de termos TOC. Então, redirecionamos a atenção para outro comportamento. Devemos iniciar o processo de redirecionar a atenção nos recusando a encarar literalmente os sintomas obsessivo-compulsivos, dizendo a nós mesmos que estamos sob um sintoma do TOC e que precisamos mudar o comportamento.

Devemos treinar um novo método de responder a pensamentos e impulsos, redirecionando a atenção para algo que não seja os sintomas do TOC. O objetivo do tratamento é parar de responder a esses sintomas enquanto reconhecemos que, em curto prazo, essas sensações desconfortáveis continuarão a incomodar. Assim, começamos a driblá-los, adotando outro comportamento, e aprendemos que, embora a sensação incômoda esteja presente, não é necessário controlar o que fazemos. Isso nos faz tomar a decisão sobre nossas próprias atitudes, em vez de respondermos a elas como um robô. Ao redirecionarmos a atenção, retomamos o poder de tomar decisão e não deixamos que as falhas bioquímicas no cérebro continuem comandando o show.

A REGRA DOS QUINZE MINUTOS

Redirecionar a atenção não é fácil. Seria desonesto dizer que ignorar pensamentos e impulsos e seguir em frente não exige uma quantidade significativa de esforço e até de tolerância ao sofrimento. Mas só aprendendo a resistir aos sintomas conseguiremos alterar o cérebro e, com o tempo, reduzir o sofrimento. Para ajudar a administrar essa tarefa, desenvolvemos a regra dos quinze minutos. A ideia é postergar a resposta a um pensamento obsessivo ou a um impulso que nos ordena realizar um comportamento compulsivo deixando passar algum tempo – preferivelmente, pelo menos quinze minutos – antes de considerarmos agir de acordo com ele. No início, ou sempre que os impulsos forem muito intensos, talvez precisemos estabelecer um período mais curto de espera – por exemplo, cinco minutos – como objetivo. Mas o princípio é sempre o mesmo: nunca reagir à compulsão sem esperar um pouco. Lembremos que *essa não é uma espera passiva*, e sim um momento para realizar ativamente os passos de renomear, reatribuir e redirecionar a atenção. Devemos ter a consciência plena de que estamos renomeando essas sensações desconfortáveis e as reatribuindo a um desequilíbrio bioquímico no cérebro. Essas sensações são causadas pelo TOC e não são o que parecem ser, mas mensagens falsas do cérebro.

Para tanto, deve-se *realizar outro comportamento* – qualquer um que seja agradável e construtivo. Depois que os quinze minutos se passarem, deve-se reavaliar o impulso e ver se houve alguma mudança de intensidade. Mesmo o menor decréscimo pode nos dar coragem para esperar por mais tempo. Isso nos faz aprender que, quanto mais tempo esperarmos, mais fraco se tornará o impulso. O objetivo é sempre resistir por quinze minutos ou mais. À medida que praticamos, a mesma quantidade de esforço resultará numa redução maior da intensidade. Desse modo, em geral, quanto mais praticamos essa regra, mais fácil se torna. Em pouco tempo, conseguiremos aguentar por vinte ou trinta minutos.

É O QUE *FAZEMOS* QUE CONTA

É extremamente importante redirecionarmos a atenção para longe do impulso e nos concentrarmos em outra tarefa ou atividade razoável, sem esperar que desapareçam imediatamente. Acima de tudo, *não devemos fazer o que o TOC está nos dizendo para fazer*, e sim realizar alguma atividade construtiva à nossa escolha. Instigar um período de tempo entre o início do impulso e considerar agir de acordo com ele fará com que diminua de intensidade e se altere. Ainda que isso não aconteça, teremos aprendido que podemos controlar a resposta a essa mensagem falha do cérebro.

Essa aplicação da consciência plena e do espectador imparcial aumentará nosso poder, sobretudo depois de anos nos sentindo à mercê de uma força bizarra e aparentemente inexplicável. Em longo prazo, o objetivo de redirecionar a atenção é nunca mais realizar um comportamento compulsivo em resposta a um pensamento ou impulso. O objetivo intermediário, todavia, é impor um período de tempo antes de realizá-lo. Ao fazermos isso, não permitimos que as sensações do TOC determinem nossas ações.

Às vezes o impulso será muito forte e nos fará ceder. Não devemos nos culpar. Tenhamos sempre em mente que, à medida que fizermos os Quatro Passos e nosso comportamento mudar, pensamentos e sentimentos também vão ser alterados. Se desistirmos e cedermos a uma compulsão depois de um período de tempo e de uma tentativa de redirecionar a atenção, façamos um esforço especial para continuar a renomear o comportamento e reconhecer que dessa vez o TOC nos subjugou. É relevante lembrar que não lavamos as mãos porque estão sujas, e sim por causa do TOC, que venceu esse *round* mas não vencerá da próxima vez. Renomear um comportamento compulsivo *como* o que de fato é se constitui numa forma de terapia e é *muito* melhor do que atender a uma compulsão sem fazer uma clara observação mental sobre o que ela é.

Uma dica a quem luta contra comportamentos compulsivos de checar a fechadura da porta, por exemplo, é trancá-la com atenção extra e consciência plena da primeira vez. Dessa forma, a pessoa terá uma boa imagem mental quando o impulso surgir. Antecipando que o impulso pode aparecer, deve-se trancar a porta de forma lenta e deliberada, fazendo observações mentais que nos façam ter certeza de que a trancamos. Assim, quando o impulso tomar conta de nós, seremos capazes de renomeá-lo imediatamente e dizer que se trata de uma ideia obsessiva.

Assim, redirecionaremos a atenção para começar a driblar os impulsos do TOC, adotando outro comportamento, com uma imagem mental de termos trancado a porta, pois fizemos isso com muito cuidado e atenção da primeira vez. Podemos usar esse conhecimento para nos ajudar a redirecionar a atenção para outro comportamento, mesmo enquanto renomeamos e reatribuímos o impulso de checar.

FAZENDO UM DIÁRIO

É importante manter um diário da terapia cognitivo-comportamental para registrar os esforços bem-sucedidos em redirecionar a atenção. Não precisa ser nada muito elaborado. A ideia é apenas ter um registro escrito para nos lembrar dos sucessos na terapia autodirigida. Assim, podemos consultá-lo para ver quais comportamentos mais nos ajudaram a redirecionar a atenção. Porém, e isso é igualmente importante, ele nos ajuda a ter mais confiança à medida que vemos a lista de conquistas crescer. No calor da batalha contra um impulso compulsivo, nem sempre é fácil lembrar para qual comportamento redirecionamos a atenção. Manter um diário nos ajudará a mudar de marcha quando as coisas ficarem difíceis e o pensamento obsessivo ou o impulso compulsivo atacar, bem como treinará nossa mente a lembrar o que funcionou no passado. Conforme a lista de sucessos crescer, mais o diário nos inspirará.

Devemos registrar apenas os sucessos, e não os fracassos, pois o objetivo é nos motivarmos. Isso é algo que as pessoas com TOC precisam aprender. Certifiquemo-nos de que estamos nos incentivando, reconhecendo conscientemente o uso bem-sucedido de redirecionamento da atenção. Reforcemos esse sucesso, registrando-o no diário da terapia cognitivo-comportamental e nos dando uma pequena recompensa, ainda que seja só dizer a nós mesmos como fomos ótimos. Muitas pessoas descobrem que algo tão simples quanto escrever um comportamento de redirecionar a atenção e chamá-lo de vitória do dia contribui significativamente para a autoestima.

PASSO 4: REAVALIAR

O objetivo dos primeiros três passos é usar nosso conhecimento do TOC como uma condição médica causada por um desequilíbrio bioquímico no cérebro, a fim de nos ajudar a esclarecer que essa sensação não é o que parece ser e de nos recusarmos a encarar literalmente pensamentos e impulsos, redirecionando a atenção para comportamentos construtivos. Podemos pensar renomear e reatribuir como um esforço de equipe, trabalhando juntos para redirecionar a atenção. O efeito combinado desses três passos é muito maior do que a soma de suas partes individuais. O processo de renomear e reatribuir intensifica o aprendizado que acontece durante o trabalho duro de redirecionar a atenção. Como resultado, começamos a reavaliar esses pensamentos e impulsos que, antes da terapia cognitivo-comportamental, invariavelmente nos levavam a realizar comportamentos compulsivos. Depois do treinamento adequado nos primeiros três passos, seremos capazes, com o tempo, de valorizar bem menos esses pensamentos e impulsos.

Temos usado o conceito de espectador imparcial, desenvolvido pelo filósofo do século XVIII Adam Smith, para ajudar a entender mais claramente o que se atinge ao realizar os Quatro Passos. Smith descreveu o espectador imparcial como a pessoa dentro de nós que está conosco todo o tempo, consciente de todos os nossos sentimentos, estados e circunstâncias. Uma vez que nos esforçamos para fortalecer a perspectiva dele, podemos chamar nosso próprio espectador imparcial, a qualquer momento, e literalmente nos observar em ação, supondo sermos os espectadores dos nossos próprios comportamentos. Ele entendia que manter a perspectiva do espectador imparcial clara na mente, o que é essencialmente a mesma coisa que usar a atenção plena, é trabalho difícil, sobretudo sob circunstâncias dolorosas, e exige o máximo de esforço. Esse trabalho duro sobre o qual escreveu parece bastante relacionado aos esforços intensos que precisamos fazer ao realizar os Quatro Passos.

Pessoas com TOC precisam trabalhar duro para lidar com os impulsos biologicamente induzidos que invadem a consciência. Devemos nos esforçar para manter a consciência do espectador imparcial, o poder de observação interno que nos dá a capacidade de evitar os impulsos patológicos até que comecem a diminuir. Devemos usar nosso conhecimento de que os sintomas do TOC são apenas sinais sem sentido, mensagens falsas do cérebro, a fim de redirecionarmos a atenção e mudarmos de marcha. Temos de juntar nossos recursos mentais, sempre tendo em mente que não somos nós, e sim o TOC. Embora em curto prazo não consigamos alterar as sensações, *podemos* mudar nosso comportamento. Ao fazermos isso, descobrimos que nossas sensações também se transformaram com o tempo. O cabo de guerra se resume a descobrir se quem está no comando somos nós ou o TOC. Mesmo quando formos subjugados e cedermos à compulsão, devemos prometer lutar mais da próxima vez.

Com comportamentos compulsivos, observar a regra dos quinze minutos com consistência e redirecionar a atenção para outro comportamento normalmente levarão ao passo de reavaliar, o que significa observar que não vale a pena prestar atenção na sensação e não a encarar literalmente, lembrando que é o TOC e que ele é causado por um problema médico. Assim, daremos um valor muito menor à sensação do TOC, desvalorizando-a. Para os pensamentos obsessivos, podemos tentar utilizar esse processo reavaliando de forma ainda mais ativa. Dois subpassos – os dois As – nos ajudarão: antecipar e aceitar. Aos nos valermos deles, reavaliamos ativamente. Antecipar significa estar preparado, saber que a sensação vai chegar e que, portanto, devemos estar prontos e não sermos pegos de surpresa. Aceitar significa não perder energia nos martirizando por termos essas sensações, pois sabemos do que se trata e temos de driblá-las. Qualquer que seja o conteúdo da obsessão, sabemos que ela pode ocorrer centenas de vezes por dia e temos de parar de reagir cada vez como se fosse um pensamento novo, algo inesperado. Não permitamos que ele nos choque e nos recusemos a nos recriminarmos por ele. Ao antecparmos determinado pensamento obsessivo, podemos reconhecê-lo imediatamente, renomeá-lo e, ao mesmo tempo, reavaliá-lo. Assim, quando a obsessão ocorrer, estaremos preparados e teremos em mente que se trata de uma estupidez sem significado e que, portanto, não precisamos nos preocupar com ela. Lembremos que não podemos fazer o pensamento ir embora, mas que também não precisamos nos ater a ele e que podemos seguir adiante. É nesse ponto que entra o segundo A: aceitar. Pensemos no alarme de carro que nos perturba e distrai e não fiquemos presos a ele. Tentemos ignorá-lo e continuemos a fazer as coisas.

Aprendemos no passo 2 que o pensamento obsessivo incômodo é causado pelo TOC e está relacionado a um desequilíbrio bioquímico no cérebro. No estágio de aceitar, do passo de reatribuir, percebemos a verdade de forma muito profunda, talvez até espiritual. É importante não criticarmos nossos motivos internos só por causa de um desequilíbrio no cérebro. Ao aceitarmos que o pensamento obsessivo está presente apesar de nós, e não por nossa causa, reduziremos o estresse que os pensamentos obsessivos repetitivos normalmente causam. Sempre tenhamos em mente que não somos nós, e sim nosso cérebro. Não devemos tentar fazer o pensamento ir embora imediatamente, porque isso não vai acontecer. Mais importante, não temos de ruminar nem fantasiar sobre as consequências de agir de acordo com um pensamento obsessivo, haja vista que não agimos dessa forma por vontade própria. Libertemo-nos dos julgamentos negativos sobre o tipo de gente que tem tais pensamentos. Para as obsessões, a regra dos quinze minutos pode ser reduzida a uma de um minuto, ou mesmo de quinze segundos. Não há necessidade de nos prendermos ao pensamento, não obstante ele permaneça em nossa mente. Precisamos seguir em frente. Dessa forma, redirecionar a atenção é como uma arte marcial. Um pensamento obsessivo ou impulso compulsivo é muito forte, mas também estúpido. Se o encararmos diretamente e tentarmos enfrentar todo o seu poder, procurando retirá-lo da mente, ele sempre nos derrotará. Temos de dar um passo para o lado, driblá-lo e partir para o próximo comportamento. Assim, aprenderemos a manter a presença de espírito diante de um oponente poderoso. A lição aqui vai muito além de superar o TOC. Ao assumirmos a responsabilidade por nossas ações, assumimos a responsabilidade sobre nossa mente e nossa vida.

CONCLUSÃO

Quem sofre de TOC deve aprender a treinar a mente para não encarar as sensações invasivas de modo literal. Deve-se aprender que essas sensações nos enganam. De forma gradual e equilibrada, vamos mudar as respostas às sensações e resistir a elas. Dessa forma, ganhamos novas compreensões sobre a verdade. Aprendemos que mesmo as sensações intrusivas persistentes são transitórias e vão diminuir se não agirmos de acordo com elas. E, é claro, sempre lembramos que essas sensações tendem a se intensificar e nos subjugar quando cedemos a elas. Precisamos aprender a reconhecer o impulso pelo que ele verdadeiramente é – e resistir a ele. Ao realizar o método de Quatro Passos de autotratamento em terapia cognitivo-comportamental, estabelecemos a fundação para construir o verdadeiro domínio pessoal e a arte do autocomando. Por meio da resistência construtiva aos impulsos, aumentamos a autoestima e experimentamos uma sensação de liberdade, bem como nossa habilidade de fazer escolhas conscientes e autodirigidas aumenta.

Ao compreender esse processo pelo qual nos empoderamos para lutar contra o TOC e apreciando o controle que se ganha ao treinar a mente para superar respostas compulsivas ou automáticas a pensamentos ou sensações intrusivas, aprendemos, de modo mais profundo, a levar nossas vidas. Mudar a química cerebral é uma consequência feliz dessa ação de afirmação da vida. A verdadeira liberdade está no caminho de percepção clara do genuíno interesse por nós mesmos.

BREVE SUMÁRIO DOS QUATRO PASSOS DO AUTOTRATAMENTO COGNITIVO-BIOCOMPORTAMENTAL PARA O TOC

Passo 1: RENOMEAR
Reconhecer que pensamentos e impulsos intrusivos são *resultados* do TOC.

Passo 2: REATRIBUIR
Perceber que a intensidade e a intrusão do pensamento ou impulso são *causadas* pelo TOC e estão relacionadas a um desequilíbrio bioquímico no cérebro.

Passo 3: REDIRECIONAR A ATENÇÃO
Driblar os pensamentos do TOC, concentrando a atenção em outra coisa, por pelo menos cinco minutos: *adotar outro comportamento*.

Passo 4: REAVALIAR
Não encarar literalmente o pensamento do TOC, que não é significativo.

SOBRE O AUTOR

O doutor Jeffrey M. Schwartz é psiquiatra e pesquisador na Faculdade de Medicina da UCLA e pensador e pesquisador seminal no campo da neuroplasticidade autodirigida. É autor de mais de uma centena de publicações científicas nos campos da neurociência e psiquiatria. Seu artigo acadêmico mais recente foi no campo da atenção plena (*mindfulness*), especificamente no papel da volição na neurobiologia humana.

O doutor Schwartz aplicou a abordagem de "mente acima do cérebro" aos campos de liderança empresarial e comportamento organizacional, conforme explicado em três artigos na revista *Strategy+Business* em 2006, 2011 e 2016. Foi consultor de Martin Scorsese e Leonardo DiCaprio no filme *O aviador*, em que aparece com os dois nos extras do DVD.

Suas atuais paixões incluem a filosofia de Soren Kierkegaard, música cristã contemporânea, *jazz* clássico e o papel da meditação cristã para aumentar a atenção plena e seus efeitos sobre as relações mente-cérebro.

Para acessar mais informações, visite o site **www.jeffreymschwartz.com** (em inglês).

Este livro foi impresso pela Gráfica Cromosete
em fonte Minion Pro sobre papel Pólen Bold 70 g/m²
para a Cienbook no inverno de 2022.